高等医学院校康复治疗学专业教材

Vocational Related Activities

职业关联活动学

● 吴葵　主编

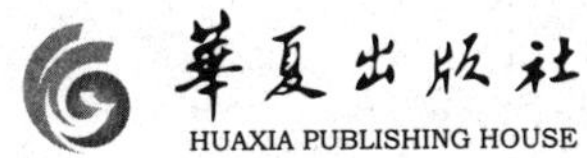

高等医学院校康复治疗学专业教材（第二版）组织委员会与编写委员会名单

组织委员会

顾　　问　吕兆丰
主任委员　李建军
常务副主任　董　浩　线福华
副主任委员　王晓民　高文柱　张　通　梁万年　励建安
委　　员　李义庭　付　丽　张凤仁　杨祖福　陆学一
马小蕊　刘　祯　李洪霞

编写委员会

学术顾问　卓大宏　周士枋　南登昆　吴宗耀
主　　审　纪树荣　王宁华
主　　编　李建军
副 主 编　董　浩　张　通　张凤仁
编　　委（以姓氏笔画为序）
江钟立　刘克敏　刘　璇　纪树荣　华桂茹
朱　平　乔志恒　李建军　李胜利　陈立嘉
陈小梅　陈之罡　张　琦　金　宁　赵辉三
恽晓平　贺丹军　桑德春　敖丽娟　傅克礼

办公室主任　杨祖福　　**副主任**　李洪霞

《职业关联活动学》

编委会名单

主　编　吴　葵　首都医科大学康复医学院

副主编　刘　璇　首都医科大学康复医学院

孙知寒　中国康复研究中心

编　委(以姓氏笔画为序)

王丽华　中国康复研究中心

刘　畅　首都医科大学北京康复中心

刘　璇　首都医科大学康复医学院

孙知寒　中国康复研究中心

杨舒涵　黑龙江省康复中心

吴　葵　首都医科大学康复医学院

佟京平　日本鹤川照顾中心

张金明　中国康复研究中心

陆晓曦　中国康复研究中心

顾　越　中国康复研究中心

颜如秀　中国康复研究中心

高等医学院校康复治疗学专业教材
再版序言

高等医学院校康复治疗学专业教材第一版是由首都医科大学康复医学院和南京医科大学第一临床学院联合组织编写，一大批具有丰富临床和教学经验、有高度责任感、有开创精神的老教授和康复医学工作者参与了教材的创建工作。本套教材填补了我国这一领域的空白，满足了教与学的需要，为推动康复治疗学专业快速发展做出了巨大贡献。

经过自2002年以来的各届学生使用后，根据教学反馈信息、康复医学的发展趋势和教育教学改革的要求，首都医科大学康复医学院又组织在临床教学、科研、医疗第一线的中青年教授、学者，尤其以康复治疗学专业一线的专家为主，继承和发扬老一辈的优良传统，借鉴国内外康复医学教育教学的经验和成果，对本套教材进行修订和改编，力争使修订后的第二版教材瞄准未来康复医学发展方向，参照国际PT和OT教育标准，以培养高素质康复治疗专业人才为目标，以满足教与学的需求为基本点，在阐述康复治疗学理论知识和专业技能的同时，紧密结合临床实践，加强了教材建设改革和创新的力度，形成了具有中国特色的康复治疗学专业教材体系。

二版教材的修订和编写特点如下：

● 在对教师和学生广泛与深入调研的基础上，总结和汲取了第一版教材的编写经验和成果，尤其对一些不足之处进行了大量的修改和完善，充分体现了教材的科学性、权威性与创新性，并考虑其在全国范围的代表性与在本土的适用性。

● 第二版教材坚持了“三基（基本理论、基本知识、基本技能）、五性（思想性、科学性、启发性、先进性、适用性）和三特定（特定对象、特定要求、特定限制）”的原则，以“三基”为重心、以临床应用为重点、以创新能力为培养目标，在继承和发扬第一版教材优点的基础上，保留经典且注重知识的更新，删除了陈旧内容，增补了新理论、新知识和新技术。

● 第二版教材的内容抓住了关键，突出了重点，展示了学科发展和教育教学改革的最新成果，体现了培养高素质康复治疗学专业人才的目的。因其层次分明，逻辑性强，结构严谨，图文并茂，并且做到了五个准确——论点准确、概念准确、名词术语和单位符号准确、语言文字准确、数据准确且材料来源可靠，所以属于现阶段的精品教材。

● 第二版教材共计19种，根据康复治疗学专业要求，新增《职业关联活动学》1种。

1.《康复医学导论》由李建军教授主编，主要介绍康复与康复医学的基本概念、基础理论知识、康复医学的基本方法、康复医疗服务体系、康复专业人员教育和培养，以及残疾人康复事业等相关问题，是学习康复医学的入门教材。

2.《人体发育学》由江钟立教授主编，是国内第一部以新的视角论述人体发育与康复治疗理论的专著。

3.《运动学》由刘克敏主任医师和敖丽娟教授主编，是康复治疗理论的基础教材，内容包括：生物力学、正常人体运动学、运动障碍学、运动生理学、运动生化学、运动心理学。

4.《物理疗法与作业疗法概论》由桑德春主任医师主编，主要介绍物理疗法和作业疗法的发生、发展过程，与之有关的基本概念、基本理论、基本特点及学习、运用的基本方法。

5.《康复疗法评定学》由恽晓平教授主编，全书系统介绍康复评定学概念及理论、相关基础知识、评定原理、评定所需仪器设备和方法，以及临床结果分析，理论与临床操作相结合，兼顾学科新进展，是国内外首部，也是唯一一部全面、详尽论述康复评定理论与实践的专业著作。

6.《运动疗法技术学》由纪树荣教授主编，是国内第一部运动疗法技术学专著，详细介绍运动疗法技术的基本理论、常用的各种治疗技术及其在实际工作中的应用方法。

7.《临床运动疗法学》由张琦副教授主编，根据国际上运动疗法发展的新理念，结合国内运动疗法及其临床应用编写而成，是国内目前内容最全面的临床运动疗法学教材。

8.《文体疗法学》由金宁主任技师主编，主要介绍利用体育、娱乐项目对患者进行治疗的方法，是 PT 和 OT 的补充和延伸，也是国内第一部文体康复治疗的专著。

9.《理疗学》由乔志恒教授和华桂茹教授主编，内容包括物理疗法概论、各种电疗法、光疗法(含激光)、超声疗法、磁场疗法、温热疗法、水疗法和生物反馈疗法等。

10.《基础作业学》由陈立嘉主任医师主编，主要介绍现代作业疗法的基本理论、基本技术和基本方法，也是第一部此领域的专著。

11.《临床作业疗法学》由陈小梅主编，国内和日本多位具有丰富作业疗法教学和临床治疗经验的专家共同撰写，涵盖了作业疗法的基本理论、评定和治疗方法等内容，并系统地介绍了脑卒中、脊髓损伤、周围神经损伤、骨科及精神障碍等不同疾患的康复特点和作业治疗方法，内容全面，具有很强的实用性。

12.《日常生活技能与环境改造》由刘璇副主任技师主编，是我国国内有关残疾人日常生活动作训练，以及患者住房和周围环境的无障碍改造的第一部专著。

13.《康复心理学》由贺丹军主任医师主编，从残疾人的角度入手，论述其心理特征及康复治疗手段对康复对象心理的影响，将心理治疗的理论和技术运用于心理康复，是国内第一部康复心理学方面的专著。

14.《假肢与矫形器学》由赵辉三主任医师主编,内容包括:与假肢装配有关的截肢,截肢者康复的新观念、新方法,常用假肢、矫形器及其他残疾人辅具的品种特点、临床应用和装配适合性检验方法。

15.《中国传统康复治疗学》由陈之罡主任医师主编,内容主要包括中国传统医学的基本理论、基本知识,以及在临床中常用且比较成熟的中国传统康复治疗方法。

16.《言语治疗学》由李胜利教授主编,借鉴国际言语康复的现代理论和技术,结合国内言语康复的实践经验编写而成,是国内第一部内容最全面的言语治疗学教材。

17.《物理疗法与作业疗法研究》由刘克敏主任医师主编,是国内第一部指导PT、OT专业人员进行临床研究的教材,侧重于基本概念和实例分析,实用性强。

18.《社区康复学》由付克礼研究员主编,是PT、OT合用的教材,分上、中、下三篇。上篇主要介绍社区康复的最新理论、在社区开展的实践活动和社区康复管理知识;中篇主要介绍社区实用的物理疗法技术和常见病残的物理治疗方法;下篇主要介绍社区实用的作业疗法技术和常见病残的作业治疗方法。

19.《职业关联活动学》由吴葵主编,主要介绍恢复和提高残疾人职业能力的理论和实践方法。

在本套教材的修订编写过程中,各位编写者都本着精益求精、求实创新的原则,力争达到精品教材的水准。但是,由于编写时间有限,加之出自多人之手,难免出现不当之处,欢迎广大读者提出宝贵的意见和建议,以便三版时修订。

本套教材的编写得到日本国际协力事业团(JICA)的大力支持,谨致谢忱。

高等医学院校

康复治疗学专业教材编委会

2011年6月

《职业关联活动学》
出版前言

“职业关联活动学”对于大多数人还是比较陌生的一个专业名词。顾名思义职业关联活动学就是与职业相关的一门学科，隶属于作业治疗学领域，它的服务对象是所有具有障碍的人（也就是我们所称的“残疾人”）。

在我国康复医学从上个世纪八十年代开始进入我们的视野，到现在为止，人们甚至许多的医务人员还不能深入地了解康复医学真正的意义。康复治疗包括物理治疗、作业治疗、言语治疗、装具假肢等。其中作业治疗是康复医学中非常重要的领域。其实作业治疗这一名词来源于英文“occupational therapy”，在我国大陆被翻译成“作业治疗”，但在我国香港地区被称为“职业治疗”。作业治疗（职业治疗）的目的不是治愈疾病，而是让广大的具有障碍的人即障碍者能够享有同普通人一样的生活和工作的权利，这就是回归家庭和回归社会的真正的意义（障碍者不仅包括肢体、精神心理、智力具有障碍的人，还包括身体内部器官存在障碍的人）。障碍者回归家庭和社会意味着他们能够像普通人一样能够在家庭和社会自理、自律、自立地生活，并且可以通够自己掌握的知识和技能就职，获得相应的报酬，既能保持自己和家人的生活水平，又能为社会贡献自己的智慧，获得社会的承认与尊重，最终与普通人一样改善和提高自己和家人的生活质量。职业关联活动学是因为障碍者最终康复治疗目标（就职或是复职）而发展起来的一门学科，它要求作业治疗师不仅要掌握具体的作业治疗技术，还要了解相关的社会学、精神心理学、人际关系学、教育学、法律法规制度等相关知识。所以，作为作业治疗师需要有极强的学习能力、想象力和开发能力，才能对各种各样不同层次的障碍者提供适当的就职援助。

由于发达国家的康复医学发展的时间长，康复技术手段和思想比较先进，对于障碍者，在早期发现、早期治疗、早期康复、积极开发代偿能力的基础上，作业治疗师利用职业关联活动学的知识与原理，根据障碍者的兴趣与希望，在对障碍者就职能力进行评价之后，会根据评价的结果为障碍者提供援助，满足障碍者就职的要求。我们编写此教科书的目的是让康复治疗学专业的学生，特别是作业治疗专业的学生了解职业关联活动学的基本内容，掌握对障碍者进行就职援助的基本技术。也希望其他相关专业的专业人员通过此教材能够了解作业治疗的真正含义，以及职业关联活动在作业治疗中的作用。希望将来读者能够从中得到一些启发和收获 。

本书全体编写者

目　　录

第一章　职业关联活动概论

学习目标

1. 重点掌握职业关联活动学的定义、职业关联对障碍者的作用和意义、职业的构成要素和职业的特性。

2. 掌握职业生涯发展的特点和人类社会的需求对个人和对社会发展的影响。

3. 了解我国有关障碍者就业的相关法律和规定及其它国家和地区有关障碍者就业的现状和先进理念。

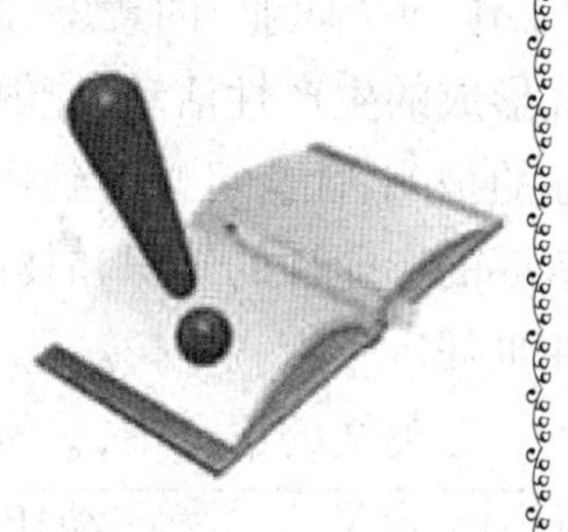

随着康复医学技术的发展，障碍者（在以往的中文教科书中康复治疗学的对象都被称为“残疾人”。在中文中所谓“残疾人”是指心理、生理、解剖或功能上存在缺陷和异常的人，“残疾人”这一名词过分强调了人的缺陷，容易使人产生歧视和偏见。“障碍”是由于阻碍不能够顺利通过的意思，“障碍者”则是指由于存在阻碍不能够顺利通过的人。这种阻碍不只是人本身的问题，也包括社会和环境的问题，大大降低了对人本身的歧视和偏见。这也是职业关联活动的最终目的，所以本书使用了“障碍者”一词。）的生活能力和生活水平也在不断改善和提高，在能够维持基本生命的基础上，障碍者更希望能够通过自己的努力发挥自己的技术能力，为社会的发展做出自己的贡献，同时也能改善自己的生活环境和生活质量。使自己在拥有障碍的同时，利用各种代偿手段克服障碍，像普通人一样生活、学习和就业，并能够得到社会和周围人的尊重。但是不同的是由于障碍者在日常生活活动能力上和普通人相比确实存在着比较明显的差异，致使他们通过就业真正实现生活和就业活动上自立，在改善自己的生活质量的同时，为社会贡献自己的一份力量的一系列的愿望，实现起来比较困难，有的甚至是不可能实现的。这就需要作业治疗师和其他相关机构的专业技术人员为障碍者提供相应的援助，使他们在自己拥有的技术和能力的基础上，实现就业和参加社会活动的愿望。

作业治疗师通过评价与分析等手段，对障碍者进行具体详细的分析评价，掌握障碍者真实的技能水平，在相关部门的协助下，结合障碍者自身的就业兴趣和倾向，对他们进行就业能力的训练和指导，使他们掌握或是具备一定的就业技能，并能够在实际的职场环境中对障碍者的就业活动进行评价、援助、指导以及在必要的情况下需要进行对职场环境的调整，使障碍者能够像普通人一样，可以在一般职场就业，享受与普通人一样的就业环境和就业待遇。作业治疗师和相关专业人员利用各种专业技术手段，参与和指导障碍者进行就业活动的过程被称为职业关联活动的过程。

第一节 职业关联活动的概念

一、什么是职业关联活动

职业关联活动属于作业治疗(occupation therapy)中的一部分。在英文中"occupation"是"工作"或"职业"的意思,而参加工作,也称为就业活动或职业活动。人们通过就业活动方式形成的生产性活动,能够对人类和社会产生积极的推动性作用。如使人们可以得到实惠性的报酬,社会可以得到快速的科学性的发展。所以能够独立的普通成年人,可以利用自身掌握的专业性的知识和技能,为社会的发展创造物质财富和精神财富,承担起自己的社会性责任。

在英文的语义中,艺术和手工艺等,不能被称为作业,只能称为活动(activity)。中文将activity定义为"活动、动作、行为",与就业和就业活动不同,也不会产生经济性的意义。所以职业与活动应该具有本质的区别。但是"就业活动",是参加职业活动的意思,而"就业内容"也可以称为就业活动内容。

我国现在的作业治疗的概念中包括就业活动在内的所有活动都被称为作业活动,这主要是因为我国作业治疗的概念最早来自于日本,所以借鉴了日本人关于作业的概念分类和习惯。如表1-1,是日本学者鹫田关于作业活动的分类。它将作业活动分成了三大类,包括人类为了维持自己的生命,每天都在重复进行的而且是必要的活动,即日常生活性作业活动;具有社会义务性和能够产生经济利益的作业活动,即就业活动;闲暇时间进行的作业活动,即余暇作业。其中就业活动,属于职业关联活动学的范畴,具体包括一般性就业活动、就业活动时间以外的加班、临时性的打工、家庭内的副业、自营业等作业活动。这些作业活动与"occupation"的含义相符合,即具有社会性的意义,又会对个人和社会群体产生经济性的利益,为人们的生活提供了大量的物质基础,维持了社会的发展和稳定。

因此,所谓职业关联性活动是指为了使障碍者获得就业活动机会,作业治疗师对障碍者进行的各种各样的就业援助性活动。也就是对身体存在障碍的人进行的具有就业活动性质的援助,还有就是为精神障碍者和智力低下的障碍者能够在职场就业,给与直接的、适当的、实用性的帮助和支持,包括职场环境的改造和调整。具体内容将涉及到对障碍者进行日常生活和职业能力进行评价;对即将就业的职场环境和就业活动的内容及性质进行评价;对障碍者在职场对就业环境的适应能力进行评价和训练;对障碍者就业的职场环境进行适当的调整,促进障碍者的就业活动使其能够完全回归社会;对障碍者进行就业后的随访,总结障碍者在职场就业活动的过程,为其他的障碍者提供成功就业的信息和就业经验等。

从作业治疗学的角度出发,职业关联活动是作业治疗的终极目标,也就是使障碍者重新回归家庭走向社会,参与既具有社会性意义又有经济性意义的就业活动,使障碍者获得同普通人一样的就业活动和生活方式,享有同普通人一样的社会地位,提高障碍者自身的生活质量。

二、职业关联活动中作业治疗的作用

作业治疗学的基础是评价。对障碍者的各个阶段进行机能和能力的评价，制订作业治疗计划，进而实施治疗计划，这是作业治疗学的基本治疗原则和治疗手段。职业关联活动学是作业治疗师为了使障碍者回归家庭、走向社会的终极性治疗和援助性技术手段。障碍者从患病到回归家庭和走向社会的自理自立的过程无一不需要作业治疗师从始至终地援助，只是援助的内容和手段以及重点在每一个阶段各有不同。在职业关联活动中，障碍者面临的比较难以进行的是如何客观判断自己具有什么样的的就业活动的技能和能力，是否能够充分的发挥自己的能力，获得经济性的利益和社会性的意义。这中间作业治疗师在与障碍者的职业关联活动中起着引导、提供援助的作用。

在职业关联活动中作业治疗师的作用，首先是要为各种障碍者提供并实施一系列对他们的就业技能和能力的评价，通过客观的评价和指导，使障碍者获得就业活动能力；其次是为了就业，作业治疗师对障碍者产生影响，二者之间会产生相互信赖的关系并加以维系，确保障碍者就业活动的顺利进行；第三是要考虑职业关联活动对与障碍者就业相关的人员的意义和作用。对于一个作业治疗师，每一个障碍者都是不同的，在每一次的就业活动援助过程中多少都会有独特的收获，这也是作业治疗师这个专业的魅力之一。

（一）作业治疗在职业关联活动中提供评价和指导技术

“开始于评价，也结束于评价”是作业治疗学中的最具代表性的一句专业性的和原则性用语。明确了无论在任何治疗阶段，治疗师的评价在作业治疗各个阶段都应该处于先行位置，也就可以说没有评价就没有治疗，没有评价也就没有治疗结果。

职业关联活动中所谓的援助是指为了解决障碍者的就业活动问题而进行的，作业治疗师可以利用各种专业性的评价手段对障碍者的就业能力进行客观的评价，通过进行对结果的整理、分析，并做出客观的解释和判断，提出具体的需要解决的实际问题。评价的结果是作业治疗师为障碍者制订就业援助计划的依据，也是障碍者就业能力是否改善、是否具有真正的就业技能的判断依据。作业治疗师对障碍者的就业援助活动必须严格根据评价结果进行客观判断，只有这样才能够使障碍者树立信心，客观地、充分地发挥他们自己的技能水平，实现就业的愿望。

但是，对障碍者就业能力的评价技术相对于临床作业治疗的评价在内容、范围、实施地点、描述、判断、注意与安全等方面的考虑更加复杂。其中作业治疗师要提供必要的评价技术和内容，还要根据实际情况进行补充性的评价，并开发利于障碍者使用的，具有实用性的评价方法。所谓必要评价技术包括对障碍者具体的观察和测定技术、就业活动样本试验（work sample，见第二章）、场面设定等。作业治疗师以对障碍者进行观察测定的结果作为依据，帮助障碍者掌握、改善相应的就业技能，选择就业内容，再加上从其他相关机构得到的信息情报，对就业选择结果进行解释，这在职业关联活动中也被称为解释技术。解释技术的内容包括各种与就业活动相关联的测试、就业活动样本试验，包括对其他各种信息资料的利用和解释。必要的评价技术和解释技术构筑了障碍者具体就业援助活动内容选择的理论基础。

另外，在以上评价技术实施的过程中，作业治疗师还有一个比较重要的任务，就是对各种实用性应用程序的开发和利用,不断地收集关于障碍者和其就业活动相关的各种重要的信息和情报以及不断开发和完善对障碍者就业活动的援助技术等被称为评价的补充技术。障碍者不同,评价的补充内容就不同,充分体现了作业治疗师对障碍者就业活动援助的理念。相对于必要的评价技术内容,补充评价对于障碍者具有特殊性,根据障碍者的障碍程度特点不同,作业治疗师为他们制订的就业活动援助计划内容也就不同,障碍者接受的就业援助实施的具体训练内容和具体指导内容也不同。也就是在前面我们提到的作业治疗师对每一个障碍者的就职援助都会有独特的收获。

(二)在职业关联活动中作业治疗师对障碍者的影响

职业关联活动中的作业治疗师和障碍者之间不会像临床作业治疗师和障碍者之间那样处于命令和听从或是服从的状态和关系。障碍者就业活动的最终结果是能够靠自己独立掌握完成某一项就业活动技能,实现在实际职场,并可以得到实质性的报酬 。所以在障碍者的就业活动援助过程中,有经验的作业治疗师,首先,要将障碍者和自己放到同等的位置上进行平等的相互交流,获得障碍者的信任是作业治疗师就业援助计划成功的基础。其次,作业治疗师要将自己和障碍者看成一个职业者和普通人之间的关系,避免"先入为主"的偏见和歧视,让障碍者在身心两方面都能够放松,客观且自信地认识到自己的日常生活活动能力和具有的技能水平。这两方面是作业治疗师成功完成就业援助计划的基本保障。在此基础上作业治疗师既可以支持、帮助和指导障碍者进行就业活动,又可以使自己在障碍者就业过程中成为障碍者直接模仿的榜样。例如,作业治疗师作为指导者为障碍者提供服务时,以平等关系出现,通过面对面交谈的形式可以了解障碍者以往就业的经历,在对他们的身体机能检查、精神机能检查、作业场面和就业活动样本试验中能够在放松的情况下进行准确观察测定,以及在职业内容相关测试的实施中又能充分发挥指导者和检查者的作用,从而得到相对准确的、客观的检查测定结果。再如,在职业关联活动中,如果作业治疗师可以以就业活动伙伴的关系与障碍者协调配合活动,同时进行就业活动样本试验的课题,出于掌握就业技能和实现职场就业的目的,障碍者会将作业治疗师作为职场就业活动的榜样进行模仿,通过和作业治疗师一起完成测试课题,付出劳动和汗水,障碍者在得到安心的同时,在作业治疗师和障碍者之间可以形成共生共存的感悟,对作业治疗师确认评价结果和开发应用新的评价技术起着至关重要的作用。

(三)在职业关联活动中对于其他相关人员的作用

无论是处于哪一阶段的康复治疗活动,都不能只靠作业治疗师或是物理治疗师等单独一方进行或者是完成康复治疗就业活动,康复治疗小组(team work)一直以来是康复医学活动的最基本的活动形式。根据障碍者康复治疗阶段的不同,小组成员的构成也不同,当然作用和意义也不同。如图 1-1,显示的是临床小组成员之间的关系。在 team work 中各个小组成员之间信息和情报以及评价结果等可以共享,以障碍者在职场就业为目的,各个相关部门和专业人员担负着各自不同的责任和任务。

各个小组成员通过阅读障碍者病程记录、与障碍者或家属面谈、对障碍者进行检查测定、病例讨论等评价手段会得到各自需要的必要信息,并将各自评价结果进行分析,找出问题并进行解释,制订援助计划。

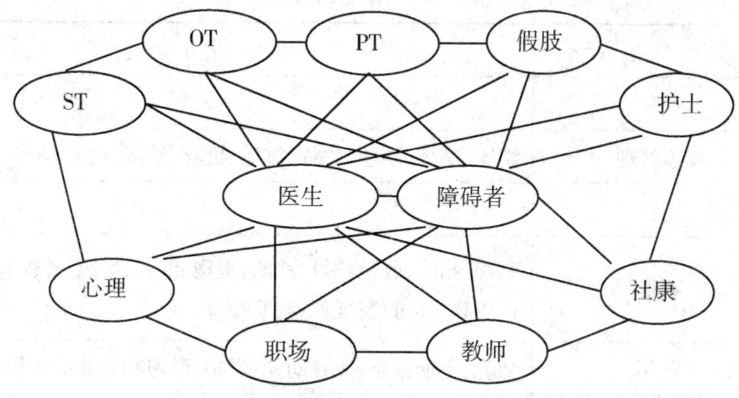

图 1－1　康复治疗小组(team work)的构成

(摘自:津山直一ら,1986 標準リハビリテーション医学)

一般情况通过评价会的形式,各个小组成员之间将自己的评价结果、问题以及解决问题的方法相互传达、讨论,最终对障碍者形成统一的康复治疗目标。team work 治疗和训练的目的就是从多个角度出发,全面地对障碍者进行援助,促进障碍作者的康复,即使是到了作业治疗的最高阶段,即职业关联活动阶段也不例外,team work 形式仍然是最重要的基本的康复治疗形式,此时 team work 的重点是障碍者的职业活动问题。但是以障碍者和障碍者就业活动为中心的 team work 成员中包括障碍者、障碍者家属、作业治疗师、心理治疗师、主治医师、社会就业活动援助者、职场援助者以及其他负责特殊援助的人员等,与图 1－1 显示的 team work 成员已是完全不同了。

作业治疗师作为 team work 的重要成员,在职业关联活动的评价中占有重要的角色和地位,作业治疗师的评价结果和指导技术对障碍者将来的职场就业活动起着极其重要的引导性作用,因为作业治疗师既是障碍者的评价计划的制订与实施者,又是障碍者身体机能恢复计划和职场环境适应计划的制订者,更使这些计划的实施者。所以,作业治疗师必须掌握娴熟的作业治疗评价技术和理论,向相关人员提供具有信赖性的评价结果。还有就是作业治疗师作为 team work 的成员,有义务对来自于其他相关部门和机构的情报和信息进行客观的分析、合理的解释,确认这些情报和信息对障碍者就业活动产生的影响。另外,职业关联活动学也是随着医学以及科学技术水平的进步不断变化和发展的,对于国内外同行的发展和开发的新技术,作业治疗师同样也承担着对相关资料的翻译和推广,目的是让 team work 的各个成员在指导障碍者就业的援助活动中及时掌握和应用新的评价技术和指导理论。再有,必要的情况下,为了得到其他领域相关人员的协助,作业治疗师必须将自己掌握的相关资料和信息向他们进行详细的传达和解释。使其他 team work 成员同样掌握最新的关于障碍者就业活动的信息和知识,相互协助促进障碍者的康复治疗目标的实现,其中包括就业活动。

表 1－1　作业的分类

大分类		中分类	小分类
日常生活作业	为了生存必要的作业	睡眠	
		身边处理	洗脸、刷牙、剃须、化妆、排泄、更衣、洗浴、理发等
		进食	
		家事	料理、扫除、收拾垃圾、洗涮、熨烫、缝补、编织、整理衣物、银行邮局内事物、支付、整理家务、购物等
		育儿	哺乳、更换尿布、照顾幼儿、看护、学习和游戏的伙伴、教育参观等
就业活动	活动	通勤、上学	
		就业	普通就业、加班、打工、副业、自家经营手工艺等
		学业	授课、预习、复习、家教、校内扫除、课外活动、俱乐部活动、运动会、郊游等
余暇作业	娱乐	移动(通勤、上学除外)	
		交际	访问、接待客人、与熟人交谈、等候时间、聚餐、各种会议的准备、探视、电视、书信、宗教活动、游行
		教养	与家人团聚、茶点、饭后休息、咖啡店喝咖啡、饮酒、吸烟、职场、学校休息时间、住院、健康诊断、家中疗养、医院就诊等
		广播、电视	
		新闻、杂志、书	
		学习研究(学业除外)	各种学校、讲座、视频教育、广播、电视学习、驾校学习等
		兴趣、爱好	电影、美术、音乐及体育的观看和鉴赏,乐器演奏,手工艺,动物的饲养,麻将,扑克,棋类,赛车,赛马,旅行观光,散步,郊游等
		体育运动	棒球、足球、乒乓球、羽毛球、登山、游泳、钓鱼等
		社会性活动、义工	公共区域等场所的扫除、慰问活动、献血、照顾独居老人的志愿者、民生义务就业活动、慈善事业等
		孩子游戏	过家家游戏、打架、打闹、假扮魔鬼怪兽等

三、什么是职业

职业关联活动是围绕障碍者就业展开的一门学科。职业是人们在社会生活中维持生活的手段,人们借助于就业活动融入社会,获得社会角色,服务于社会,并承担着各种各样的社会性义务,同时也能够得到维持生活的报酬。职业与当时社会经济发展的水平和社会的政治制度有着密不可分的关系。从远古时代的游牧狩猎,到定居开始农耕和饲养家畜;从开始使用蒸汽机等机械开始,到近代各种各样的职业蓬勃发展,人类通过职业活动既满足了自己生活和精神的需要,又促进了社会和科学技术的发展。

无论哪个国家哪个民族,如何定义职业都不外乎三个最基本的要素,即发挥个人能力、具有社会性作用以及以维持生活为目的的持续性行为。我国汉语词典中对职业的解释是:所谓职业是劳动者在社会中所从事的,作为主要生活来源的就业活动。一个人无论在什么样的职场就业,所从事的职业都会具有以下四个含义:

(一)职业强调社会性分工

这与人类的需求和职业的结构相关。每一个职业的产生和出现以及兴起和衰落,都以满足社会实际的需要为基本条件,满足社会大多数人的需要,职业就会蓬勃发展,否则就会衰落甚至消失。而且劳动者是在特定的社会生活环境中,从事与其他社会成员相互联系、相互拥有、相互服务的社会性的职业活动,所以一个成熟的职业应该具有一定人数的参与,能够生产一定数量的产品,满足社会的需要。已经成为一个专门职业的活动不会在整个社会环境之外单独存在。

(二)职业强调利用专门的知识和技术

就业活动需要发挥劳动者的专业能力,并强调在职场就业的所有人的共同努力。这与职业活动的内在属性密切相关。从职业的结构上看,职业的发展过程是由单一到复杂的过程。尤其是现在的职业活动过程中,每一位参与就业活动的劳动者,都各自依靠专门的知识和技术在就业过程中担任角色,能明确自己的责任和义务,并和其他就业者之间相互依存。由个人单独完成的职业活动几乎是不存在的。

(三)职业强调创造物质财富和精神财富

职业活动与社会性理论相关,人们通过就业活动获得现金、实物等合理性的报酬,维持自己和家庭的生活。

社会和科学技术的发展使职业的分类和分工越来越多,越来越细,形成了今天的多样的立体的职业模式。每一个人生活质量的保障需要他人提供服务。在得到他人提供服务的同时,自己也为他人的生活提供着服务。人们通过向社会和他人提供自己的服务得到相应的报酬,同时在享受他人提供的服务时也要付出金钱或物质。所以在当今的社会中,人类无论从事什么样的就业活动都会产生社会性的作用和经济性的利益,使人类与社会双方都能够得到满足。

(四)职业强调物质生活的来源

就业活动既强调了物质生活的来源,又涉及满足人们的精神生活。但是,职业种类的选择必须符合自己国家的法律和社会性的道德规范,所以人类物质生活的来源与个人生活性质密切相关。就业活动使人们的物质和精神生活越来越丰富,生活质量越来越高。但是,人们只有选择合理合法的正当就业活动和职业内容,才能够具有安逸的稳定生活。同样,在社会上存在着国家明令禁止的获得金钱和物质的非法性职业。从事非法性的职业内容和就业活动只会给人们带来灾难,不会带来丰富的物质和精神生活质量的提升。

四、职业活动构成的要素

职业是职场中的专门性行业,也被认为是劳动行为的分类。职业有时也被看作是社会分工的产物。它是具有一定专长的社会性活动行为。但是职业的划分方法没有一定要求，随着科学技术的发展和社会性的需要，会产生各种各样的新的活动行为，终究会发展成为一种新的职业。根据社会发展的规律，职业必须具备必要的职业要素。

（一）狭义性的职业要素

从狭义上讲，职业的基本要素包括基本要素、技术要素、空间要素、时间要素、衍生要素五个方面。

1. 基本要素　职业基本要素是指职业活动中的劳动对象和劳动手段。劳动对象是指劳动施加的对象，也就是劳动产品。劳动手段又叫劳动资料，是将职业活动传导到劳动对象上的物质，主要是指劳动工具。

2. 技术要素　职业技术要素是指劳动者在职业活动中应具备的理论知识和专业技能，也是劳动手段作用于劳动对象的方式与方法，是具有经验性的。职业性的技术要素需要不断地学习和培训才能被掌握和传承。

3. 空间要素　职业空间要素是指劳动者就业活动的场所和需要的物质环境。无论就业活动中分工的粗与细或从事作业活动的劳动者人数的多少，都需要相应的就业活动场地和各种物理环境，如场地的大小、温度、亮度、安静程度等。

4. 时间要素　职业时间要素是指职业当时所处的历史时代。职业是社会发展的产物，每个历史时期，职业的劳动对象、劳动资料、劳动技能都是不断变化的。随着时间、社会环境的变化，科技水平的进步、劳动对象、劳动资料以及劳动技能都会随之发生明显的变化，也会有新的职业不断的出现和不符合社会发展规律以及社会需要的职业消失，所以一个职业的出现是具有社会的时间性的。

5. 衍生要素　职业衍生要素，即衍生物，是指由于共同的职业活动条件、职业技能等要求而形成的职业纪律、职业道德以及职业声望等维护职业生命力的一系列外在的因素。

（二）广义性的职业组成要素

从广义上讲，一个具体职业的产生，主要包括职业名称、职业主体、职业客体、职业报酬、职业技术五大因素。

1. 职业名称　职业首先要有一个名称，通过名称的描述可以了解职业的性质，职业的社会性以及技术性特点。我国关于职业的界定也是遵循职业的含义严格进行的。根据我国劳动部和社会保障部职业技能鉴定中心的规定，一个新的职业名称的出现首先要满足的是这个职业的目的性，即有人专门从事此就业活动，赖以生存；其次，要有社会性，即通过此项就业活动向他人提供服务或是产品；第三是规范性，即合乎法律规定；第四是群体性，即在全国范围内的从业人员要有一定的数量。我国规定一个职业的职业活动的人数也就是劳动者不能少于5000人。

2. 职业主体　是指从事就业活动的劳动者，也就是作业活动的操作者。

3. 职业客体　是指在就业活动中的职业主体（劳动者）付出劳动作用的对象。

4. 职业报酬　是职业主体（劳动者）结合生产资料从事劳动，创造一定的经济价值，得到社会的认可和回报，取得一定的收入满足劳动者自己和家人的生活需要。

5. 职业技术　是根据就业活动的内容，对于劳动者就业活动的能力和水平进行规范性要求，也是劳动者从事职业活动的资格和能力的衡量尺度，更是劳动者从事职业活动，接受职业再教育和职业技术鉴定的主要依据。

五、职业的双重特性

人类参加职业活动，就是进行职业活动的过程。职业在人类的历史发展过程中一直具有双重性的特征：其一，职业具有个人性的特征；其二，职业具有社会性的特征。

从个人的角度出发，无论一个人从事的是什么样的职业，获得收入的手段是什么，能够通过自己的努力，发挥自己的技术能力，获得相应的报酬，就能够满足自己在心理上和生活上的需要。如在职场中就业，获得相应的报酬，即有了与同事成为朋友的可能，也得到了被自己的同事、上司以及社会认可的机会，使个人在经济上和心理上都得到了满足。所以利用就业活动可以为社会做出贡献，得到社会的尊重和认可。

从社会的角度看，职业是社会发展的必要的活动因素，在整体的职业活动过程中，每一个参加职业活动的人，都在这一活动过程中分担着部分的作业活动，并且都是持续地、重复地进行。每一个人获得的薪水和报酬是根据每一个人分担的作业活动的多少而分配的。因此参加职业活动的每一个人能够得到多少报酬和利益是一个比较重要而关键的问题，它是社会对每个人在职业活动中做出贡献的评价和认可。人类通过各种各样的职业活动，创造出来经验和财富满足了社会的需求，个人得到的报酬和利益则是创造能力的根本性动力，也是促使社会不断向前发展的条件。所以，无论是普通人还是障碍者都是一样的，通过参加职业活动既能满足个人生存的需要，又能参与创造社会价值，推动社会的发展，最终在这个循环过程中，提高个人的生活质量。这也是职业活动存在的终极目标和最高利益。

六、我国的职业结构

世界各个国家都对本国存在的职业制订了详细的规范和分类。我国根据《中华人民共和国劳动法》的规定，由国家确定职业的分类，并对已经确定的职业制订职业标准，同时实行职业资格制度。

由国家劳动社会保障部、国家质量技术监督局、国家统计局联合编制的《中华人民共和国职业分类大典》将我国的职业分为 8 个大类、66 个中类、413 个小类、1838 个细类（职业）。8 个大类分别是：第一大类为国家机关，党群组织，企业、事业单位负责人，其中包括 5 个中类，16 个小类以及 25 个细类。第二大类为专业技术人员，其中包括 14 个中类，115 个小类以及 379 个细类。第三大类为办事人员和有关人员，其中包括 4 个中类和 12 个小类以及 45 个细类。第四大类为商业服务业人员，其中 8 个中类和 43 个小类以及 147 个细类。第五大类为农、林、牧、渔、水利业生产人员，其中包括 6 个中类，30 个小类以及 121 个细类。第六大类为生产、运输设备操作人员，其中包括 27 个中类，195 个小类以及 1119 个细类。第七大类为军人，其中包括 1 个中类，1 个小类以及 1 个细类。第八大类为不便分类的其他从业人员，其中包括 1 个中类，1 个小类和 1 个细类。

七、职业发展的特点

职业是一种社会现象，是社会生产力发展的结果，也是随着社会分工的出现而产生的。无论是哪个社会阶段，职业性质的变化，职业种类的不断增多，职业属性的不断加强都是社会不断进步的强大动力。

原始社会生产力水平较低，人类生产活动非常简单，没有形成比较细的分工，只是出现了由于性别和年龄的差异而带来的自然性分工，此时这种自然性分工还不能够称为职业活动。但是随着社会的发展，人类征服自然的能力越来越强，社会生产力就越来越高，也就开始出现人类为了完成同一活动内容而承担不同角色的现象，这也可以说是早期出现的职业。

从古至今人类的职业经历了三次革命性的进化。早期的职业是比较单一的原始农业，进而分化出现了畜牧业、手工业和商业，由此开始，出现了不同的职业分工，既农民、牧民、工匠和商人。随着社会的发展，职业也在不断的变化，其中也会出现新的职业，并繁荣发展，也有些职业因不能够满足人类和社会的需要而衰败，甚至消失。有些职业由于比较特殊，能够在较长的时间保存下来，只是由于时代不同存在的含义也会不太一样。

从职业的发展看，一个职业的出现，首先是受到当时社会的科技水平、政治、经济、思想文化以及环境等因素的影响。随着科学技术的发展，人类的劳动能力不断加强，生产力不断提高，社会分工不断细化，社会必要的劳动时间开始慢慢短缩，生产工具开始出现革命性的变化，人类开始进入第一次工业革命时代，又被称为产业革命。这个时代出现了蒸汽机，人类开始使用机械工具，以工厂制代替手工工场，像纺纱厂和织布厂利用机械纺纱织布，代替了手工性质的纺纱工和织布工。到了第二次工业革命时代，人们开始广泛使用电、内燃机，新的交通工具和新的通讯工具开始被开发利用，随之带来了新的职业的出现，如电工、司机、电气技术员等。在人类历史上社会发展最快，科技成果最多，职业分工最细的应该是第三次工业革命以后，它涉及到了信息技术、能源技术、材料技术、生物技术、空间技术以及海洋技术等诸多领域。这次工业革命也可以说是科技革命，它大大推动了人类社会的政治、经济以及文化领域的发展，前所未有的新型职业纷纷涌现。如计算机的出现，应运而生的是各种计算机硬件发明和组装、软件开发、程序员、网页制作、服务器管理等职业，彻底颠覆了人类的思维方式和生活娱乐方式以及就业活动的方式。人类的社会分工越来越细使一个职业本身因此会产生很多的分枝，从一个属性转化成另外的一个属性或是多个属性，渐渐演变成为一个或是多个新的职业。

国家的政策和体制也是影响职业发展的重要因素，如在我国古代封建制度中，社会经济呈现的是自给自足的形态，以小农经济为主，工商业得不到发展，科学技术水平驻足不前，生产力水平低下，社会职业得不到发展，到了 16 世纪，西方国家通过工业革命使社会发生了巨大的变化，社会职业发展迅速壮大，而我国仍然处于封建社会，没有条件跟随西方社会产生社会和科技的革命。到了 19 世纪末 20 世纪初，我国处于半封建和半殖民地社会，大批外国资本流入我国，由于国家的政治经济体制受到西方列强的干涉，国家新兴民族资本比较薄弱，大多数新兴职业受制于西方列强，也没有能够得到很好的发展。解放以后，特别是 20 世纪 80 年代后，我国开始改革开放，进入了社会主义市场经济时代，社会各个方面得到了蓬勃发展，一些符合当时政策的，符合社会主义市场经济的职业得到了支持和发展。如计算机和与网络相关的职业的兴起以及康复医学技术的引进和发展等。说明了国家政策和体制对于社会和职业发展的重要性。

随着科学技术和人类生活水平的不断提高，人类的物质文化需要也在日益增长，社会整体的需要也越来越高，同样刺激了相关职业的出现，或者说刺激原有职业不断变革和进步。

而当人类的物质生活水平达到一定程度时，那些迫切需要的相关职业就会应运而生。如余暇时需要旅游改善人类的生活质量，就催生了旅行社和导游职业的产生和发展。

思想文化一直以来对职业发展有着深远的影响。我国有着几千年发展的历史，在漫长的发展过程中留下了许多的文化遗产，如戏剧、书画、建筑以及哲学思想等等。这些文化思想在不同的时代对社会有着不同程度的影响，有的传承至今仍然能够影响着当今社会的发展，如戏剧、中国画以及孔子的儒家思想等。通过文化思想影响着不同社会阶段人们的世界观，形成了人们对职业的选择和职业发展的必要的潜在的重要因素。在此基础上人们又利用现在的科学技术手段，将这些传承下来的思想文化演绎成了有形的职业并以发展速度快、经济收益大、能够得到广泛的认可而存在，如电影、漫画、动画等。

但也出现了思想文化方面的职业，由于不能够适应社会和时代的发展而消失。如算命和巫术等在古代比较兴旺的职业，由于能够不断接受客观的科学技术信息，不再受到封建迷信的束缚，人类不再相信这些职业，使它们渐渐衰败消失。

总之，职业随着人类社会和科学技术的发展而不断发展。职业的发展趋势是在传承的基础上不断地创新，不断地细化，同时也在不断地摒弃那些已经不适合当今社会发展规律的、过时的职业。由于各个国家甚至国内各个地区社会文化背景不同，在职业的发展变化方面都有其特有的特点。我国民族种类多，南北东西的生活习惯和社会文化背景都有比较明显的不同，在考虑一个人对职业的适应能力时必须考虑他的生活背景、习惯以及兴趣，这是一项必要的前提条件。

（刘璇　佟京平　吴葵）

第二节　职业关联活动的基础和理论

障碍者利用自己掌握的知识和技能获得就业机会，通过职业活动，障碍者能够实现自己的欲求，实现在日常生活和经济上的自立，得到社会承认与周围人的尊重。职业关联活动学的目的是作业治疗师通过各种必要的手段，使障碍者掌握一定职业技能和资格，实施参与就业活动，提高障碍者的生活质量和在社会生活群体中的所属感。障碍者获得的职业技能和普通人一样可以在一般职场就业，具有和普通人一样的职业技能特征。

社会性的需求在人类自身不同阶段表现的内容不同，决定了不同阶段的障碍者对于职业的需求和选择。障碍者选择职业的同时，社会和职场也在选择适合社会发展的就业活动者，所以作业治疗师指导和援助障碍者就业的前提是必需了解当今社会职业发展的动力和趋向，引导障碍者了解并适应当今职业发展的具体内容和方向。另外，要实现对障碍者就业援助活动的成功，作业治疗师必须了解人类在各个发育阶段的身心发展的特点和需求。而职业的发展具有两个决定因素，一个是社会发展，另一个是个体的需求。

一、社会发展的动力

在第一节，我们已经提到了职业的发展，自始至终是由社会的发展变化而决定的，而社会发展的根本原因在于整个社会的生产力和生产关系，以及经济基础和上层建筑等。由于整体社会内部各种因素的相互作用,它们在社会集团内部能够进行自己适应、自己协调、自己组织,也就是说社会发展的动力在于其内部因素结构的不断变化。社会整体结构和各种各样的内部因素构成了一个整体的系统,通过其内部因素的相互作用,产生变化,形成了推动社会发展的动力因素。

人类社会的实质是在空间和时间上,利用人类的实践活动和实践关系表现出来的,而人类的实践活动和实践关系是多层面的,其中人类生存与发展需求的生产活动和经济相适应、政治活动和政治相适应、思想文化活动和精神相适应。所以社会发展的动力系统可以从经济、政治、文化三个方面进行考虑,社会发展表现出的结果就来源于这三个方面的内部矛盾及其相互作用。人类就业活动正是以社会的发展程度为背景进行选择的,同时通过人类获得的经验和创造能力,不断地改变着社会集团内部的各种因素,在不断地创造矛盾和解决矛盾的过程中促进社会的发展。而人类的创造能力体现在各社会阶段的职业种类和职业内容上。

(一)经济力

经济力是社会发展的根本动力,它由许多要素构成,具有一定的结构和层次,其中需求、劳动、生产力、生产关系是经济力中最重要因素。人类作为社会活动的主体,承担着各种各样复杂性的社会关系,人类的生存和发展是社会发展的本质,书写着人类的发展历史。

人类生活的需求和为满足这些需求而从事的物质生产,构成了社会发展过程最初的、也是与人类社会的历史进程共同生存的矛盾。其中以生产力水平作为基础,通过一定的劳动方式和产品分配方式相互得到满足。需求与满足的不可分割性,促使了人类从事物质生产和其他一切社会性的活动。

从人类历史和社会发展的过程看,人类的需求是广泛性,且是无限的,表明人类不仅要有生存与安全的需求,还要有尊重、归属、情感和自我实现等社会性、精神性、享受性、发展性的需求。人类的无限性需求说明,人的需求和满足不是一次性的,而是历史的和发展的,这不仅表现在同一层次的需求不断产生和扩展,而且还表现在需求的不断更新和提升上。人类的一个需求得到满足后,又会产生更新、更高的需求。这种需求和满足具有不可分割性、多层面性、广泛性以及不断更新上升的无限性,也成为人类活动和行为发展的原动力。

1. 生产力　人类的需求作为社会发展的根本性动力,也只是提供了使社会发展的可能性,并不能表现出社会发展的现实性的动态。主要是因为,单纯的需求既不能引起对象世界的改变,也不能引起人类自身明显的变化,必须通过大量的物质性生产活动,与自然界进行各方面的多种物质的交换才能得到满足。人类在物质生产过程中付出了自己的体力和智慧,不断创造、改造、推动着现实世界的发展。同时人类也会在物质生产实践中,将自然界的物质、能量和信息转化为自身的体力和智慧,对人类本身不断进行改造和重新进行塑造,将人类社会不断推向更高的发展阶段。但是人类的需求与自然界之间充斥着矛盾,物质生产是这些矛盾的最主要的解决方式,同时也是人类本质力量的形成、体现以及发展的最基本途径,形成的是人类自身和整个社会发展的原始性动力。

生产力作为人类物质生产活动的产物、实践能力的结果以及人类的历史性活动的前提,其对社会发展的根本动力表现在使人类的物质生产成为可能,丰富着人类社会的生活。其次是表现在其自身的不断发展,如劳动者素质的提高、生产工具的改进和生产技术的进步,使社会生产活动能够不断达到更新的水平。第三是表现在生产力发展到了一定的程度,必将引起生产关系以及整个社会结构大的改变。生产力由劳动者、劳动资料、劳动对象构成。其发展的动力是劳动者与生产工具之间的存在的矛盾。人类的需求是在物质生产基础上不断满足、不断更新、不断提升的。新需求不断出现，会促使劳动者产生改进原有的生产工具的动力和行为，而新的生产工具，又造就素质更高的、掌握更先进的科学技术和劳动技能的劳动者，促使他们产生更高的人类需求。

2. 生产关系　物质生产的基本内容是生产力，而生产关系是物质生产的表现形式。所谓生产关系是指人们在生产过程中结成的人与人之间的关系。生产关系的本质是一种经济关系，是直接或间接地参与在生产过程中的社会个体和社会集团之间的利益关系。

人类为了自身的需求，利用自己的体力、智力、资本、技术等参与物质生产，并通过生产、分配、交换、消费这一生产和再生产的重复循环过程，实现人类自身的需求与满足。生产关系决定了人们对生产资料的所有权和劳动产品的分配权以及社会经济制度的种类等。生产关系作为人与人之间的利益关系一定的表现形态，既能够帮助利益相同的人之间协调活动，也可以引发利益不同的人之间的对立性行为；既可以对经济与社会的发展起到积极性的推动作用，也可以使社会和人类丧失发展的动力和活力，阻碍社会和人类的发展。

3. 生产力和生产关系的相互作用　人类社会是否能够发展，要看物质生产能否满足人类社会的生存和需求，关键是当时的生产关系是否与生产力水平、劳动者的主体素质之间相适应，能否恰当地处理人与物质之间的关系和劳动力与生产要素之间的关系，能否恰当地确定劳动力、劳动资本、劳动技术在生产过程中所起的作用以及参与分配的比重。如果社会所有制形式与生产力水平相适应，社会分配方式能够全面考虑劳动者和其他生产要素在生产过程中的作用，使参与生产过程的人对生产的贡献与社会分配形式之间相适应，就会使人力和物质等资本以及其他生产要素实现最佳配置，形成有序性流动和高效性利用，就会充分调动人类的生产积极性，物质生产和经济生活就会充满活力，社会就会向前发展。相反就会阻碍人类社会和经济的发展。

（二）政治结构

所谓政治结构是一个国家和社会的上层建筑，主要包括国家权力、政治法律制度和实施机构等构成，政治结构中最重要的因素是国家权力，它也是上层建筑中的核心因素。

政治法律制度是为了完成政治组织的各种目标而制定、执行的政策和法律，并从法律制度上保障政治制度的稳定性和社会总体目标能够得以实现。实施机构是指政治组织和总体社会为整合、规范社会个体的行为，实现社会性综合性目标所采取的形式和机构。政治，特别是作为政治核心的国家权力、制度与结构设施，是经济活动的集中表现。政治应该以促进经济和社会各项事业发展为目标，在满足人类社会的各种需求的基础上，维护人类的生存与发展的权利。为了达成这个目标，不仅要对社会进行控制、管理、整合，还要为经济、社会等的发展提供政治资源和政治动力。具体说来，政治对于经济、社会的发展可以提供权威力和法制的动力，提高社会发展的速度。

二、关于个体发育的理论与需求

人类从出生开始，每一个阶段都有不同的需求，随着人体不断地发育，进入不同的生理阶段，人类的各种需求不断地增长，越来越复杂，也正是这些复杂的需求给人类带来了探索精神，使人类和社会不断进步、发展、壮大,文明程度也在不断提高。目前,世界上很多研究学者对人类在每一阶段的发育以及需求特征进行了深刻的研究和解读,以下进行重点介绍。

(一)马斯洛理论

亚伯拉罕·马斯洛(Abraham Harold Maslow,1908—1970)美国心理学家,犹太人。其心理学理论的核心是,人是通过"自我实现",满足多层次需求的系统。他认为,人作为一个有机整体,具有多种动机和需求,包括生理需求、安全需求、归属和爱的需求、自尊需求以及自我实现需求,人类的需求是分层次,由低到高的。即生理的需求、安全的需求、社会性需求、尊重的需求、自我实现的需求(图1-2)。根据马斯洛的理论,人类个体成长和发展的内在力量是由人类本身的动机决定的,而动机是由各种各样不同性质的需求相互组成的,在这些需求与需求之间,有先后顺序与高低层次之分;每一个层次的需求与满足,将决定人类个体人格发展的境界与程度。

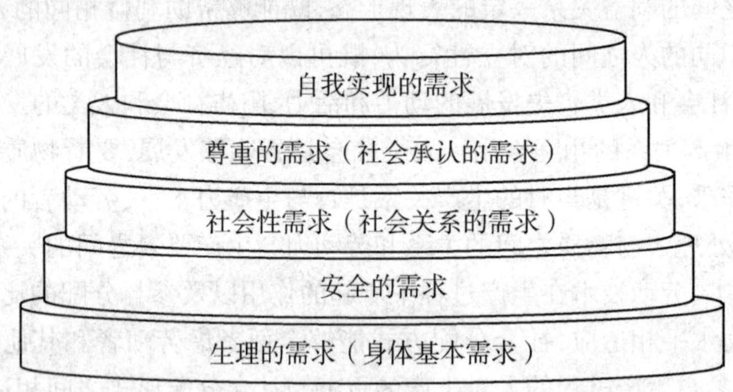

图1-2　马斯洛的需求理论

1. 生理的需求　生理的需求是人类从头开始、最原始、最基本的维持生命的条件和基础,如吃饭、穿衣、住宅、医疗等等。若得不到满足,人就会出现生命性危险。生理的需求是最强烈的、不可避免的、最基本性的需求,但却是为了人类的生存,成了推动人类发展的最强大的动力。但是,即使是在现代社会,世界上也有这些最基本的生理的需求得不到满足的人,比如生活在边远山区生活上比较艰辛的人等。如果一个人生理的需求得不到满足,那么他考虑和担心的事情不会是如何做好自己的工作和学习的问题,而是如何才能够维持生命继续生存下去。而生命维持困难和生存条件的恶化会对社会的发展造成极其不利的影响,甚至会导致人类社会发展受到阻碍。

2. 安全的需求　安全的需求,主要包括人身的安全、劳动安全、就业活动的安全性和稳定性、希望自己的生活有保障并免于疾病,减少来自于外部和内部的威胁、痛苦以及灾难,希望未来的生活呈持续性的安定状态、生活无忧等。安全的需求比生理的需求高一个层次。当生理的需求得到满足以后,人类自然就会考虑自身在各个方面的安全性和稳定性以及维持健康的内外环境。如现在许多的劳动者希望在职场具有安全而稳定的就业环境,并能够得到比较满意的报酬,在职场以外,自己的社会生活环境稳定、生活质量有保证,具有医疗保险、失业保险以及退休后的各种福利与保险,使自己的生活无忧等。

3. 社会性需求　社会性的需求也叫个人的归属与爱的需求,属于个人性的情感,渴望在家庭内、职场、学校以及社会等得到家人、集体、朋友、同学和同事的关心、爱护、帮助和理解。社会性需求是对亲情、友情、信任、温暖、爱情的需求。社会性需求比生理的需求和安全的需求更加细腻。它与个人性格、生活和生长经历、生活环境、民族性特征、地区性生活习惯、宗教信仰等具有非常密切的关系,这样的需求比较抽象,难以察觉,无法衡量。在马斯洛需求层次中,这一层次的需求与生理和安全层次的需求截然不同。社会性需求不能得到满足,就会对劳动者的身体、心理和精神产生比较严重的影响,导致劳动者情绪低落,引发对工作、同事以及上司的不满,甚至形成比较严重的精神障碍。最终的结果会导致工作和学习效率以及生产率被降低。

4. 尊重的需求　尊重的需求,可分为自尊、来自于他人的尊重以及权力欲望三个种类。有尊重需求的人,希望别人按照他们的实际形象来接受自己,并认为他们有能力,能胜任自己的工作。人类的需求发展到尊重的需求层次时,就会开始进入到关心自己的成就、名誉、地位和升职机会等的阶段。这些都是由于人们认识和承认他们的学识、能力、成就等而带来的心理性的变化。当这一切能够得到人们承认的时候,不仅会赢得人们的尊重,还会因其内心对自己价值的满足而充满自信。但是,如果被给予的荣誉和尊重不是来自于自己的真才实学被认同,而是徒有虚名,也会给他们的心理带来不同的负面压力,甚至在精神、心理以及身体上造成一定的威胁。实际生活中,尊重的需求是很少能够得到充分满足的,但是,根据心理学家的研究,基本的需求就可使人产生欲望,形成推动力。

5. 自我实现的需求　自我实现是人类最高等级的需求。这种人类最高级的需求是在完成与自己的知识层次和能力相应的就业活动的基础上得到的。在就业活动中,他们能够利用自己的能力和一切有利的环境以及各种关系,充分地发挥自己的潜在能力,出色地表现自己的才能,成为自己所期望的人物。所以自我实现是一种创造性的需求。能够达到自我实现需求的人,解决问题的能力较强,具有较强的创造性和建设性。他们自觉性高,善于独立处理事务,既能接受自己,也能够尊重和接受他人。他们能够充分地、活跃地、忘我地、集中全力全神贯注地体验生活,同时具有较高的凝聚力和领导能力。但是自我实现层次的人可能会过分关注最高层次需求的满足,有时会自觉或不自觉地放弃满足较低层次的需求。

根据马斯洛理论,人类的价值体系可分为两类进行理解,一类是沿生物谱系的上升方向逐渐变弱的本能或冲动,称为低级需求或生理需求(basic needs)。另一类是随生物进化而逐渐显现的潜能或需求,称为高级需求(growth needs)。人都潜藏着这五种不同层次的需求,但在不同的时期,不同的人表现出来的各种需求的重要程度不同。人的最迫切的需求才是激励人类行动,推动社会发展的最主要原因和动力。而人的需求是通过从外部得到的满足逐渐向内在的叠加性满足而转化的,在高层次的需求充分出现之前,低层次的需求必须得到适当的满足。在自我实现的创造性过程中,大部分人会出现所谓的高级性体验的情感,享受自我实现成功的感觉,这个时期的人,精神和心理都处于最高、最兴奋、完美且和谐的状态。最大实现了人类个体的满足感。

另外,现代人提倡提高生活质量。所谓的生活质量是指人们对于自己生活水平高低主观的评价尺度。根据马斯洛的理论,人类通过自我实现,发挥自己的技能和创造性,得到社会的尊重,改善自身的精神状态和生活水平,使人类自身会越来越满足,最理想的是达到需求的最高状态,也是生活质量的最理想状态。

(二)职业生涯发展理论

20世纪50年代后期,美国的职业心理学家金斯伯格(Ginsberg)和舒伯(Super)提出了职业生涯发展理论。关于职业生涯的定义,舒伯认为,所谓职业生涯,其实就是在生活过程中,每一个人的各时期的职业发展方向,它统合了每一个人一生中各种职业与角色,表现了每个人独特的自我发展形态和特点,也是人生中从青春期到从职场退休所有报酬和无报酬职位的综合过程。

1. 金斯伯格理论 1951年,金斯伯格在他的《职业选择》一书中对青少年职业选择的过程与出现的问题做了深入的调查研究和思考。他认为,职业在人类个人的生活中是一个连续不断的、长期发展的过程,可以将它分成三个阶段,即幻想期、尝试期、现实期。

(1)幻想期 幻想期是11岁之前的儿童时期。所有儿童对外面的大千世界,特别是对他们所看到或接触到的各种各样的职业和劳动者,都充满了好奇和想象,既感觉好玩,也会充满疑问,更会出现一些模仿性的动作。儿童时期对职业需求的特点是单纯凭借自己的好奇,不懂得考虑自身的条件、能力水平和社会需求与机遇,只是幻想着自己好奇且觉得有趣的职业,儿童期完全处于幻想之中。

(2)尝试期 尝试期在11到17岁之间,是由儿童期向青年期过渡的时期。尝试期是人类的心理和生理的成长发育变化最大的时期,也常被称为青少年时期。此时无论在哪一方面都具有较强的独立性意识,自我价值观念渐渐形成。通过学校的教育和在社会中的实践活动,他们的知识数量、发现问题和解决问题的能力以及相应的经验会显著地快速增长和加强,并初步懂得了社会性生产和生活的经验。与幻想期相比,处在尝试期的青少年,在职业需求上开始注意自己感兴趣的职业,并将它作为自己将来就业的发展方向和目标而努力。还能够客观地审视自身在各个方面的条件和能力,同时开始注意自己喜欢的职业角色、社会地位,以及对社会生活产生的意义,同时可以判断社会对该职业的需求程度等。

(3)现实期 现实期是指17岁以后。人们开始步入社会,作为劳动者,开始参加专业知识的学习或是开始参加社会型就业活动,并能够获得报酬。这一时期的人,能够客观地把自己对职业的愿望或要求同自己本身的客观条件、技能以及社会现实的需求相结合进行考虑,寻找合适于自己的、感兴趣的、能够获得最大利益的职业角色,开始有了具体的、现实的职业目标,并且职业需求和具体目标已经相对清晰。所以,这一时期职业生涯发展的最大特点是客观性、现实性、讲求实际,并付诸行动。

金斯伯格的职业发展理论事实上是前期职业发展的不同阶段和特点,是职业生涯的前期,描述的是人们职业意识或职业追求的变化和发展过程。主要说明的是人类从开始对外面世界充满兴趣到找到自己职业方向的过程 。

2. 舒伯理论 在1957年,舒伯出版了《职业生涯心理学》一书,第一次使用了“职业生涯”一词。在此之前,他本人一直使用“职业发展”。舒伯通过大量的全面的研究和思考,将人类的职业生涯发展划分为成长期、探索期、建立期、维持期和衰退期五个阶段,更详细地提出了构成人类职业生涯发展的理论基础。

(1)成长期 成长期是从出生到14岁,是幼儿到儿童期。在这段时期,人开始辨认周围世界和发生的各种新鲜事物,接受各种各样外来的刺激和信息,并逐渐开始寻找到自己的兴趣,想象构筑自己将来就业的可能性。也开始注意寻找和关注和职业相关的一些最基本的职业基础和技能。其中10岁之前被称为“幻想期”,幻想期的儿童会从外界感知到许许多多的职业特征,会仔细观察,对自己感兴趣的职业充满幻想,会刻意进行模仿。10到12岁被称为“兴趣期”,这一时期儿童会对感兴趣的职业进行评价,开始对职业有了萌芽性的理解和选择。13到14岁被称为“能力期”,儿童开始根据自身的条件和喜爱,考虑符合自己的、将来想承担的职业和工作,并开始有意识地培养自己职业方面的能力。

(2)探索期　探索期是15到24岁。这时的青年们主要在学校进行学习生活。通过社团休闲活动、兼职和打工等机会,实现对自己的兴趣、职业技能及职业角色进行探索,收集总结相关职业的信息,开始尝试实践自己对职业的一些构想。其中15到17岁被称为“试验期”,这时他们会根据自己的兴趣和能力,进行综合性考虑,了解自己感兴趣的职业的社会价值,开始尝试选择职业,以及考虑如何能够得到就业机会。18到21岁被称为“过渡期”,这是作为青年人的他们开始正式进入专门的职业培训和职业生活的时期,并且他们非常明确自己的职业内容和进取的方向。22到24岁被称为“尝试期”,这时作为个体为自己已经选定职业和工作领域,并着手试验让其成为自己在职业上长期发展的方向和领域,使自己的职业爱好逐渐具体化。

(3)建立期　建立期为25到44岁。这一阶段,个人通过实际工作和实践接触,尝试更具体地选择更适合自己的职业领域,并有比较具体的定位。经过不断地探索、尝试以及适应,最终逐步稳固自己具体的职业内容。其中25至30岁被称为“尝试期”,这个时期作为个人已经在所选择的职业活动中安定下来,承担具体的职业角色,并使自己全方位的生活趋于稳定。31岁到44岁被称为“稳定期”,这时人们开始致力于实现自己在职业上的最高目标。这时期的人,开始力求巩固自己的职业地位,充分吸收大量与职业相关的知识信息,充分运用自己的知识和技能,使自己富有极强的创造性和开拓性。有的人此时会显示出极强的领导才能,会力求升职,大部分人会在这一时期达到自己在职业生涯上最辉煌的时期。但是这一时期也是职业危机阶段,有人可能会突然发现自己偏离职业目标,又或者发现了新的职业目标,需要重新评价自己的职业需要和职业兴趣,这样的人此时处于职业转折期。

(4)维持期　维持期是45到64岁。这一时期主要是维持巩固自己在职业活动中的成就和社会地位的时期。处于这一时期的人将在自己的职业领域内获益,以自己的职业领域作为基础,获得自己在此领域最高的地位和尊重。并且在自己本职业的基础上尝试更新旧的知识,拓展自己的职业空间,避免产生懈怠情绪,积极维持家庭和工作两者之间的协调性关系。

(5)衰退期　衰退期为65岁以上,由于身体机能日渐衰退,作为个人已经到了开始要退出职业舞台和职业角色的时期,也就是退休时期。这时职业活动的量会逐渐减少,开始安排退休后的闲暇生活。但是,这个时期也是人作为个体在职业经验和政治生活经验最强盛时期,虽然在生理上处于衰退期,但长时间职业活动带来的在职业上的结晶性经验和政治生活经验等对职业领域和后备的职业继任者,具有长期甚至永久性的影响和指导性的意义。

舒伯曾经在英国进行了为期近四年的跨越性文化的研究,之后,在1980年提出了一个更为广阔的、更加新鲜的观念——“生活广度与生活空间”的职业生涯发展理论。这个新的职业生涯发展理论,除了包含原有的职业生涯发展阶段理论的内容之外,加入了人生发育不同时期的各种角色的理论。并根据职业生涯发展时期、生活环境以及所扮演角色之间彼此相互影响的关系,描绘出一个多重角色的职业生涯发展综合性的图形。这就是舒伯命名的“职业生涯彩虹图”,如图1-3所示。这个职业生涯彩虹图,是由多重半圆弧组成,在时间和空间上描绘了人生职业的发展和变化,横贯人类的一生,提供了职业和生活的广度。在职业生涯彩虹图中,横向层面代表的是从出生成长期到衰退期。彩虹的外层代表人生主要的发展时期和相对应的大致年龄。成长期,大约相当于儿童期;探索期,大约相当于青春期;建立期,大约相当于成人前期;维持期,大约相当于中年期;衰退期,大约相当于老年期。在这五个主要的人生发展时期内,各个阶段还有更小的阶段。舒伯想要特别强调的是,各个时期年龄划分有相当大的弹性,应依据个体不同时期的情况而定。图中,纵向层面代表的是由一组角色所组成的生活空间。具体来讲,舒伯认为,人类个体一生的活动中,必须扮演九种主要的角色,依次是子女、学生、休闲者、公民、职业者、配偶、持家者、父母和退休者。生涯彩虹图描绘了生涯发展各个时期与相应角色之间的相互影响和发展状况,非常直观地展现了个人的生命长度、发展阶段、生活与工作的广度、角色、深度以及个人在每一时期对角色的投入程度,展现了人类生命的历程和意义。

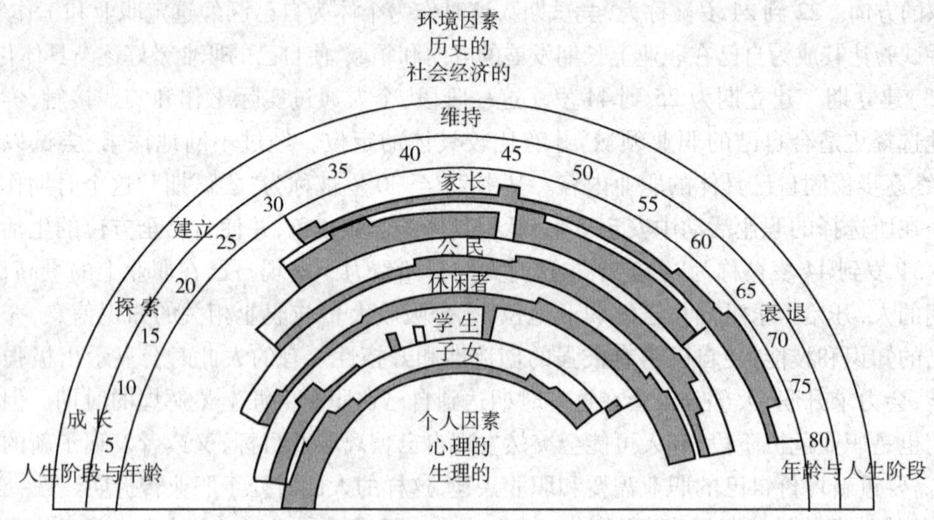

图 1-3 舒伯的职业生涯彩虹图

(摘自:平賀昭信ら,2009,職業関連活動学)

(三)个人技能基础与职务的适应性

人类从出生开始到具有比较稳定的职业需要经历较长的阶段,其中受到家庭环境、社会环境以及自身能力的影响。所谓就业,是障碍者进行职业活动的过程。每个人每一个阶段的成长都具有各自的特性,决定了将来就业的内容、职业行为习惯以及处理问题的方式。这些在职业关联活动中被称为职业性格。障碍者也是一样,他们的职业性格不同,就业倾向、就业的援助内容以及就业活动的成功与否也会出现相应的变化,所以在就业援助中,如果不能够捕捉到障碍者个人的职业性格,援助就可能会失败。普通人的就业要点也是一样,职业性格是自己就业和职场方面选择就业人员同时要考虑的最重要的因素之一。在图 1-4 中显示的是职业特性的层次,可以看出职业特性具有层次性,其中可以分成社会性能力和就业能力两大层次。而在社会性能力中包括基础学习能力、基本适应技能以及社会生活适应行为。在就业能力中又分为两大部分,即就业的准备行为和就业的适应能力。各个部分应该掌握的项目内容见表 1-2 和表 1-3。

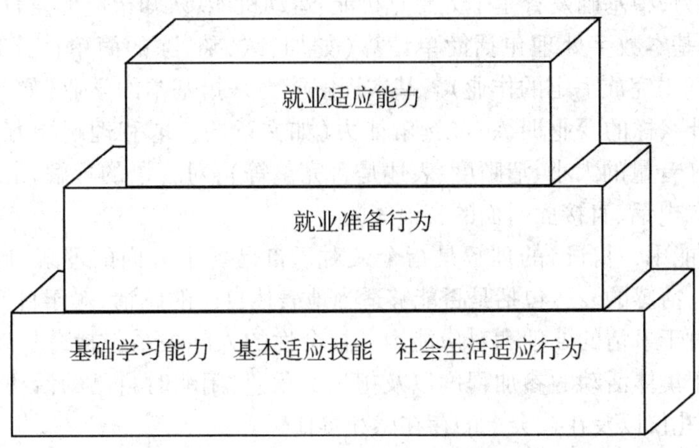

图 1-4　个人职业特征层次特点

表 1-2　社会性能力相关项目

个人职业特征的层次	项目内容
基础学习能力	基础发育 基本数字处理 基本理解能力 基本交流能力
基本适应技能	对自己的理解 情感的表达 社会性的人际关系
社会生活适应行为	日常生活技能 家事的处理能力 健康的管理能力 消费能力 社会性知识的理解能力

表 1-3　就业能力相关项目

个人职业特征的层次	项目内容
就业准备行为	对职业的理解 对基本规则的理解 基本作业执行能力 作业执行过程中的态度 人与人之间的关系和态度 就业面试技能
就业适应能力	能力方面特性 非能力方面特性 训练方面的能力特性

基础学习能力,中基础发育是个人感觉机能、运动机能、认知机能的发育情况,是个人生活能力的基础。基本数字处理包括简单计算(如加、减、乘、除的简单计算)和时间的管理(如在规定的时间内完成一定的作业)。基本理解能力是指基本的学业(如什么样的学校和专业毕业,受过什么样的专业训练)和读解能力(如文章的读取和理解能力)。基本交流能力是指说话能力(音量的大小、清晰度、表述是否完整等),对言语的理解,书写能力,交流方法(如手势、书面、电话、直接面对面的言语等)。

基本适应技能中,对自己的理解是指个人对于自己各个方面的理解,自我概念是否建立,自我知觉等。情感的表达包括是否能够适当地表达自己的感情,对于自己是否过于崇拜或过低地评价,对于事情的处理和对应能力。社会性的人际关系包括最基础的人与人之间关系的处理,对于集体活动的参加程度以及担当的角色,闲暇时自己的活动内容以及方式,一般的社会性的礼仪以及在社会上的存在感和责任感等。

社会生活适应行为中,日常生活技能包括衣服的穿脱、进食活动、如厕活动、清洁活动以及化妆修饰活动等。家事的处理能力包括家庭料理、清扫、洗涮以及衣服的管理能力等。健康的管理能力包括是否具备简单的医学知识、对于疾病的预防能力和意识、对于服用药物的管理以及实用医学器械的利用和管理等。消费能力包括存取钱的方法、使用金钱的预算、以及购物的行为和能力等。社会性知识的理解能力是指在社区生活中是否可以自己进行移动,能否认识和理解社区的规定与各种约束,社会各种资源的利用以及对电话的利用等。

就业准备行为中,对职业的理解是指对于就业内容的理解和是否具备职业领域的相关知识,以及对进行自己在职场的作用和执行过程的理解等。对基本规则的理解是指在职场中是否能进行持续性的就业活动,是否知道联系和报告的方法,是否具备对时间的认识,在不同的时间做相应的事情,对就业内容每天是否能够具备准备和结束的能力,出现问题时提出问题的方式,注意力以及听取的方式,注意仪表的程度等。基本作业执行能力包括对于作业顺序的理解和执行,是否了解器械的使用方法,在作业完成过程中的思考能力,作业过程中是否具备耐久性,最后的作业结果是否具备完整性和安定性,以及在整个过程中对于危险问题的处理方法。作业执行过程中的态度包括自己对作业内容是否具有意欲和自觉性,作业如何开始,作业过程中的态度,器械操作方法的熟练程度,对上级指示的理解程度和执行时的态度,作业完成过程中的责任感如何等。人与人之间的关系和态度包括对别人问候是否有正常的反应,和别人说话是否和蔼婉转,对于来自他人的帮助会用什么方式感谢,在作业活动中和他人的协调能力如何,是否主动参与相关的谈话,并主动发表自己的建议等。就业面试技能包括对于招聘广告中内容信息的理解能力,是否具备书面材料的书写能力和知识以及面试时的态度等。

就业适应能力中,能力方面特性包括智能水平,对于作业过程中自己需要的操作空间大小的判断,作业过程中感知觉判断的速度以及正确程度,精神运动机能是否正常,具有什么样的学习能力以及具备什么样的技术能力等。非能力方面特性包括对就业活动过程中具体内容操作的正确程度,自己对就业内容的兴趣,对于就业中自己履行的职务内容如何理解并且具有什么样的价值观念等。训练方面的能力特性包括在职务技术能力方面是否具有学习和提高的能力,以及是否能够将所学习到的技术能力进行技术转移或开发等。

(四)职业和疲劳

所谓疲劳是各种工作能力和工作效率暂时降低的现象,是与劳动环境、劳动条件、呼吸状态以及人体大脑相关的比较复杂的现象。疲劳实际是个人心理状态的反映，也是人体适应各种环境变化的一种生理性反应。它是个体的主观性感受，也是人体的一种自身保护性反应。疲劳的症状主要表现在心理、生理、运动、消化、神经、感官等各个方面。一般疲劳在心理方面的表现要比其它方面的症状出现得早，自觉症状也较为突出。较为明显的表现有：心情抑郁，焦虑，不安，急躁，易怒，情绪不稳，思绪混乱且迟钝，记忆力下降，精神不集中，犹豫不决。身体体型方面表现为消瘦或肥胖，容颜憔悴，过早出现面部皱纹或色素斑，肢体皮肤粗糙脱屑较多，毛发脱落、蓬垢、易断、失光等。运动系统方面会出现疲倦乏力、全身不适、活动迟缓。消化系统表现为食欲减退无饥饿感，偏食，消化不良，腹胀，便秘，大便干燥或次数增多等。神经系统表现为精神不振或精神紧张，初期常有头晕、失眠、心慌、易怒、睡眠不足、多梦、夜惊、中间早醒、失眠或嗜睡、萎靡、懒散等。感官系统会出现眼睛疼痛，视物模糊，对光敏感，耳鸣，听力下降等。

另外，根据疲劳表现的形式，还可以分为全身性疲劳状态和局部性疲劳状态两大类。全身性疲劳一般表现为全身肌肉关节酸痛，运作迟缓，智力反应迟钝，工作错误率增加，作业能力下降，嗜睡或失眠，准确性和效率降低等。局部性疲劳一般发生在身体的某一部分或个别器官，如过度使用上肢和手时会引起上肢和手的疲劳。局部疲劳一般不影响其他部位的功能，如手指疲劳时，对视力和听力并无明显影响。

障碍者就业时在考虑其精神性和身体性能力评价的同时，必须考虑在对障碍者进行关于就业持续能力提高，还必须要考虑由于就业给障碍者带来的疲劳，以及疲劳的恢复能力和条件。如果针对障碍者精神性、身体性的疲劳感没有进行耐久性、恢复程度以及职务内容等进行调整，那么障碍者的就业活动很难继续下去。所以了解掌握造成障碍者疲劳的相关要因十分重要（表1－4）。

表1－4　造成疲劳的相关要因

职务相关因素	家庭相关因素	本人相关因素	通勤相关因素	环境相关因素
职务强度	家中人际关系	职务适应	混乱程度	湿度和温度
职务责任	经济的不安定	身体因素	通勤时间	明亮度
劳动速度	生活不规律	精神因素	换乘次数	噪音
不安定劳动条件	生活时间构造	性格因素	通勤其他因素	色彩调节
劳动时间	生活修养程度	疲劳体质		震动程度
休息时间	余下时间	生活节奏		尘埃多少
劳动姿势	家务劳动程度	摄取营养		空气流通
人际关系				大气污染
职务经验				有毒程度
进食				
休息时间				
职务判断频度				

（吴葵　孙知寒　杨舒涵）

第三节 障碍者和就业

无论是否是障碍者,就业是维持每一个人的生活水平,满足个人需求和社会需求的手段,同时也是减轻社会负担和家庭负担的手段。特别是近年来,随着人类思想的进步和不断接受先进的思想和意识,越来越多的人意识到作为障碍者的人权的问题。认为应该让障碍者享有和普通人一样的生活和工作。这也是现在康复医学中最基本的指导理念,也是职业关联活动学的最终目的。

一、障碍者和就业

在1950年原在北欧的丹麦举行的一次智力障碍者的家族联络聚会上提出了正常化(normalization)的理念,意思是在社区生活中使智力障碍者享有和普通人一样的生活。由于以前让障碍者进入医疗康复设施的形式,阻碍了他们与普通人之间的联系,限制了他们参与社会活动的能力,他们与普通人和社会之间的差异越来越大,所以在1981的国际障碍者年时,联合国提倡将"normalization"作为现代福祉的基本理念加以提倡。

(一)Normalization 理念

"normalization"在英文中是正常化或是正规化的意思。作为现代康复医学的基本理念,可以理解为让障碍者享有和普通人一样的正常化的生活。所谓正常化生活就是让障碍者像普通人一样生活和工作,而不能将障碍者看作特殊团体,造成他们孤立于社会生活之外。障碍者只不过是在不同的方面具有一些困难的一般人,有着和普通人一样的各种各样的需求,因此障碍者作为一位普通公民根据自己的技能,参与家庭和社会各个领域的活动,付出自己的劳动,为家庭和社会努力做出贡献,得到家庭和社会的认可和尊重是障碍者应该享有的权利。

近年来,随着正常化理念的不断普及和推广,在康复技术比较成熟,发展比较快的国家,都在为障碍者走出设施、回归家庭和社会不断地努力,障碍者入住设施时间不断地减少,就业人数不断增加。作业治疗师为了使障碍者能够回归家庭和社会,不断地开发和利用新的技术和理论,弥补障碍者在就业能力方面的缺陷和不足,并为他们在一般职场就业提供适当的援助,使障碍者提高了生活质量的同时,职业关联活动这一门科学得到了不断的完善和飞速的发展。

(二)障碍者就业的意义

一个人,不管他是否具有障碍,从事就业活动的效果都是一样的,一个是使社会资源丰富充足,满足了社会的需要。另一个是随着社会需求的满足,个人也会得到相应的报酬,生活质量得到提高,增强了自己的满足感。所以作为障碍者,其就业的意义和普通人相同,既能满足个人的需求,又能满足社会的需要。

在第一节中我们介绍了职业的定义,了解了职业最基本的3个条件,即个人技能的发挥,具有一定社会性的作用,为了维持生活而获得相应的报酬。近年来社会和经济不断发展,职业不再只是谋求高额的报酬,更多的是谋求自我实现和自我完善,也就是职业的倾向,也可以认为是兴趣对于人类最终的就业活动和生活起着十分重要的作用。这也是作业治疗师对障碍者职业活动进行的一系列重要的评价要点之一。通过职业活动,障碍者可以实际地感受到自己能力在社会中所起到的作用,感受到自己在社会中的存在感,体现出了自己的价值,满足了自己的自尊心。这些也可以说成是自我性的效果,属于主观性的感觉。所以通过职业活动,障碍者得到了自我实现的机会,提高了障碍者对自己能力的判断能力,使其能够肯定自我能力和效果,最终使自己的生活质量得到提高。从更实际的角度出发,障碍者通过职业活动得到报酬既减轻了家庭的生活负担,也减轻了社会性的负担。

(三)障碍者的职业生涯发育

通过马斯洛的需求理论,我们知道了人类的需求是由低到高发展,并具有一定层次。不管从事就业活动的人是否具有障碍,也不管障碍的轻重程度,通过就业就会有实现自我的机会,并通过在所属职场的就业活动,障碍者自身的需求会得到满足并得到一定的报酬,由此使生理性的需求和安全性的需求有了得到满足的机会。在这一需求层面上,障碍者和普通人一样,有维持自己生命和生活的权利的需求。只有基础性的需求得到了满足,才有可能刺激自己,产生改善自己生活状态,提高生存质量,追求自我实现的目标。障碍者同样在自己的基本需求得到满足的基础上,会更积极地放远自己的目标,从而充分发挥他们的潜能。所以舒伯的职业生涯彩虹理论适用于包括障碍者在内的所有人。人类在职业生涯发育的各个阶段,通过就业活动担当这各种各样的责任,发挥着作为家庭和社会的一员的作用,在这个过程中最主要的任务是不断学习新的知识和技术、掌握新的技能和总结新的经验。许多障碍者在拥有障碍的同时并没有失去学习和生活的能力,新的知识和技术、能力和经验随着生涯发育过程相互影响、相互作用,不断地改变着包括障碍者在内的所有的人对于各个职业生涯阶段的适应能力,刺激着人们包括障碍者在内产生更多的更高的需求,付出更多的努力。

从职业生涯发育学的观点看,人如果到了某个年龄,不能只是考虑他是否发挥了作为就业者的作用,而是要考虑在这个年龄是否掌握和具有了为了适应社会所需要和具备的技能、适应能力和态度。在进行就业的选择时,如果没有对各种各样就业的情报和自己的特性的理解,那么正确选择适当的就业是比较困难的。这些技能、适应能力以及态度的形成,是一个人从小在社会、家庭以及学校等环境内学习和体验的结果,再加上不同时期与不同的人的接触,培养出的感情以及经验的交流,会更加丰富人们的技能、适应能力,使人们就业的态度更为客观实际。这些在生涯发育的各个时期对每一个人都会形成较深远的影响,今后在就业生活、就业适应能力等社会技能的形成上将成为必不可少的影响因素和条件。所以作为就业者在生涯各个阶段是否能够发挥作用,应从发育学的角度出发,体验和学习能力是必须考虑的最基本和最主要的因素。其中障碍者的障碍程度在生涯发育过程中会带来各种各样的影响是显而易见的。这也是障碍者和普通人在生涯发育过程中最根本的不同。具有障碍本身就是一种不同于普通人的体验,需要障碍者将自己的障碍作为自己身体的一部分,对生活和环境进行新的体验,掌握新的经验,形成不同于普通人的新的学习经验和技能。

(四)障碍对职业生涯形成的影响

障碍对障碍者职生涯的影响主要有两方面,第一是由于获得经验的限制会影响到障碍者的自我决定能力和自我概念的形成,造成障碍者对自我效能(指个人对自己在特定情境中是否有能力去完成某个行为的期望,它包括两个成分,即结果预测和效能预期)评价的降低,自信心不足。第二是由于障碍造成的全面性影响,不仅仅是障碍者本人,还包括障碍者给家人以及社会带来的负担。

所谓自我决定能力是指关于经验选择的能力,是在充分认识个人需要和个人信息的基础上个体对行为做出的自由性的选择。自我决定能力可以引导人类从事感兴趣的、有益于能力发展的行为课题,是人类行为出现的内部动机。而自我概念是指个人对于自身存在的实际感受和体验通过本人的经验和反省以及他人的反馈不断加深对自己的了解。自我概念包括态度、情感、信仰以及价值观等构成,并将这些融入自己的经验和行为活动中,能够表现出自己的特殊习惯、能力、思想以及观点等 。首先,相对于普通人障碍者参与社会实践的机会较少甚至可能没有经验,所以障碍者在自我决定能力和自我概念方面缺少确认机会,多数情况下不能够自己决定。到了职业探索和选择阶段会感觉到不适应。其次,障碍者长期以来受到家庭成员的过度照顾,形成比较强的依赖感,这也造成了障碍者缺少自我决定的成功体验,也缺少自我价值存在的体验,在选择职业时习惯性地产生依赖家人,不相信自己,避免自己独立做决定的现象。再次,来自于社会的偏见。所谓偏见是指在政治、经济、文化、家庭生活以及职业活动等各个方面对障碍者区别对待,甚至加以限制,阻碍了障碍者参与社会活动的权利,致使障碍者参与社会活动的机会和经验减少,导致他们缺少成功的经验,不自信,容易否定自己。最终,障碍者自我概念形成异常,把握机遇选择职业时自我决定困难,就业成功率降低。

障碍对障碍者造成的全面性影响是指障碍者不同于普通人的职业生涯发育特性。一个人在没有障碍时是根据自己的兴趣和价值观去选择职业的,当成为障碍者时,必须修改以前的人生轨道,必须正视现实(自身障碍和社会环境等)选择职业,关于职业内容、职业场所以及人际关系等都要重新开始考虑。如果是先天就具有障碍的人或是智能障碍者,几乎全部都是由家属来决定选择职业,这类障碍者本身自我决定意识就比较弱,导致自我概念发育不全。在职业适应方面,与障碍程度和工作完成能力相比,和同事及雇主的人际关系对于障碍者的职业适应程度有着非常大的影响力。所谓人际关系使指在各种社会领域中,通过人与人之间的交往建立起的心理上的联系,反映了在社会群体生活中人与人之间的干亲距离,对于人的生活、工作和学习有着深远的影响。这里所指的人际关系是障碍者和普通同事的关系,以及障碍者与职场领导的关系。如果职场的同事和领导对障碍者存在偏见,障碍者在职场会很难得到周围同事和领导的关心和理解以及帮助,障碍者将很难适应职业和职场环境。当然通过对实际障碍进行评价,对康复医学进展乐观性的考虑,以及准确的推测障碍者恢复职业的可能性,也有障碍者对恢复自己的职业抱有很大的希望,这类障碍者一般自我决定能力和心理适应能力比较强,自我概念明确,在职业康复过程中会收到良好的效果。

另外,我们在前面介绍了关于职业中的个人特性,在对障碍者进行职业评价,决定具体帮助支援内容时,关于帮助支援的重要性必须详细说明。在图 1 - 4 个人职业特征层次特点图中,社会生活适应行为和基本适应技能中的条件和因素不成熟或是不充分是障碍者不适应就业场所生活的主要原因。这两方面能力的培养通过就业场所以及就业指导中心等机构进行后天性的教育比较困难,因为其中包括了障碍者的疾病和障碍的管理内容,所以必须由相关领域的各个部门一起系统地进行再教育、管理、调整甚至是强化训练,才能够具备就业的条件。

（五）Empowerment 和 recovery 的意义

“Empowerment”一词是在美国最先用于精神障碍作业治疗的专业词汇，近年来备受瞩目。它的大意是障碍者根据自己的意志，依靠自己的力量和智慧解决问题，维持自己的家庭和社会生活。而近年来越来越多的障碍者和学者发现，通过就业活动，障碍者会渐渐意识到自己的疾病和障碍，同时也会客观考虑自己现有的能力，创造出自己的社会生活方式，渐渐得以康复。许多实践证明，如果障碍者本人希望就业，在适合障碍者的兴趣、技能、经验以及职场的基础上，能够收到良好的效果，这是就业本身的治疗性作用。

在英文中“recovery”是“恢复”和“重新获得”的意思。我们认为“重新获得”更能够体现康复医学的初衷，也就是不考虑障碍者的疾病是否能够治愈，让障碍者在拥有障碍的同时重新获得和普通人一样的生活和工作的能力。显然障碍者就业活动的意义和作用显示了“Empowerment”和“recovery”之间的联系。有时即使是只拥有短时间的就业活动，其经验对于障碍者来说也是比较难的自主性体验，和重新获得能力的尝试。

二、障碍者就业活动现状

（一）我国障碍者就业途径和现状

目前，在世界范围内，障碍者就业相对于普通人来讲仍处于弱势，即使各个国家为了障碍者就业出台了各种各样的相关政策。包括我国在内障碍者就业途径主要有以下几种：第一种形式是供养制度，是指由政府发给障碍者一定的障碍保障金，由政府出资将障碍者“养”起来。第二种形式是保护雇佣制，是根据障碍者的障碍程度和所具有的技术能力，为障碍者建立就业场所并加以保护，给与一定的经济补助，必要时可以提供就业康复，使障碍者适应救治环境与就业活动。同时在税收方面有一定的优惠政策，甚至是零税收。第三种形式是按比例就业制度，就是利用法律和行政措施强制企业或是事业单位雇用一定比例的障碍者，并与雇佣缴纳金措施和雇佣奖励措施相联系，目的是用法律的形式规定企业和事业单位按一定比例雇用相应比例的障碍者，根据执行状况，给予一定的奖励和处罚。第四种形式是平等就业制度，主要是以就业自立为目的，在没有法律保护的情况下，让障碍者和普通人一样在各个就业领域享受同等的待遇，以同样条件就业，促进障碍者的就业和自立。以上四种途径描述了障碍者就业由低级到高级的变化过程，特别是平等就业制度，是当今世界康复治疗的最高境界，就是使障碍者和普通人一样平等享受社会生活。

我国障碍者的就业形式近年来变化比较快。在 20 世纪 90 年代以前，我国障碍者就业主要以保护雇佣制度为主，由政府出资建立福利企业，让障碍者集中就业。但是我国障碍者人数众多，保护雇佣制度难以使障碍者全部就业。所以之后，我国在巩固保护雇佣制度的同时，开始实施按比例就业措施，同时鼓励障碍者个体自愿组织就业。所以，目前我国障碍者的就业途径主要是保护性雇佣制度和按比例就业制度两种。

虽然我国现在对于障碍者在就业方面实施保护性雇佣制度和按比例就业制度，并鼓励障碍者个人自愿组织就业，但是我国障碍者就业人数比例并不高，就业质量和就业结构都不合理。主要原因有三方面，一是在我国长期以来障碍者都是出于被保护的弱势群体，不重视对障碍者进行知识教育和技能等就业性的培养，过度对障碍者进行保护，甚至障碍者自身的兴趣与需求并不被重视，使障碍者渐渐产生自卑和依赖性心理，以致于不愿意从事就业活动。二是社会支援体系不完善,为障碍者就业而建立的就业服务体系不完善,甚至就业职场建设落后,就业资源稀少且不能共享,就业信息不通畅。在法律制度上也不够完善,导致障碍者就业困难,比如我国现在缺少对障碍者的就业能力评价体系、就业信息提供场所、就业技能培训的场所等等。三是从就业环境看,我国人口多,相对就业岗位少,由于障碍的原因,障碍者与普通人在就业竞争上本身就处于劣势,再加上对于障碍者的偏见与歧视,障碍者就业就更加困难。

(二)世界各国和地区障碍者就业活动的状况

1. 美国障碍者的就业活动状况　美国是最早为退伍军人制定就业活动状况计划的国家。它的第一个国家养老基金建立于1776年,用于提供给那些在美国独立战争中致残而失去谋生能力的士兵和水手。美国南北战争后,国会采取了几项重大措施以扩大联邦政府职责范围,协助退伍军人达到经济自立,在其申请国内就业服务时给予优先。到了19世纪末20世纪初,联邦政府在退伍军人的就业活动状况中所扮演的角色越来越重要。在美国参加第一次世界大战之前,《战争保险法》(War Risk Insurance Act)规定由联邦政府向因战争致残的军人提供终身的就业活动状况和训练。

第一次世界大战后,大量从战场上回国的伤残军人处于失业状态,形成了严重的社会问题。为此,1918年美国国会通过了《军人康复法》(The Soldiers'Rehabilitation Act)。这一法案要求联邦职业教育委员会负责向任何有资格获得《战争保险法》补偿的退伍伤残军人提供就业活动状况服务。国会第一次承认联邦政府除了向伤残军人提供财政补偿外,对他们的损失还应当负有更多的责任。由于这一法案拒绝了与军队服役无关的障碍公民参加就业活动和训练,许多人质疑其公平性,从而引发了激烈的辩论。辩论的结果使得1920年国会通过了《史密斯·费斯平民康复法》(Smith - Fess Civilian Rehabilitation Act),又称《职业康复法》(Vocational Rehabilitation Act)。这一法案要求联邦职业教育委员会负责管理补助金,让更广泛的普通民众享有就业活动状况服务。政府补助金主要用于为障碍者提供职业咨询、训练、假肢安装和就业安置等。

《职业康复法》可以说是美国障碍者政策的基本大法,该法的颁布和实施确实为很多美国障碍者解决了生计问题。但是随着20世纪20~30年代社会保守主义的抬头和经济大萧条的来临,障碍者的就业活动状况和就业不可避免地受到影响。随着美国经济的重新复苏,就业活动状况服务和立法再次提到议事日程。为推动障碍者就业,美国政府以身作则,1936年通过的《蓝雪法案》(Randolph - Sheppard Act)法案规定,受过训练和持有执照的法定视力障碍者优先在联邦政府的建筑物内经营售货摊位。各州政府就业活动状况部门必须为申请合格的视力障碍者提供免费的培训和经营初期所需的资料,这个服务方案简称BEP(Business Enterprise Program)方案。这一法案的通过很快使得美国参加就业活动状况和就业的视力障碍者人数激增,并得到世界各国的效仿。

《职业康复法》自1920年颁布后,先后历经了1943年、1954年、1965年和1973年四次修改。在这一法案的推动下,障碍者的医疗保健、教育、就业等权利逐步得到改善,服务的对象也逐步从身体障碍者扩大到精神障碍者、智力障碍者和毒品酒精依赖者,以及其他处于社会不利地位的群体。随着20世纪60年代美国民权运动的兴起,该法案还增加了反对种族歧视和反对歧视障碍者的内容。

1973 年,美国国会对《职业康复法》进行再次修订时,将其更名为《康复法》(The rehabilitation Act)。1977 年该法案增加的第 504 条款规定:"凡是在财政上得到联邦政府补助的机构,或是由联邦政府协助的计划及各项活动中,对于障碍者不得因障碍而剥夺其权益,或拒绝其参与。"这就是著名的"机会均等条款"。这一法案强调的重点,已由过去消极地"照顾"和"支持"障碍者转变为积极地保障障碍者在就业方面的机会与权利。《康复法》的颁布具有里程碑式的意义,它奠定了美国以保障"障碍者权利"为基础的残障政策。

到了 1990 年,美国国会又通过了《美国障碍者法案》(Americans with Disabilities Act, ADA),它由《康复法》中的第 504 条款发展而来。法案中规定:雇用 15 名员工以上的公司在招工时,不得以身体的理由拒绝有任职资格的障碍者就业。在雇用障碍员工后,雇主有义务为其在工作内容与流程、工作场所及器具设备上做合理的调整,并在升迁、薪金、职业训练及解雇程序上不得加以歧视。这些规定是硬性的,没有通融余地,因而能够得到有效地执行。该法案将禁止歧视障碍者就业的对象,从接受政府补助的机构扩大到包括私营企业在内的所有机构。

制定 ADA 的目的不是将照顾障碍者的责任推给雇主,或变相规定雇主付给其工资,而是在障碍者的能力与就业要求之间找到结合点,并通过加强训练障碍者的就业能力,调整其工作环境,或加强辅助技术,使他们能胜任工作。ADA 延续了 1973 年《康复法》的精神,通过消除社会大众对障碍者的歧视,鼓励社会各界为障碍者提供就业机会和改善公共设施的方式,把参与社会生活的机会和权利交给障碍者。ADA 除了在就业方面确保障碍者和健全人拥有同样被雇用的权利外,还保证他们在求学、公共设施、交通、通信服务、休闲等所有社会活动领域都享有同等的权利。因而,这部法律被视作美国保障障碍者基本权利的宪法,任何其他法案如果与这部法律的精神、规定相违背或不一致,必须以 ADA 为最后的判准依据。

那些受益于 ADA 的障碍者认为这项法律的意义并非在于表达社会对障碍者的同情,更重要的是它赋予了障碍者自决、自立的权利和机会。这一法案颁布后,深深地影响了其他发达国家,各国也纷纷检讨本国的障碍者政策,并效仿出台类似的法律法规。

值得一提的是,1998 年美国国会再次通过《康复法》第 508 条款,要求政府部门应确保所有电子和信息技术能够让受雇于政府或一般公立机构的障碍者使用。为保证障碍者使用信息技术的机会和权利,同年颁布的《辅助技术法》(Assistive Technology Act)规定,美国各州帮助障碍者提高使用辅助技术的能力,同时联邦政府投资研发障碍者使用的信息产品,并对障碍者购买这类产品和接受服务给予补助。这些法案的颁布保障了包括视力障碍者在内的所有障碍者,能够和普通人一样享有信息技术所带来的便利。

美国障碍者法律和政策制定的核心在于,通过消除社会环境和公众态度的障碍,让障碍者有自我决定、自我依靠和自我实现的能力,并通过有尊严的独立生活和工作融入到主流社会中。这些法律政策体现了美国人信仰自由、平等和个人主义的所谓"拓荒者精神",推崇依靠先进的专业技术,保障障碍者享有和普通人相同的人权,而不是直接给予其福利照顾。有人把美国这种依靠先进的康复技术,使障碍者"从税金照顾者变为支付税金者"的康复模式称为"技术康复模式"。

2. 欧洲障碍者的就业活动状况　20 世纪 30 ~ 40 年代,凯恩斯的国家干预理论和《贝弗里奇报告》的福利国家思想对西方经济理论界和英国政府产生了巨大影响。正是在这两大理论基础上,第二次世界大战后初期的英国政府颁布了涉及有关社会成员生老病死、衣食住行等一系列的社会保障立法,建立了所谓"从摇篮到坟墓"的社会保障体系,使得英国被称为第一个"福利国家"。此后,许多欧洲国家,以及加拿大、澳大利亚等国也相继效仿,并建立起自己的社会保障制度。其中,障碍者的康复和就业也无一例外地成为这些国家福利体系的重要组成部分。福利国家强调通过增加障碍者的收入、改善住宅和社区服务等福利措施保障障碍者的生活水平和生活质量。因此,欧洲国家实行的康复模式被称为"福利型康复模式"。英国和北欧五国是最典型的例子。

下面重点介绍一下英国就业活动状况的产生和发展。

第一次世界大战后,多数欧洲国家陆续开始建立就业活动状况制度和政策。最早的服务对象同样也是退伍伤残军人,而将障碍平民纳入到就业活动状况服务中多是在二战之后。

英国最早的职业康复法规是 1944 年颁布的《障碍者(就业)法》(The Disabled Persons (Employment) Acts, DPA)。这部法律建立了英国障碍者的注册登记制度,帮助障碍者通过评估、康复和职业训练获得工作机会。该法案规定 20 人以上的企业和机构,有义务雇用至少 3% 注册的障碍者。未达到规定比例的企业,雇主在招收员工时必须优先考虑求职的障碍者。该法案还规定某些特定职业,如电梯工和露天停车场管理员必须由障碍者担任(即"保留就业制度")。为此,英国政府还专门成立了一个特殊的就业安置服务机构,机构内的就业安置员为登记在册的障碍者提供个别服务,包括监控空缺职位,帮助障碍者找到工作,追踪了解障碍者与雇主在工作过程中所遇到的问题,并协助处理。

定额雇佣制度帮助英国政府安置了从二战战场回来的伤残军人,同时也在一定程度上缓解了战后经济发展对劳动力的需求,推动了经济复苏。但由于对未达到规定雇用比例的雇主缺乏相应的惩罚措施,造成一部分雇主拒不履行定额雇用障碍者的义务;另一方面,由于英国的福利政策对障碍者的相关补贴高于其基本工资,障碍者因担心就业后收入反而降低,而缺少就业意愿,造成障碍者雇用比例逐年下降。据公共就业委员会(House of Commons Employment Committee)1994 年的统计,英国达到 3% 法定雇用比例企业的百分比,从 1961 年的 61% 减少到 1985 年的 28%,1993 年到 19%。从平均障碍者雇用比例来说,英国自从 1961 年后就未再达到 3%,1975 年降到 2%,1993 年降到 0.7%。很明显,英国的定额雇佣制度在推动障碍者就业上做得并不成功。从 1973 年到 1991 年间,四届政府曾建议修订或废止这项制度,但由于没有其他可供选择的方案和障碍者游说团的压力,修订案或废止条令始终得不到议会通过。

针对 DPA 的争论主要集中在定额雇佣、障碍者注册登记制度,以及保留就业制度。定额雇佣制度被经济学家看作是政府对经济和劳动力市场不应有的干涉,是与自由经济政策不一致的,而且不符合市场经济规律,政府应尽可能少地干预经济和劳动力市场。障碍者权利组织认为,定额雇佣制度是一种潜在的正面歧视的做法,它强调的是劝说和保护障碍者就业,而不是强调障碍者拥有就业的权利。障碍者注册登记制度则意味着某种标签和特权,障碍者组织反对这种外界的专业人士根据医学诊断给出的障碍标签。而保留就业制度,更是遭到大多数人的反对,因为它可能暗示障碍者只能从事低薪的、低技能的和地位低下的就业岗位。英国障碍者组织委员会(BCODP)认为,障碍应该被视为"由于物理性或社会性障碍,使得与其他人平等参与社会主流生活的机会丧失或受到限制"。如果克服了偏见和歧视,多数障碍者能够在与健全人的竞争中实现充分的就业。改善障碍者就业最好的方式是使雇主认识到障碍者的工作能力。

在认识到这些新的观点和理念后，1995 年英国议会通过了《反障碍歧视法》(Disability Discrimination Act，DDA)，该法案保障障碍者免受与就业、商品和服务的提供、交通以及教育有关的歧视。DDA 同时废止了 DPA 中有关障碍者登记、定额雇佣和保留就业的条款。法案中明确规定，有 20 人和 20 人以上的公司的雇主有义务采取"逐步合理的"措施改善其工作条件和工作环境，以适应障碍者就业，不得对障碍者在任用、工作及解雇等方面给予歧视。

DDA 的制定在英国障碍者政策中是个重要的分水岭。此法案的主要立法精神是保障障碍者的公民权，它通过引入障碍者反歧视的法律保障，来促使障碍者就业，而无需法律的"大棒"加财政上的"胡萝卜"。政府的主要责任在于通过法律的干预，消除社会性障碍与歧视，为障碍者创造平等参与社会生活的环境，降低社会对障碍者的排斥，增加其就业机会。

3. 日本障碍者的就业活动状况　日本就业活动状况的理论与实践是在第二次世界大战以后开始形成和发展起来的。20 世纪 50 年代初期，日本的经济状况逐渐复苏，各类障碍者的康复问题就提到了议事日程上。这个时期，大批学者涌向欧美各国去学习康复理论及实践，他们学成回国后结合日本的国情开创了日本的医疗、职业、社会、教育等各项康复事业。直到今天，在日本的康复理论和实践中，欧美的色彩还十分浓厚。例如，在职业评价和智能评价中所使用的微塔法和韦氏成人智能诊断检查法等都是从美国学来改造成日本版的。

以与东京接界的琦玉县为例说明就业活动状况部门所进行的工作及设施情况。琦玉县，共有六百万人口。它所设的生活福利部主要进行以下几个方面的工作：①15 岁以上就业人数的调查。②福利事业的收支情况。③给中老年人介绍工作。④及时掌握障碍者的求职情况和社会招工信息。⑤民间企业雇用障碍者的情况调查。⑥障碍者的生活环境、交通、住房等的调查。⑦公害、保险、预算、战伤人员、妇女保护的情况。⑧信访募捐、社会参与、母子家庭的情况。⑨各类障碍者就业设施情况等。琦玉县各类障碍者的设施情况：保护设施 6 处，老人福利设施 162 处，肢体伤残生活能力训练设施 28 处，精神病康复设施 44 处，妇女保护设施 1 处，母子设施 3 处，儿童福利设施 899 处，其他福利设施 68 处，设施总数 1211 处，其中公立 799 处，私立 412 处，工作人员 92986 人。

在日本，肢残和聋哑人就业已不成问题，盲人和精神障碍者就业困难较大。以障碍者职业训练学校的入学资格或《日本障碍者就业促进法》的形式决定就业活动状况的对象，同时根据各种有关的具体制度去决定。现在，正在开发盲人就业的新领域和探索促进精神障碍者就业的新方法。

关于精神障碍者，也有一部分包括在就业活动状况的范围内，但比较其他国家包括精神病、癫痫以及社会行为障碍者，其范围就受到限制了。从就业的可能性看，规定就业活动状况范围的尺度也不如其他国家明确。

在日本就业活动状况经历了从模仿到创新的过程，现在已经建立起了一整套适合日本国情的就业活动状况的完整体系。日本对于就业活动状况的理解有几点是值得注意的：①就业活动状况是病情稳定以后才开始的。②就业活动状况中最重要的是帮助障碍者就业。③本人要有就业欲望。

4. 我国香港地区的障碍者就业活动状况　在就业活动状况方面，香港特别行政区政府的政策目标是全面参与及机会均等。就此，为障碍者提供的职业训练，目的是协助他们获取切合市场需要的工作技能，并寻找与他们能力相符的合适工作，促进他们融入社会。

职业训练课程，既要顾及受训者的障碍情况，也要配合社会经济结构转型的趋势和就业活动状况的持续发展方向，推动障碍者就业，通过职业训练发展他们的才干和潜能，强化他们的独立生活技能，并通过社会各界的协作，为他们创造平等的就业机会和环境。

香港作业治疗师的主要服务对象是居住于社区及安老院的老年人和照顾者。作业治疗师通常采用培训及支持照顾者的模式，传授有关的知识及技能，从而有效改善其照顾老年人的能力。作业治疗师近年在推广照顾老年痴呆症方面的工作便是一个突出的例子。根据老年人健康服务调查获悉，居住于安老院的老年人之中，约有 1/4 患有不同程度的老年痴呆症。老年痴呆症衍生的问题，包括认知障碍、行为问题、丧失独立生活技巧及缺乏参与社交活动的动机等，导致老年人生活素质下降，也加重了照顾者的压力和负担。因此，作业治疗师为安老院的护理者安排特定的培训，通过讲座、示范及持续支持，积极鼓励安老院举办有意义的活动，以加强老年人的认知能力，并设立清晰的活动记录，以方便检讨和改进。此外，职业治疗师亦为有需要的安老院安排环境评估服务，使老年人能够在更安全，更合适的环境中安享晚年。

在老年人健康中心，作业治疗师为有需要的老年人提供个别辅导及评估，也通过健康教育活动推广健康知识，例如：慢性关节炎小组、生活重整工作坊、预防跌倒小组等，以协助老年人改善自己的健康。

（孙知寒　顾越　吴葵）

第四节　障碍者就业和相关制度

就业是民生之本，是障碍者改善生活状况、平等参与社会生活的基础，是障碍者实现其自身权利和人生价值的体现，是分享物质文化成果的主要途径。障碍者就业是国家和社会义不容辞的责任，是我国现阶段全面奔小康生活的重要保障。

一、我国障碍者就业现状

（一）就业现状

改革开放以来，我国障碍者的就业情况得到了明显改善，特别是《中华人民共和国残疾人保障法》的颁布，为障碍者就业提供了法律保障。

第二次全国残疾人抽样调查结果显示，全国城镇障碍者人口中，在业的障碍者为 297 万人，不在业的障碍者为 470 万人。城镇障碍者人口中，有 275 万人享受到当地居民最低生活保障，占城镇障碍者人口总数的 13.28%。9.75% 的城镇障碍者领取过定期或不定期的救济。农村障碍者人口中，有 319 万人享受到当地居民最低生活保障，占农村障碍者人口总数的 5.12%。11.68% 的农村障碍者领取过定期或不定期的救济。

《2012年中国残疾人事业发展统计公报》显示，2012年，障碍者就业工作在保持就业局势稳定的基础上取得新进展。城镇新增32.9万障碍者就业，其中，集中就业障碍者10.2万，按比例安排障碍者就业8万，公益性岗位就业1.8万，个体就业及其它形式灵活就业12.3万，辅助性就业0.7万。全国城镇实际在业人数444.8万；1770.3万农村障碍者实现稳定就业，其中1389.9万人从事农业生产劳动。全国障碍者职业培训基地达到5271个，其中残联兴办1927个，依托社会机构兴办3344个，29.9万人次城镇障碍者接受了职业培训。盲人按摩事业稳定发展，按摩机构迅速增长。2012年度培训盲人保健按摩人员16514名、盲人医疗按摩人员4925名；保健按摩机构达到12887个，医疗按摩机构达到848个；在专业技术职务资格评审中，分别有551人和1655人通过医疗按摩人员中级和初级职称评审。

（二）就业安置

就业安置是指障碍者进入就业场所，获得并维持适当的就业。障碍者根据自身能力和就业市场的需求选择最适合的就业模式。

障碍者的就业模式有一般性就业、支持性就业、庇护性就业、个体就业以及农村就业等五种形式。

1. 一般性就业　又称为竞争性就业，它适合已经具备竞争性就业能力的障碍者，包括身心状况稳定、能使用交通工具出行、工作技能和人际交往良好。这种模式下的障碍者能与普通人在相同的工作场所共同工作，同工同酬，在就业市场具有一定的竞争力。

2. 支持性就业　支持性就业也属于竞争性就业，它遵循"安置—训练—追踪"模式，即先安置障碍者在一般工作环境就业，在就业期间提供职业训练。这种就业模式适合残疾程度重的障碍者，与一般性就业相比，需要更多的辅导与支持。这种就业模式的优点是有利于残疾程度重的障碍者融入到一般工作环境中。

3. 庇护性就业　又称为集中就业，指无法或暂时无法在一般工作场所就业的重度残疾者，在保护性的环境中，从事简单且重复性高的工作，如障碍者福利企业、农场、商店、工作坊等。由于这种保护性就业形式不利于障碍者正常融入社会，近年来，国际上主张降低庇护性就业的比重。当障碍者职业能力得到提升后，立即进入一般性就业或支持性就业。

4. 个体就业　指障碍者从事独立的生产经营活动，取得劳动报酬和经营收入。这种就业形势比较灵活，就业的门槛也比较低。在当前的社会经济形势下，这种就业途径成为越来越多障碍者的职业选择。近几年，由于信息网络技术的快速发展，很多人通过计算机和网络，在家中实现就业，这种就业模式适合出行不便的障碍者。

5. 农村就业　指生活在农村地区的障碍者从事种植业、养殖业、家庭手工业和其他形式的生产劳动。

二、我国障碍者就业的相关法律、法规与政策

我国政府重视障碍者的劳动就业工作，先后制定并实施了一系列法律、法规和政策，有力地推动了障碍者劳动就业工作的开展。《中华人民共和国宪法》（以下简称《宪法》）、《中华人民共和国残疾人保障法》（以下简称《残疾人保障法》）、《中华人民共和国劳动法》（以下简称《劳动法》），都明文规定对障碍者劳动就业要给予特别的扶持、优惠和保护。《中华人民共和国残疾人教育条例》、《中华人民共和国职业教育法》对障碍者职业教育和培训做

出了相应的规定。

(一)宪法

《宪法》第二章第45条规定:“国家和社会帮助安排盲、聋、哑和其他有残疾的公民的劳动、生活、教育。”《劳动法》第十四条规定:“残疾人、少数民族人员、退出现役的军人的就业,法律、法规有特别规定的,从其规定。”显示出国家法律对障碍者就业权的保障。

(二)残疾人保障法

1991年实施的《残疾人保障法》是我国发展障碍者事业,保障障碍者平等参与社会生活的重要、综合性法律。该法颁布实施后,我国障碍者就业问题越来越受到社会的重视,障碍者就业也得到了较快发展。国务院各部委和各地方政府也依据《劳动法》、《残疾人保障法》,先后制定发布了大量的政策文件,配合《残疾人保障法》的实施,进一步促进了障碍者就业。2008年7月1日实施修订后的《残疾人保障法》,进一步明确了对障碍者的全面保障。该法第四章对障碍者的劳动就业有专门规定,涵盖了国家和政府对保障障碍者就业的职责、就业的指导方针、就业渠道、扶持政策、保障措施以及在职培训等几个方面的重要内容。

《残疾人保障法》规定:“残疾人劳动就业,实行集中与分散相结合的方针,采取优惠政策和扶持保护措施,通过多渠道、多层次、多种形式,使残疾人劳动就业逐步普及、稳定、合理。”

“国家对安排残疾人就业达到、超过规定比例或者集中安排残疾人就业的用人单位和从事个体经营的残疾人,依法给予税收优惠,并在生产、经营、技术、资金、物资、场地等方面给予扶持。国家对从事个体经营的残疾人,免除行政事业性收费。县级以上地方人民政府及其有关部门应当确定适合残疾人生产、经营的产品、项目,优先安排残疾人福利性单位生产或者经营,并根据残疾人福利性单位的生产特点确定某些产品由其专产。政府采购,在同等条件下应当优先购买残疾人福利性单位的产品或者服务。”

“地方各级人民政府应当开发适合残疾人就业的公益性岗位。对申请从事个体经营的残疾人,有关部门应当优先核发营业执照。对从事各类生产劳动的农村残疾人,有关部门应当在生产服务、技术指导、农用物资供应、农副产品购销和信贷等方面,给予帮助。”

“国家保护残疾人福利性单位的财产所有权和经营自主权,其合法权益不受侵犯。在职工的招用、转正、晋级、职称评定、劳动报酬、生活福利、休息休假、社会保险等方面,不得歧视残疾人。残疾职工所在单位应当根据残疾职工的特点,提供适当的劳动条件和劳动保护,并根据实际需要对劳动场所、劳动设备和生活设施进行改造。”

(三)残疾人就业条例

2007年2月14日,国务院常务会议通过了《残疾人就业条例》(以下简称《条例》),并于2007年5月1日起施行。《条例》突出了政府在促进障碍者就业工作中的主导作用和行政义务。《条例》规定县级以上政府应当将障碍者就业纳入国民经济和社会发展规划,并制定优惠政策和具体扶持保护措施,为障碍者就业创造条件;负责组织、协调、指导、督促有关部门做好障碍者就业工作,以及劳动保障、民政等有关部门在各自的职责范围内,做好障碍者就业工作。《条例》明确指出政府发展社区服务事业,应当优先考虑障碍者就业。

《条例》强调用人单位对障碍者就业的责任和义务。为保障障碍者就业的机会,《条例》

将用人单位分散安排障碍者就业比例的下限定为1.5%，并规定用人单位安排障碍者就业达不到所在省、自治区、直辖市规定比例的，应当缴纳障碍者就业保障金。对障碍者集中就业的单位，《条例》要求障碍者职工的比例在25%以上。《条例》规定用人单位须与障碍职工签订劳动合同或服务协议，并提供适合的劳动条件和劳动保护，不得在晋职、晋级、评定职称、报酬、社会保险、生活福利等方面歧视障碍职工，以及根据障碍职工的实际情况，对其进行在职培训。

《条例》规定障碍者就业服务机构应免费为障碍者就业提供服务，包括发布障碍者就业信息，组织开展障碍者职业培训，为障碍者提供职业心理咨询、职业适应评估、职业康复训练、求职定向指导、职业介绍，以及为障碍者自主择业提供必要的帮助和为用人单位提供必要的支持。这些实实在在的措施必定会在障碍者就业过程中发挥重要作用。《条例》最后还对违反本《条例》的主管部门和工作人员，以及用人单位的法律责任做出了明确规定。

《条例》的出台，显示了党和政府关注障碍者、保障障碍者就业权利的决心和执政理念。障碍者和障碍者工作者将乘此东风，抓住机遇，为构建和谐社会增光添彩。

（四）按比例就业政策与障碍者就业保障金

按比例就业政策是国家为障碍者提供就业岗位、增加就业机会的有力措施。根据《残疾人保障法》和《残疾人就业保障金管理暂行规定》，机关、团体、企业、事业单位和民办非企业单位应当按一定比例安排障碍者就业，凡安排障碍者达不到省、自治区、直辖市有关法规规定比例的用人单位，须交纳障碍者就业保障金。

"保障金"是指在实施分散按比例安排障碍者就业的地区，凡安排障碍者达不到省、自治区、直辖市人民政府规定比例的用人单位，根据地方有关法规的规定，按照年度差额人数和上年度本地区职工年平均工资计算交纳用于障碍者就业的专项资金。"保障金"的收取、使用和管理，由县级以上（含县级）障碍者劳动服务机构具体负责，并接受本地区残疾人联合会的领导。

"保障金"专项用于下列开支：补贴障碍者职业培训费用；奖励超比例安置障碍者就业的单位及为安排障碍者就业做出显著成绩的单位；有偿扶持障碍者集体从业、个体经营；经同级财政部门批准，适当补助障碍者劳动服务机构经费开支；经同级财政部门批准，直接用于障碍者就业工作的其他开支。"保障金"必须按照上述规定用途使用，任何部门不得平调或挪作他用。

（五）关于促进残疾人事业发展的意见

2008年3月，中共中央、国务院出台《关于促进残疾人事业发展的意见》（中发[2008]7号），提出认真贯彻促进障碍者就业的法律法规和政策措施，保障障碍者平等就业的机会和权利。依法推进按比例安排障碍者就业，鼓励和扶持兴办福利企业、盲人按摩机构、工（农）疗机构、辅助性工场等障碍者集中就业单位，积极扶持障碍者自主择业、自主创业。多形式开发适合障碍者就业的公益性岗位。党政机关、事业单位及国有企业要带头安置障碍者。完善资金扶持、税费减免、贷款贴息、社会保险补贴、岗位补贴、专产专营等障碍者就业保护政策措施。同等条件下，政府优先采购障碍者集中就业单位的产品和服务。将难以实现就业的障碍者列入就业困难人员范围，提供就业援助。加强障碍者职业培训和就业服务，增强障碍者就业和创业能力。切实将国家关于农村扶贫开发政策措施和支农惠农政策落实到农村贫困障碍者家庭,制定和完善针对障碍者特点的扶贫政策措施。扶持农村障碍者从事种养业、手工业和多种经营,有序组织农村障碍者转移就业,促进障碍者增加收入。

(六)关于加快推进残疾人社会保障体系和服务体系建设的指导意见

2010 年 3 月国务院办公厅转发了中国残联等 16 个部委《关于加快推进残疾人社会保障体系和服务体系建设的指导意见(国办发[2010]19 号)》(以下简称《意见》),提出建立健全障碍者就业服务网络,促进障碍者稳定就业。贯彻《残疾人就业条例》,落实障碍者按比例就业、安置障碍者单位税收优惠、障碍者个体就业扶持、政府优先采购集中使用障碍者的用人单位的产品或服务等障碍者就业促进和保护政策,完善障碍者就业保障金征收使用管理等政策。政府开发的公益性岗位要按规定安置符合条件的障碍者;用人单位招用障碍者职工,应当依法与其签订劳动合同或服务协议,提供适合其身体状况的劳动条件和劳动保护,在晋职、晋级、评定职称、报酬、社会保险、生活福利等方面不得歧视障碍者。妥善解决障碍者劳动争议,依法维护障碍者劳动就业权利,切实保障障碍者享有平等就业机会。《意见》还提出障碍者就业服务机构是公共就业服务机构的重要组成部分。加强省、市、县三级障碍者就业服务机构的建设,将其纳入公共就业服务体系统筹管理,在人力资源社会保障部门指导和委托下,综合管理障碍者劳动就业工作,为用人单位提供就业信息发布等支持性服务,为障碍者提供职业指导、职业介绍、职业适应评估、就业和失业登记等就业服务;开展盲人按摩管理指导和服务工作;引导、支持智力、精神和重度肢体障碍者辅助性就业。加强障碍者职业技能鉴定工作。开展统一服务对象、统一业务流程、统一机构标识、统一人员标准和统一服务准则的障碍者就业服务机构规范化建设。公共就业服务机构设立障碍者服务窗口和服务项目,免费为障碍者提供就业服务和就业援助。人力资源市场信息网络将障碍者就业信息纳入其中,实现资源共享。

(七)关于促进残疾人按比例就业的意见

2013 年 8 月,中组部、中编办、财政部、人社部、国资委、国家公务员局、中国残联联合出台《关于促进残疾人按比例就业的意见》。要求到 2020 年全国所有省级党政机关、地市级残工委主要成员单位至少安排有 1 名障碍者。要求各级障碍者工作委员会成员单位率先招录障碍者,继而带动其他党政机关。各级残联机关干部队伍中都要有一定数量的障碍者干部,其中省级残联机关干部队伍中障碍者干部的比例应达 15% 以上。还规定,各级党政机关在坚持具有正常履行职责的身体条件的前提下,对障碍者能够胜任的岗位,在同等条件下要鼓励优先录用障碍者;要督导所属各类事业单位做好按比例安排障碍者就业工作。国有和国有控股企业应根据行业特点,确定适合障碍者就业的岗位,招录符合岗位要求的障碍者就业。此外,还要加大对用人单位的补贴、奖励和惩处力度,加强对用人单位按比例安排障碍者的就业服务。

三、其他国家障碍者就业状况和相关制度

(一)国际劳工组织的主张

残障和贫穷之间存在着恶性循环,所以障碍者比大部分人更易受贫困折磨,这是全球公认的事实。这主要是因为障碍者缺乏教育,职业技能培养和体面就业的机会。

国际劳工组织致力于"通过立法实现平等:提升障碍者享有的权利与机会",即通过建立

有利的法律和政策环境，提高技能和增加创业发展机会，消除对障碍者歧视等措施，来帮助障碍者获得更好的工作，增加障碍者的就业机会。

有关教育参与度的数据表明，儿童与成人障碍者的入学率远低于非障碍者，尤其是在发展中国家，许多障碍者未受过任何教育。这对于未来职业技能发展影响很大，障碍者缺乏获得符合就业市场需求的技能的培训机会。这些因素都使得障碍求职和创业者难以获得体面得益的工作。相比普通人群而言，障碍者的就业率普遍偏低。而且，即便能够就业，障碍者从事的也大多为兼职低薪，职业前景很差的工作，或者是在非正规经济活动中从事低质量，维持生计的工作。而且显然一些特定障碍类型的障碍者在求职中面临着更大的困难，而障碍女性则处于最不利的位置。

除去各种社会限制以外，边缘化的社会地位也使得许多障碍者缺乏自信和承担就业风险的勇气，他们更愿意待在熟悉和受庇护的环境中。

1. 通过社保实现经济赋权　社会保障与就业密切相关。社会保障系统在为障碍者提供医疗和收入保障方面起着至关重要的作用。在此方面，建立社会保障基本线，并将其作为国家社会保障系统中的一个基本组成部分，是确保障碍者获得基本社会保障的重要举措。社会保障体系中有关障碍者的部分必须包括为障碍者和家庭提供收入补助（如障碍者的现金资助计划，其他方式的社会救助和残障抚恤金等），为全民提供医疗保障的社会医疗体系，推进障碍者享有平等求职待遇和提升就业率的相关项目等等。对帮助障碍者就业项目的投入避免“贫困陷阱”，并促进障碍者参与到具有经济效益的工作中去。

社会保障工作从一开始筹划就应当考虑到保障所有有需要的人必要的设置和信息，以确保障碍者不被排除在外。

社会保障政策的制定必须遵循无歧视，性别平等，考虑特殊需求等原则，必须尊重所有享有社会基本保障的人的权利和尊严。

2. 通过扶贫和支持就业实现经济赋权　数据表明，障碍者更易受贫困折磨。所以，推进障碍者享有教育、医疗和社会保障的权利，对改善本人及其家庭的生活状况以摆脱贫困具有重要意义。

鉴于教育在当下知识型社会中的重要意义，扶贫应当首先推进儿童和青年障碍者的教育和职业培训项目。对于成人障碍者，应提供最基本的识字和算术课程，如需要，则应提供终生学习和职业培训的机会。

职业技能培养应当考虑到当地，本地区和本国的市场需求，提供不同种类的技能培训。包括正式和非正式的学徒制，在岗培训和依托社区或职业康复中心的培训等。在一些国家，远程培训也同样可行。在培训期间，学生障碍者应当获得补助，以补贴其将此段时间用于培训而不是工作赚钱机会的成本。考虑到一些国家的就业状况，创业能力培养是落实扶贫工作的重要途径，包括商业技能培养，创业方案筛选，帮助征集启动资金和小额贷款，提供商业支持服务等。

3. 建设有利的法律政策环境　通过社保和扶贫来帮助障碍者脱离困境，只有在以无歧视，机会均等，男女平等原则上建立的有利的法律和政策环境中才能实现。此环境需要为障碍者全面有效参与社会生活提供有利机会和合理便利。法律和政策机制应当采取双轨制，分别针对特定类型障碍者和其他获得一定协助和机会后就能够参与到社会主流中去的障碍者。

建立的法律和政策机制应当鼓励实现经济赋权和体面工作的过程中不同层面的联结，鼓励部门间相互合作的全局统筹。在制定法律，政策和落实具体实施中推进不同社会合作伙伴（雇主组织和工会）以及市民社会的参与，特别是障碍者自助组织的代表。

法律和政策中当有强有力的规定和条例促进宣传活动的开展，已打破对于障碍者的能力所固有的错误的假设，偏见和成见，鼓励障碍者积极参与，为经济和社会发展做贡献。

建设有利的法律和政策环境可以参考相关国际准则，尤其是联合国《障碍者公约》，国际劳工组织《（障碍者）职业康复与就业公约》（第159号）及相关建议书（第168号），以及国际劳工组织社会保障建议书（第202号）和2012年联合国人权理事会批准的极端贫困和人权的指导原则。

（二）其他国家障碍者就业相关法规、政策

保障障碍者就业是各个国家障碍者立法的重点之一，许多国家还专门制定了促进障碍者就业的法律。

1. 国外障碍者就业立法概况　国外有关障碍者就业和其他相关权益保障的立法，始于20世纪初，到第二次世界大战后逐步发展完善起来。1920年美国制定的《职业康复法》是世界上第一部专门针对障碍者就业方面的法律，此后障碍者就业立法普遍得到各国的重视，到了20世纪中叶，开展障碍者就业立法已成为世界各国保护障碍者基本权益的重要手段，障碍者就业保护制度也日臻完善。目前，在全世界170多个国家和地区中，绝大多数国家和地区都在不同程度上制定了这方面的法律和规定，为障碍者实现劳动就业的权益提供了良好的法律保障。

联合国和国际劳工组织也特别关注障碍者就业问题，相继通过了《障碍者权利宣言》、《关于障碍者的世界行动纲领》、《障碍者职业康复和就业公约》等文件。

2. 各国障碍者就业立法的主要内容

（1）按比例就业　1944年英国为解决障碍者就业问题，出台了《障碍者就业法案》，规定达到或超过20名雇员的雇主必须至少雇用3%的障碍者。这是世界上第一个提出按比例安排障碍者就业政策的立法。尽管这一立法在当时的英国没有取得预期的效果，但按比例安排障碍者就业被认为是促进障碍者就业的合理措施，且被世界各国广泛接受，日本、韩国、美国、法国、俄罗斯、意大利、奥地利、印度、德国、荷兰、西班牙、比利时等国家和我国的台湾地区都在立法中明确了按比例安排障碍者就业的内容。联合国关于障碍者十年的第七次会议报告指出："应在各国立法中采用按比例雇用障碍者的办法。"

一些国家如法国还采取类似按比例就业的政策，如配额制度，这种配额制度一般是按障碍程度计算点数，比如，把一般程度的障碍确定为1，严重程度的障碍则大于1。一般来说，盲人或年龄大于50岁的老年障碍工人和新招聘的障碍工人的障碍点数都大于1。然后依此类推，最后再把点数相加，得出某企业全部雇用障碍者的点数是否符合国家法律规定的要求。

作为按比例就业政策的重要组成部分，许多国家还制定了相应的奖惩制度。比如，土耳其规定，对不履行雇用障碍者规定的雇主，处以500至1000土耳其镑的罚款，如情节严重，加倍罚款；德国规定，每少雇佣一名障碍者每月向政府交纳500马克的调节税；西班牙《障碍者社会融合法》规定,雇主招聘一名障碍者,不仅可以收到3906欧元的政府津贴,还能得到一定的税收减免,并且可以减低交纳社会保障金的比例。反之,如达不到比例的则要交纳一定的罚款。我国台湾地区对达不到规定比例的单位,每少雇用一人按月人均工资缴纳就业基金,超比例的每多雇用一人每月按基本工资的一半给予奖励。

(2)设立庇护性工厂,集中安置障碍者就业 建立庇护性工厂集中安置障碍者就业,也是许多市场经济国家采用的主要方式。日本、英国、瑞典等国在采用按比例安置障碍者就业的同时,对通过劳动力市场就业有困难的重度障碍者,也建立庇护性工厂,予以集中安置。

为使障碍者的就业得到保障和趋于稳定,这些国家对庇护性工厂采取专产、专营或原料、设备资助以及税收减免等优惠政策。如波兰、南斯拉夫等国家的法律规定,手套、汽车灯泡、信号灯、劳保服装等38种日用品为障碍者庇护工厂的专门生产产品,其他企业不得随意参与竞争和生产。韩国和台湾地区规定非视觉障碍者不得从事按摩业。还有一些国家规定,庇护性工厂可优先获得原材料、运输工具和生产设备的供应。

(3)对障碍者个体经营和自主就业给予扶持 日本法律规定,国家及地方政府为了确保障碍者生活的稳定,必须给予资助,实行养老津贴制度,对自谋职业的障碍者提供贷款担保,为肢体障碍者提供电动轮椅和汽车等,并在开业、就业方面给予资金援助。英国对自营就业的,连续给予52周,每周60英镑的就业津贴,并免收所得税,其间另给750英镑的一次性培训补助。美国为帮助处于自谋职业发展阶段中的障碍者提高生活自理能力、生产劳动能力和参与社会生活能力,设立了"特殊项目基金",以向障碍者提供资助。加拿大对障碍者在同有关部门合作、积极参与自谋职业活动时给予专项全额津贴。

3. 对障碍者就业的特别规定

(1)防止企业随意解雇障碍者 德国和荷兰障碍者的就业合同受到法律的自动保护,除非国家机构同意,否则不允许解雇。美国的《障碍者保护法案》和《家庭和病假法案》则规定,障碍者在12周病假期间,雇主不得予以解雇。日本《障碍者就业促进法》规定,雇主解雇障碍工人时,必须事先向公共就业保障机构负责人报告。

(2) 实行工资保护和补贴政策 法国有关法律规定,以任何形式就业的障碍者,其所得收入都将受到保护。在一般情况下就业的障碍者,其工资收入应与在同一企业、从事同一工作的普通工人相同。对在障碍者福利工厂及家庭中工作的障碍者,应保证其收入达到法定最低工资的90%。在劳动援助保护中心工作的障碍者,其收入应保证达到法定最低工资的70%。当实际支付工资低于该法定标准时,应发给其报酬补充金,以弥补其差额。俄罗斯法律规定,为障碍者创造一切有利的劳动条件,为他们提供与普通人一样的免费医疗和工资补贴。对盲人和聋人从18岁起给予每月70~130卢布的补贴。对每周工作35小时并生产同普通人等量产品的盲人,则给予高出普通人报酬15%的补贴。

(3)设立为障碍者就业服务的组织机构 目前,许多国家法律都明确,为扩大障碍者的就业机会,并使障碍者从事适当的职业,政府必须承担起应负的责任,并设立相应的为障碍者职业康复和就业服务的组织机构,采取必要的康复训练、职业介绍、职业培训和其他相关的必要措施。如日本从1970年开始建立障碍者职业服务中心,作为公共职业介绍所的专门辅助机构,开展从职业咨询、职业评价、职业指导到就职后的跟踪服务等工作。到1982年,全日本47个都道府县都建立了这种服务中心。美国、印度、韩国、菲律宾、俄罗斯以及其他欧美国家大部分都有专门的障碍者就业服务机构，专门对障碍者开展各项就业服务。

除以上的内容外，还有许多促进障碍者就业的措施，如政府为障碍者购买岗位、障碍者社会保险补贴、缩短障碍者每周工作时间、障碍者退休年龄提前、保留工作岗位等不同的规定也被不同的国家吸收到立法当中。国际劳工组织、障碍者国际、康复国际等国际障碍者组织长期以来也致力于对各国障碍者就业立法工作指导和帮助，将障碍者权利保护的国际原则付诸各国的立法实践中。

（张金明）

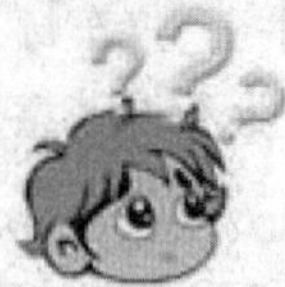

思考题

1. 职业关联活动学的意义和作用是什么？
2. 作业治疗在职业关联活动中具有什么样的地位？
3. 职业的定义是什么？职业包括哪些要素？具有哪些特性？
4. 马斯洛的需求理论包括哪些内容？
5. 金斯伯格和舒伯提出的职业生涯发展包括什么内容？
6. 个人职业特征具有哪些层次特点？
7. 现代康复医学的基本理念是什么？具有什么样的意义？
8. 在我国有哪些法律和法规对障碍者的就业和职业培训做出了相关的规定？

第二章　职业关联活动中作业治疗的支援技术

学习目标

1. 重点掌握如何与障碍者进行面谈、面谈时的注意事项、通过面谈需要了解的内容。

2. 掌握如何与障碍者建立相互信赖的人际关系、如何对障碍者进行观察、明确对障碍者进行观察的重要性。

3. 掌握对不同障碍者进行的各种不同的机能和就业能力的评价内容和建立障碍者就业援助计划的基本方法。

4. 了解在对障碍者进行评价和建立就业援助计划时，作业治疗师自身能力的限制和容易产生误差的原因。

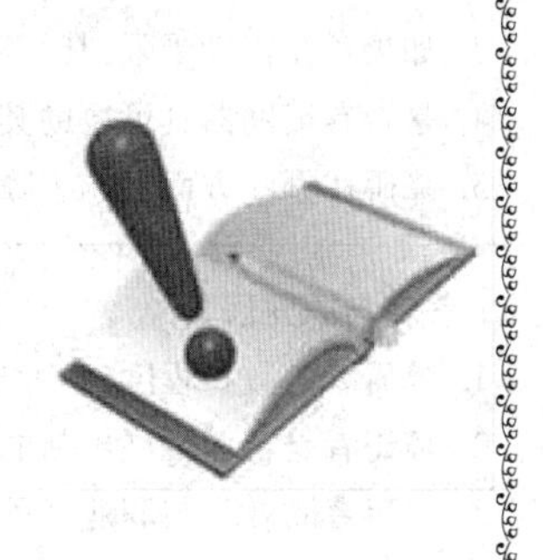

职业关联活动的核心任务是障碍者的就业活动。障碍者的生活和普通人一样不只是衣食住行，还包含了工作、学习、交际和娱乐，所有这些活动都取决于作业治疗师根据障碍者的障碍程度特点进行评价。换言之，作业治疗师对障碍者障碍的评价和治疗、职业能力的评价和开发以及障碍者日后的生活质量起着决定性作用。

第一节　作业治疗的评价及作用

作业治疗一直贯穿于障碍者康复治疗的整体过程，从具有障碍开始到回归家庭和社会以及障碍者的学习和工作，都离不开作业治疗师在各个方面给予的各种各样的援助。也可以说作业治疗在障碍的治疗和改善以及障碍者就业过程中起着两方面的作用，一方面是评价技术，另一方面是就业技能训练和指导。在障碍者回归家庭和社会的任何一个时期，这两方面的作用都是必不可少的。在障碍者的不同时期，评价技术，治疗和指导的内容都是不同的，当障碍者进入恢复期和维持期以后，作业治疗师就要开始考虑障碍者的自立程度适应什么样的家庭和社会生活。

实际上在医疗机构所谓的康复治疗的过程是障碍者就业活动的基础性治疗过程。在这一阶段，作业治疗师通过严谨的评价和详细的作业治疗计划使障碍者的机能最大程度地恢复，并且根据障碍者的机能和能力水平为其提供就业技能的援助。

作业治疗学中，最基础和最重要的指导原则是“以评价开始，以评价结束”。通过评价，不仅能够准确掌握障碍者肢体障碍的程度，还能够把握障碍者精神心理方面的状态，为制订治疗和训练计划提供客观的依据,同时还可以客观地判断障碍者的康复治疗目标,向各个方面的相关人员和雇佣单位提供障碍者包括职业技能在内的各个方面的具体情况。使障碍者和雇佣单位能够直接进行衔接,相互了解和相互选择,减少双方的主观判断造成的偏见和歧视。通过整体的评价,作业治疗师最终需要了解的内容如表 2-1 所示。

表 2-1 职业评价中需要了解的问题

Ⅰ. 身体因素

1. 障碍者的障碍状况是否稳定或持续恶化?
2. 如果日常活动存在限制,其活动能力能否提高?需要多大程度的协助?
3. 如果存在行动受限,其行动能力能否再提高?
4. 是否有辅助器具可协助其克服身体功能的障碍?
5. 障碍在哪些方面影响了障碍者的职业技能?是否可以减少这种不利影响?

Ⅱ. 教育与职业因素

1. 障碍者的教育程度(学业成绩)能否反映其智能?
2. 障碍者是否已发展出新的职业相关技能以改善障碍造成的影响?
3. 障碍者的教育与职业经历是否表明未来可能的训练(就业)方向?是否有不一致的情况?
4. 障碍者是否有良好的个人技能和能力?
5. 障碍者是否有任何可供发展的职业潜能?
6. 障碍者是否有正式的工作资历?
7. 障碍者目前有何种工作技能?
8. 障碍者的工作经历中有哪些有价值的信息与未来的职业选择有关?

Ⅲ. 心理与社会因素

1. 障碍者对其障碍是否有明显的心理反应,以至于阻碍其职业适应?如果有的话,如何改善?
2. 障碍者的障碍是否被当作不履行自己或他人期望的理由?如果是的话,如何提高其康复的动机?
3. 障碍者是否满足于失业的状态?如果是的话,如何提高其康复动机?
4. 障碍者是否过度担心其健康状况?
5. 障碍者的身体症状是否有心理因素?
6. 障碍者对其功能限制的认识是否比实际的要少?
7. 障碍者对高产量、高压力的工作类型反应如何?
8. 障碍者在需要与他人充分合作的工作情境中表现如何?
9. 障碍者对工作督导的反应是否恰当?
10. 障碍者是否愿意为工作而牺牲较多的闲暇时间?
11. 障碍者的家庭支持他的康复吗?是否需要干预以获取正面效果?
12. 是否需要提高障碍者的家庭适应能力?如何实现?
13. 障碍者是否会因家庭的支持而增加依赖性,以致抵消康复的效果?
14. 障碍者的家庭有否过度保护的情况?
15. 家庭的重要成员是否鼓励障碍者不切实际的期望?
16. 障碍者安排休闲的方式是否会对其工作稳定性产生影响?

续表

Ⅳ. 经济因素
1. 障碍者是否需要生活补助？ 2. 如果接受生活补助，障碍者是否会因此降低工作意愿？ 3. 障碍者是否负债？是否可能妨碍其康复计划？ 4. 障碍者是否能管理个人财务？
Ⅴ. 个人的职业选择 1. 当前目标 (1)障碍者有否适合的工作目标？（其能力倾向、技能、兴趣与其目标是否一致？） (2)障碍者是否了解其职业目标的未来前景？ (3)就业市场是否有障碍者胜任的工作？ (4)障碍者是否了解其在该职业上想要得到什么？如果障碍者没有一个“现实的”职业目标，如何协助其选择适当的职业？ (5)障碍者是否有足够的工作经验作为选择适当职业的基础？ (6)障碍者对其感兴趣的职业是否了解其一般准入条件和日常要求？ (7)障碍者是否需要特定的职业信息以选择适当的职业？ (8)障碍者较倾向人际性的还是事务性的职业？ (9)对障碍者来说，工作环境更重要，还是工作任务更重要？ 2. 潜在目标 (1)工作调适能否增加障碍者的就业机会？ (2)障碍者是否需要接受工作适应训练？ (3)障碍者是否需要接受职业训练？ (4)障碍者的休闲活动方式可否与其职业选择结合？ 3. 获得职业 (1)障碍者是否因其特定障碍而排除某些可能的工作环境？ (2)如果以前曾就业，障碍者是否具备返回原岗位所需的生理和心理功能？ (3)障碍者能否在潜在的雇主面前表现自己？ (4)障碍者能否顺利填写求职申请？

职业关联活动中的评价技术可分为三大部分，即面谈与观察技术、检查测量技术以及补充评价技术。

一、面谈与观察技术

能够进入职业评价的障碍者，障碍的状态一般处于比较稳定的阶段，属于维持期，此时障碍者对于自己的障碍已经能够接受，并能客观地了解自己的身体状态，清楚地表述自己的思想意识，有较强的就业愿望，可以根据自己的兴趣和爱好选择希望的职业。

对于障碍者的就业要求，作业治疗师首先要了解障碍者障碍的信息，以及以往的生活和学习情况及经济情况，最重要的是要了解来自于康复医师以及临床康复治疗的诊断和评价结果，掌握障碍者目前的基本生活能力和在疾病以及日常生活活动中的注意事项。然后再和障碍者进行面谈。

(一)面谈

作业治疗师对于障碍者就业的援助是从与障碍者面谈开始的,面谈的重要性在于通过和障碍者的直接接触,谋求建立障碍者和作业治疗师之间的良好的、相互信赖的人际关系,以达到详细掌握障碍者各个方面的信息以及障碍者就业的基本动机和目的。

在没有和障碍者见面之前,治疗师首先要从医师、护士、临床的作业治疗师、物理治疗师、心理医师等相关治疗人员那里了解障碍者的障碍水平、康复治疗情况、用药情况、家庭结构、日常生活活动能力水平、性格、人际关系、精神和心理状态、兴趣爱好等,最好的方法就是阅读相关的病程护理和治疗记录。

多数障碍者在障碍比较稳定之后,都希望自己能够像以前一样有比较稳定的工作,但是障碍事实和社会的偏见和歧视会使障碍者对自己就业的前景和就业能力的判断出现迷茫。作业治疗师通过以上方法进行信息的收集,可以对障碍者的能力做大致的判断。

虽然障碍者希望自己有一份职业,但是真正进入到就业评价得到作业治疗师的指导,对于障碍者是一个全新的康复治疗过程,有的对于障碍者甚至是完全陌生的过程,这会使障碍者很容易产生焦虑和不安,所以和障碍者初次进行面谈的时候需要细心谨慎,首先考虑的是先要建立良好的平等的人与人之间的交流关系。

第一次和障碍者面谈时相互的位置比较重要。应该尽量取作业治疗师与障碍者相互成90度角的座位(图2-1)。这种相互之间的位置关系是我们平时最常见的,运用最广泛的座位谈话位置关系,这样的位置双方既可以有彼此的视线交流,又可以减少相互直视造成的障碍者的紧张情绪,可以尽快地建立相互之间的信赖关系。同时作业治疗师要清楚地向障碍者说明面谈的目的和内容以及方法,也可以消除障碍者的不安,更可以得到障碍者的积极配合。为能够在面谈时得到比较好的效果,作业治疗师还可以根据收集到的所有信息,制订一个面谈计划书,按照一定的顺序完成面谈过程,了解、掌握障碍者必要的信息内容。

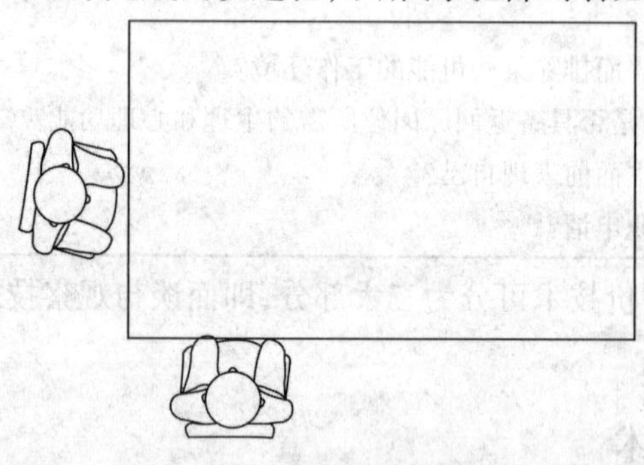

图2-1 作业治疗师和障碍者面谈时的位置关系

1. 面谈的主要内容 一般情况下,通过面谈我们可以得到障碍者在身心、教育与职业、心理与社会、经济以及个人职业兴趣倾向等方面的内容,也可以了解障碍者的忧虑与担心等方面的情况。需要注意的是,要了解障碍者对自己各个方面的了解程度,这需要作业治疗师诱导障碍者进行自我详细叙述,以作业治疗师提问的方式进行面谈可能会加剧障碍者的紧张,更有可能遗漏掉障碍者方面的特殊性内容。具体面谈的内容如下:

身体情况:面谈涉及的身体情况包括障碍者存在的损伤或疾病、损伤或发病的原因、病程、是否接受过相关康复治疗、用药情况、障碍状况是否在恶化,以及障碍对日常活动造成的影响(包括障碍者如何进行日常活动,还存在哪些障碍等)。

教育培训经历:包括成长背景、学习环境、受教育的年限、最高学历、喜欢或不喜欢哪门课程、是否参加过职业培训等。

工作经历:包括所从事的工作以及工作环境、收入、就业的持续时间、喜欢或不喜欢何种工作、中断工作的原因、失业的持续时间等。

心理因素:包括是否因自身障碍不愿参加社会交往、是否担心他人的歧视、能否适应目前的障碍状况、是否接受过心理辅导、食欲和睡眠如何等。

社会因素:包括婚姻状况、一起生活的家庭成员、是否有未成年子女、与家庭成员的关系如何、家人是否支持障碍者的职业康复、障碍者有哪些社会交往、与亲人朋友同事的关系如何、有哪些休闲娱乐活动、是否满意自己的社会生活等。

经济因素:包括主要经济来源、是否负债、必要的生活支出、是否有工伤保险和医疗保险、是否满意自己的经济状况。

个人职业选择:包括既定的和/或潜在的职业目标、未来职业前景如何、对工作收入的预期如何、希望接受何种职业培训、希望从事与他人协作的还是独立的工作、对住所到工作地点的距离有何要求等。

2. 面谈时的注意点　每一个障碍者,对障碍理解和接受程度不同,面谈时障碍者受心理和情绪以及精神状态的影响,会出现叙述不全面,过度诉愁,过度夸大或是有意回避某些内容等现象,这时就需要作业治疗师利用面谈技巧,从与障碍者的面谈内容中获取对障碍者就业方面有价值的信息,同时还能对障碍者的交流、行为以及执行能力等方面有一个直接的判断。这需要作业治疗师在长期工作过程中的经验积累。下面介绍几点与障碍者面谈时的注意点。

(1)相互介绍　作为初次见面的作业治疗师和障碍者,通过礼仪性的自我介绍得到相互尊重和确认,能够消除双方的紧张感,增加相互信赖。之后,作业治疗师要向障碍者简洁说明一系列评价的目的和内容,同时希望得到障碍者的努力配合。

(2)专注与倾听　在面谈的过程中,作业治疗师要通过语言与肢体动作表达其正全神贯注地聆听障碍者的谈话内容,关切、重视障碍者的遭遇,愿意陪同其探讨问题。对作业治疗师来说不只是面谈时,在任何时候注意倾听障碍者的叙述都是十分重要的。作业治疗师要真诚地努力理解障碍者的叙述内容,这是面谈成败的关键。沟通过程中,作业治疗师不做评判,目的是为了取得障碍者的信任,减少障碍者的对立情绪,促进其自我开放和自我探索。作业治疗师在倾听障碍者的叙述内容的基础上,更要通过障碍者的叙述探索发现其内在的本质。

(3)具体化　在面谈过程中,如果发现障碍者所叙述的内容有含糊不清的地方. 要以“何人、何事、何地、有何感觉、有何想法、发生什么事、如何发生”等问题,协助其更清楚地描述障碍者想叙述的内容,以确定障碍者想表达的内容、感受和想法的具体含义。障碍者描述自己的问题时,可能会因为自尊、面子、过去痛苦经验或其他原因,只提供某一部分对自己有利的信息,因而描述的内容会模糊不清。这时,可通过将问题具体化,让障碍者描述问题的细节,鼓励其提供更多客观的信息。在有关工作经历的叙述中应包含细节,这对后面作业治疗师的就业援助活动具有相当重要的意义。

(4)复述　复述主要是以稍微不同的措辞,重复障碍者所表达的内容,以澄清其叙述的主要内容。一方面可以帮助作业治疗师正确了解障碍者的意思,以提供适当的支持;另一方面通过作业治疗师的复述,可以将谈话转到某个关键的问题上,可以进行更加深入的了解和探讨。

(5)探问　为了鼓励障碍者有更多的表达,在必要的情况下,配合障碍者的问题与职业康复目标,作业治疗师可以适时提出相关问题询问障碍者。提出的问题可以分为开放式问题和封闭式问题。开放式问题没有固定答案,可以允许障碍者自由地表达,优点是障碍者可能会提供较多的信息;封闭式问题有明确、固定的答案,障碍者只能就事实状况加以回答,这类问题通常与障碍者的基本情况有关。

(6)同理心(共鸣)　同理心是指站在障碍者的角度,体谅其感受及想法,目的是培养谈话者双方的信任感,努力使障碍者的情绪和心理安定下来,促进与障碍者的沟通及了解。同理心并不意味着作业治疗师要对障碍者表现出同情或怜悯的态度,而是要作业治疗师以感同身受的方式体验障碍者主观的想法与情绪,得到障碍者的信任,以便和障碍者共同应对将来在就业活动中的各种各样的挑战。与障碍者产生共鸣的程度是决定就业援助活动成与败的条件之一。

使障碍者的心情和情绪安定下来的方法是:迎合障碍者的心情,使用关切性的语言关心障碍者;体验理解障碍者的情感,并向障碍者传达比较妥当的处理方法;明确地向障碍者传达自己可以给予什么样的帮助;双方要努力构筑相互协作的关系,在今后的评价与指导中可以很容易得到障碍者的协助;尊重障碍者以及障碍者的要求。

同理心的另一个表现形式是常说的自我表露,就是在适当的情况下,作业治疗师可以将自己的类似经验与障碍者分享,使障碍者和作业治疗师的感觉、想法与行为相互进一步的了解,并且从作业治疗师的体验中得到积极的启示。自我表露方法是在作业治疗师和障碍者之间在相互尊重的基础上,以平等的姿态进行面谈和交流时使用的一种方法,这种方法多用于精神障碍的康复治疗。对于精神障碍者的就业援助是一种常用的面谈技巧。

(7)简述语意　如果障碍者的叙述冗长、内容繁多,作业治疗师可以用自己的话,提纲式的提取方式将障碍者所要表达的内容回应给障碍者。这种方法可以确定作业治疗师是否正确理解了障碍者的意思,抓住重点,并把谈话内容引向重要的方面。

(8)摘要　面谈时抓住障碍者叙述的要点十分重要。特别是在和障碍者自由交谈时,作业治疗师可以适当地提出一些既简单又关键的问题,这样比较能够掌握和障碍者的面谈节奏。在障碍者能够明确回答问题的基础上,进行一些适当的反馈。作业治疗师也可以利用反问的形式,确定自己对障碍者叙述问题的理解,如"我这样的理解不对吗?"等。

面谈进行一段时间后,治疗师将谈话的要点整理和归纳,或者让障碍者将面谈的内容自己做重点整理,形成摘要,摘要的内容必须反映出障碍者叙述的重点,必要时要得到障碍者本人的确认。

(9)沉默　在面谈过程中,由于某种原因,障碍者无法继续所谈的内容而沉默下来。障碍者沉默可能有几种原因:第一,障碍者仍然没有完全信任作业治疗师,唯恐坦诚的表白会换来对方的耻笑或批评,因此犹豫不决、沉默不语;第二,障碍者正在整理他的思绪,需要一段时间才能理出头绪;第三,面对作业治疗师的问题,障碍者从来没有考虑过,因此不知如何回答。这种情况下，不要催促障碍者要求他马上回答。因为这时某些重要的信息正在障碍者的头脑中运转，应允许障碍者暂时停顿，或是保持沉默，也可以允许障碍者不予回答。一些重要的和必需掌握的信息可以寻求其它的途径来获得。另外，沉默本身对于作业治疗师就是一个比较重要的情报。

(10)控制意见、判断、忠告和分析　一般面谈是以收集信息、了解障碍者就业活动、与障碍者建立治疗关系为目的，所以在面谈时应避免强迫性的意见、判断、忠告和分析等。尤其是“这个是正确的”、“这很不好”等言语要尽量避免。实际上，多数人在进行交流时都会不自觉地发表自己的意见和判断对与错，经常会以批评姿态听别人说话。但是和障碍者交谈时，意见、判断、忠告以及分析都会使障碍者终止说话，停止交流，失去信息收集、了解障碍者的机会。

另外，还要注意以下几点：考虑到障碍者身心方面的原因，注意面谈时间要适当，不宜过长，一般应在面谈开始之前将面谈开始的时间和面谈需要的时间向障碍者进行说明，争得障碍者的同意再进行面谈；对注意缺陷的障碍者，作业治疗师可以将面谈分为几次和几个方面进行；作业治疗师在面谈的过程中要注意调整障碍者的注意力。

(二)观察

所谓的观察是以认识为目的，根据一定的原则和要求，确认某些现象和行为发生的事实。作业治疗中观察是不可缺少的重要的评价手段之一。

作业治疗师的观察，不仅仅只限于观察本身，对于观察到的现象，还要给予正确的解释，更为重要的是要准确地进行叙述和记录观察到的障碍者的状态和行为。而且作业治疗师的观察不仅是用眼睛对障碍者进行观察，更重要的还有利用视觉以外的感官去感知障碍者的行为举止 。在职业关联活动的评价中，治疗师的观察活动具有同样重要的意义。

1. 观察的对象　直观上看，观察的对象是障碍者本身，但是障碍者就业活动不只是障碍者本人的事情，障碍者赖以生存的环境中不只是障碍者自己，还有他的家人，在家庭中障碍者担当的角色，经济地位，和家庭其他人员的关系都可能影响到障碍者的就业活动，有时甚至包括障碍者周边的朋友和同事也会左右障碍者的想法，无论这些因素会起到什么样的作用，都需要作业治疗师在面谈的基础上进行客观的观察。对障碍者进行多角度多层面的观察更有利于作业治疗师对观察到的想象与行为进行合理化的解释，更有利于指导障碍者就业的技能和行为。

(1)身体方面的观察　身体方面的观察是指对障碍者的外在进行观察，可以分为整体性的观察和部分性的观察。这两个方面相互联系、相互补充，也就是说对一名障碍者的某个部分进行主要观察的同时，连同其它的部分甚至身体的全部一同进行观察更具有实际意义。

身体方面的观察包括身体的形态、结构以及身体的运动等。在身体的形态、结构的观察中，身体的外观、形态、变形、偏位、身体的对线以及关节活动范围是必不可少的观察因素。在身体的运动、活动以及行为的观察中，徒手肌力检查、运动协调性、日常生活活动中的起居和更衣动作等的检查结果是否正确，都是以观察作为判断基础的。职业关联活动中就业能力的第一个考虑因素是障碍者的身体状态。

(2)精神、心理、社会方面的观察　精神、心理以及社会方面的观察属于对障碍者的内在进行观察，包括态度、言语以及表情等。其中，态度是指障碍者应对外界状况时自身的情感和思考表露在外的东西。言语是指发音与应答能力,作业治疗师观察的并不只是障碍者的言语本身,还包括非言语性的语言和动作的表达方式,如手势等。而表情,应该属于态度的一部分,是指心中的情感和情绪在面部表露出的东西,通过表情能够直接感受到障碍者的情绪和心情。

2. 观察的种类　观察分为自然性观察和实验性观察,但是作为以人类为对象的观察,从人类文化学、社会学以及精神心理学方面进行观察,可以分为统治性观察和非统治性观察两大类。

(1)统制性观察　根据观察的目的,设置各种各样的条件和限制,对障碍者的行为举止进行观察,被称为统制性观察。

(2)非统制性观察　在不施加任何条件的情况下,对障碍者进行观察被称为非统治性观察。在非统制性观察法中,经常被采用的是参与性观察法和非参与性观察法,在社会学和人类学的研究中这两种方法经常被采用。

采用参与观察法时,作业治疗师作为障碍者所属集团的一员,在集团中和障碍者一同行动,观察集团的构造和障碍者在集团中的行为举止。作业治疗师作为集团的一员,在履行自己任务的同时,对集团和障碍者一同进行观察。个别情况下作业治疗师要和障碍者一同努力,在参与活动的同时,观察障碍者的言语和行为。参与观察法可以深度观察障碍者的活动,详细了解障碍者的信息和情报,但是得到信息以及信息量会受到一定的限制,而作业治疗师的言行,无形中对障碍者也会产生一定的影响,所以作业治疗师在进行观察活动和解释观察结果时必须考虑这一重要的因素。

非参与观察法是指作业治疗师不直接参与障碍者所在集团或是障碍者的行为活动,作为集团的局外人进行观察的方法。这种情况下障碍者没有被观察的意识,作业治疗师在稍稍远离障碍者,不被其察觉的情况下进行观察,有必要的话,可以使用录像设备进行观察。

和参与观察法相比,非参与观察法不能和障碍者密切接触,得到障碍者的详细信息比较困难,但是,能够从广泛的视角对障碍者进行观察,有利于观察了解障碍者的整体形象。但是使用录像器材对障碍者进行观察,因为是在障碍者不知情的情况下进行,容易使障碍者产生不信任感,所以事前向障碍者说明,争得障碍者的同意再进行录像和观察是十分必要的。

3. 观察的信度、效度以及伦理方面的考虑　在评价中,人体的形态测量,在作业治疗中对障碍者的活动行为进行观察是应用比较多的评价方式,但是对于障碍者问题的解释,作业治疗师有时也会存在漏洞和局限性,为了得到科学的客观的评价结果,应该充分考虑通过观察进行评价时的信度和效度以及伦理方面的问题。

信度一般是指观察或是实验结果的一致性、稳定性以及可靠性。对同一个观察对象进行同一内容的几次观察或是换成其他治疗师进行观察,得到的结果应该具有一致性。前者是指作业治疗师本身内在的信度,后者是指作业治疗师之间的信度。通过观察得到的信息和情报会受到作业治疗师本身所具有的知识水平和经验的影响,为了提高观察结果的信度,最重要的是训练和提高每一位作业治疗师的观察技术和相关专业的知识和技能水平。

所谓效度是指需要观察的东西,到底有多少能被观察到。作为观察的指标,作业治疗师应该观察的内容是可以选择适当的方法进行观察的。关于观察时使用的方法和观察结果的解释要慎重地进行考察和讨论，特别是作为被观察的障碍者的行为内在的意图和动机、情感等要慎重地、准确地进行记录。

观察中的伦理性是指对障碍者要尊敬，必要的情况下在进行观察之前先向被观察的障碍者进行事前说明和解释，争得障碍者的同意，并保护障碍者的隐私。还应要注意的是作业治疗师对于障碍者不要抱着先入为主的思维方式进行观察、分析和解释，这也属于作业治疗师的职业偏见，这样会对障碍者原本具有的问题在理解上会取得相反的效果。所以从障碍者的角度考虑，作业治疗师应该就以上两者保持平衡状态，也就是作业治疗师把掌握判断障碍者的情况与障碍者实际表现的状况相互结合，进行观察、分析和解释，避免带着对障碍者的主观判断进行观察。

4. 作业治疗师的观察误差　作业治疗师的主观性判断很容易造成对障碍者就业能力形成观察误差。是由作业治疗师的观察和解释与障碍者实际心理和行动之间的偏差造成的。但是在观察活动中，作业治疗师完全没有一点观察误差是比较困难的，所以在进行观察之前，尽可能做好减少观察误差的准备。作业治疗师在实际工作中，容易在以下几方面产生观察误差。

(1)简化　简化是指在对障碍者进行观察和记录时，容易按照预测的方向或是某一种司空见惯的模式上偏移。观察的时间和过程比较长时，中间部分的观察资料有容易被忽略的倾向。

(2)成见效应　成见效应是对障碍者进行一般的整体性观察时产生的观察误差，如对成绩优秀的孩子进行行为观察时，容易产生无论对他进行什么项目的观察，成绩都会比较高的预测等。

(3)理论性的误区　理论性的误区是指作业治疗师根据自己的经验，认为具有相互理论关系的观察项目会有相类似的观察结果，如左侧偏瘫的患者具有左侧忽略的现象所以所有左侧偏瘫的障碍者都会出现更衣困难等先入为主的判断。

(4)宽容效应　宽容现象是指作业治疗师对于自己非常熟悉或是接触比较多的东西试着向有利的方向夸大观察的结果，可能会造成作业治疗师主观性地夸大障碍者的问题或能力。

(5)对比效应　如果作业治疗师自身具有显著的行为特征，在对障碍者进行相同行为观察时，常常会和自己相比，给出弱化性的评价。如能说会道且比较活跃的作业治疗师在对障碍者进行一般性会话的观察过程中，对于障碍者可能会给出会话能力低下的评价。

(6)向心性倾向　向心性倾向指在观察的内容还没有被充分理解的情况下，就已经将观察评价的结果平均化地判断出来。也就是使用常见的规律性的结果进行判断。

(7)同化效应　同化效应指作业治疗师的观察记录向典型的方向，有规则的方向以及记忆中最有清楚的方向偏袒。作业治疗师容易通过假设，使观察到的结果接近预测的结果，产生同化效应。

(8)观察基准的观察误差　作业治疗师的性格、价值观等不同会造成观察基准的设定出现差异，最后，导致作业治疗师的观察结果出现差异，造成信度降低。

(9)判断解释观察误差　判断解释观察误差是指在观察的事实中无意识地添加了主观的推论而造成的观察误差，这样不只影响和限制了观察的结果，更容易使观察的结果一般化和概括化。

以上是在观察评价过程中作业治疗师对障碍者容易产生观察误差的几种情况，再次说明作业治疗师在观察障碍者时提高实践经验的重要性，这需要作业治疗师必须重视观察技术的熟练程度和提高。但是无论多么有经验的作业治疗师也会在进行观察时或多或少出现观察误差，所以避免观察误差的出现需要作业治疗师抱有客观性的心态和客观的解决方法。

5. 如何避免观察误差　对于经验比较少的作业治疗师，在观察障碍者的行为活动时会尽量避免产生观察误差。提高观察能力有以下几种方法：

(1)多位作业治疗师同时对障碍者进行观察　多位作业治疗师同时进行观察，可以弥补由单个人进行观察带来的观察误差和片面性。但是在作业治疗的治疗中，有多位作业治疗师同时对障碍者进行观察有些困难，即使能够实施，对于障碍者也会产生心理和精神上的压力，障碍者会出现紧张情绪，导致活动行为甚至语言和表情不自然，加剧了障碍者的心理负担。但让障碍者参加集团性的活动，有多位治疗师以参与和观察的方式对障碍者进行评价，就会得到更客观的检查结果。

(2)对观察过程中的遗漏和错误进行弥补　作业治疗师应具有客观和正确的观察视角，观察中的遗漏和偏差是使观察不准确的原因之一，为了使在观察中的遗漏和偏差控制在最小的范围之内，作业治疗师应不断积累经验并养成良好的观察方法，在进行观察活动之前，要进行充分的准备工作，如观察的重点是什么，什么时候在什么地方进行观察，由谁来进行观察，为什么进行观察，如何进行观察等，都应事先准备，也可以说是观察的目的、对象以及方法必须要明确。

(3)随时记录　作业治疗师在实际观察活动中可能会出现遗忘的现象，有时即使十分注意地进行正确的观察，也会出现有记不住的地方，即使是记住了，记录起来也会有困难的地方，最终导致不能将观察的内容完整地记录下来，使观察的内容不具备完整性。所以在作业活动中，特别是职业关联活动中，对被观察的障碍者随时进行观察记录是预防遗忘和遗漏最好的最有效的方法。

依赖录像和录音设备进行观察，可以对障碍者的行为活动反复进行确认，但是由于录音录像设备必须定点固定，使听觉以外的知觉性观察比较困难。另外，对障碍者即时性的行为状况观察困难，有时在镜头以外，既看不到障碍者的行为，又听不到他的声音。

作业治疗师的性格和价值观多少会影响到障碍者，甚至有时会形成对障碍者的偏见，为了减少偏见的发生，作业治疗师首先要正确理解自己的价值观和性格取向。另外，对观察到的结果要以第三者的角度进行评价，这样才能发现观察内容的偏差和欠缺。还有多次重复地参加一些不同障碍者行为观察的评价活动，学习其他作业治疗师对障碍者的观察结果并进行分析比较，会弥补自己观察结果信息的不足，同时自己观察内容的倾向和观察错误会得到客观的确认。对提高自己的观察技术会有极大的帮助作用。另外，作业治疗师观察的对象不只是障碍者本人，通过对障碍者周围的人进行观察和了解，搜集足够多的关于障碍者的信息对于客观地分析自己的观察结果也会起到重要的辅助作用。

二、检查测量技术

与障碍者就业相关的能力很容易被想到的是障碍者身体的耐久力，但是如果障碍者在精神和心理上不能够适应复杂的社会环境,没有一定的交流合作能力以及自我判断和分析能力,障碍者的执行能力就不能非常好地表现出来,所以就业活动是一个比较复杂的时间过程,特别是对于障碍者,就业活动更为复杂,只有身体能力和社会实践能力以及自我的执行能力达到一定标准时才能够实施就业,独立维持自己的生活,实现为社会做出自己的贡献,让社会承认自己的价值的愿望。

(一)身体机能检查

就业能力相关的身体机能包括力量、平衡和协调能力、移动能力、姿势变换能力、双上肢的操作控制能力、双手精细活动的操作能力、言语的理解与表出能力、视觉视野、综合认知能力等(表2-2)。

表2-2　就业相关的身体功能

1. 力量(strength)
   提举(lifting):将物体从一个高度提升或降低到另一个高度
   携带(carrying):运送物品,通常是用手拿或胳膊夹着
   推(pushing):对一个物体施加力量使它远离
   拉(pulling):对一个物体施加力量使它靠近
   站立(standing):保持站立姿势不动
   步行(walking):用双脚移动
   坐(sitting):保持坐位姿势
2. 攀爬(climbing):沿着梯子、台阶、脚手架、斜坡、电线杆等向上或向下
3. 平衡(balancing):保持身体平衡,防止摔倒
4. 弯腰(stooping):屈曲腰部,使身体向下向前弯曲
5. 跪(kneeling):屈膝使单膝或双膝着地
6. 蹲(crouching):弯腰屈膝,使身体向下向前弯曲
7. 爬行(crawling):用手和膝或手和脚使身体前进
8. 伸手(reaching):在各个方向伸展手和臂
9. 使用手(handling):用手抓、持、握、转动或操作
10. 使用手指(fingering):摘、捏或其他主要使用手指的操作
11. 触觉(feeling):用皮肤感知大小、形状、温度等特性
12. 说话(talking):通过语言表达或交换想法
13. 听(hearing):通过耳朵感知声音的特性
14. 尝/嗅(tasting/ smelling):用舌头和/或鼻辨别味道或气味
15. 近视力(near acuity):20英寸(约51厘米)以下的视觉清晰度
16. 远视力(far acuity):20英尺(约6.1米)以上的视觉清晰度
17. 空间感觉(depth perception):判断距离和空间关系的能力
18. 视力调节(visual accommodation):调节晶状体聚焦物体
19. 色觉(color vision):识别和区分颜色的能力
20. 视野(field of vision):目光固定于某一点时可看到的上下和左右的范围

1. BTE PrimusRS　BTE PrimusRS是由美国BTE公司开发的,可以简称为"活动模拟训练系统"(图2-2),是目前世界上功能最全的康复治疗设备之一。它可用于多关节测试、骨

科康复、神经肌肉再教育以及上肢、下肢和躯干的肌肉骨骼运动训练。它有四种模式,等张、等长、等速以及持续性被动活动(continuous passive motion, CPM),可用于评价、训练并跟踪进展情况。在当前循证医学大力发展的时代,像 PrimusRS 这样可以实时记录跟踪进展情况的设备是康复治疗的重要手段之一。

借助不同的阻力模式、可调节的座椅和可调节的动力头的角度和高度以及一系列功能附件,BTE PrimusRS 可以模拟几乎任何功能性动作、日常生活活动以及职业活动。这套高性能的康复系统拥有等张、等长、CPM 以及等速四种阻力模式,相当于结合了四种不同类型仪器的特点,可以满足不同种类不同需求的障碍者。从障碍者的初期评价到康复训练过程再到恢复功能以及职业能力康复,此系统可以全程捕捉并呈现实时的客观的数据。测量障碍者身体机能的基础水平,提供客观安全的康复训练方案,追踪康复过程中的进展情况,并客观地评价他们回归社会的能力和功能进展情况,所有这些步骤,都可以通过 BTE PrimusRS 这一设备完成。

(1)结构　BTE PrimusRS 的硬件是由支撑架、动力头、主机、显示器、打印机、可调节的座椅以及一系列功能配件构成的(图 2-2)。动力头的角度和高度都是可以调节的,配合可调节的座椅以及各种功能附件,就可以模拟各式各样的功能动作。

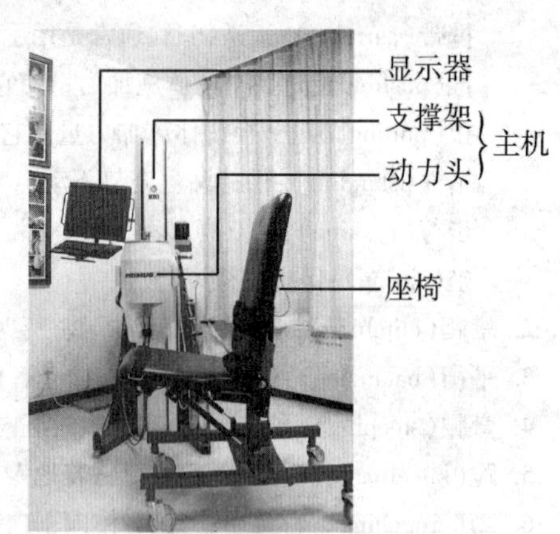

图 2-2　活动模拟训练系统

系统的软件包括测试、评价、训练和报告四大模块,还包含一套电子版互动功能解剖学图谱和仪器使用临床培训视频。在评价模块,可以进行等长肌力测试、运动功率测试和运动耐力测试,系统有默认的参数,但是治疗师也可以根据实际需要进行修改。在训练模块,可以进行肌肉的等长、等张、等速和 CPM 四种训练模式,同样的,有系统默认参数,也可以根据实际需要进行修改以满足不同种类病人的需求。在报告模块,分成评价结果和训练结果两部分。评价结果方面,系统可以自动分析并显示几次评价的进展情况;训练结果方面,系统会分别对不同模式的训练结果进行分析,生成训练报告,显示进展情况。评价和训练的报告都可以打印或者以 PDF 的格式导出。

(2)功能和特点

①可以提供客观、循证的评价和训练　BTE PrimusRS 是最好的物理治疗和作业治疗设备之一,因为从最初的评价、基线测量,到整个康复过程结束,它可以全程记录客观的、实时的数据。这些客观的数据被自动保存在系统里并且可以随时检索以评价障碍者的努力程度,回顾康复进展情况,了解在训练过程中取得的成果。此外,BTE PrimusRS 可以通过显示屏提供实时的视觉反馈。在评价模块下,治疗师可以直接看到障碍者的力量和运动能力水平。在训练模块中,治疗师可以指导障碍者通过显示屏观看实时的动态的视觉反馈图表,以此来让障碍者保持目标感。通过设置合理的目标和训练幅度,可以让障碍者在最理想的速率和强度下进行康复训练。因为可以直观地看见自己的表现,可以帮助障碍者提高对康复训练的主动性和积极性,障碍者会非常乐意使用这种先进的,有数据作为依据的设备进行康复训练。

②可以模拟几乎所有实际生活中的功能活动 在康复治疗活动中,治疗师的最终目的是帮助障碍者恢复步行能力,提高自理能力,促进其回归社会。只有通过真实的功能测试和功能康复,才能确保障碍者具备安全有效地完成作业活动或运动的能力。这就意味着障碍者需要在治疗室中模拟训练实际家庭生活或工作中可能涉及到的动作。而 BTE PrimusRS 就具备模拟几乎所有实际生活中功能活动的能力,它包含一整套功能性附件,附件里还有一个可以完成全身多关节自由运动的缆绳系统,动力头是可调节的,能提供四种阻力模式,利用这些附件配合上可调节的动力头就可以模拟几乎所有功能性活动。在实际工作中,治疗师还可以根据障碍者的具体情况设计个性化的功能性附件或对现有的附件进行改造。只要想象力够丰富,治疗师就可以为障碍者提供目标明确的、个性化的功能评价和康复训练方案。

③可以测试和训练上肢、下肢和躯干/核心 BTE PrimusRS 通过一个简单易操作的系统实现了全身的物理治疗和作业治疗。预装了许多 BTE 专家设计的有研究支持的测试和训练项目软件。治疗师可以直接使用这些预装的项目或对项目中的一些设置进行修改,或者根据实际需要自己设计测试和训练的项目。BTE PrimusRS 可以客观地评价和训练障碍者的上肢,包括手、腕关节、前臂、肘关节和肩关节,测试和训练下肢,包括踝关节、膝关节和髋关节,客观地评价躯干/核心的情况和康复训练。借助 BTE PrimusRS,可以向障碍者提供全面的有数据依据的 PT、OT 训练项目。

④可以提供四种不同的阻力模式 BTE PrimusRS 可以提供四种不同的阻力模式,即等长模式、等张模式、CPM 模式和等速模式。治疗师可以根据障碍者的功能水平和实际需要合理选择不同的模式进行训练。首先是等长模式,也叫静力性模式,指肌肉长度不变,张力增加,不引起关节活动的一种收缩形式,主要用于爆发力训练。其次是等张模式,是指张力不变,长度缩短,伴随关节活动的一种收缩形式,主要用于耐力训练。第三是 CPM 模式,即持续被动活动,可以根据障碍者的功能水平调节辅助量:当障碍者主动活动差,关节活动受限时,可以通过设置提高辅助量,以被动活动为主;当障碍者具备一定主动活动能力时,可以通过减少设备的辅助量,增加障碍者的主动活动能力;当障碍者能完成抗阻活动时,可以设定主动活动控制目标,提高活动控制能力。第四是等速模式,即等动收缩,是指在整个关节运动范围内肌肉以恒定的速度进行最大用力收缩,强度较大,主要用于分离运动期或运动康复障碍者。

⑤可以提供视觉生物反馈和听觉生物反馈 在使用 BTE PrimusRS 进行康复训练时,障碍者可以通过显示屏看到自己的运动表现。不同的运动模式显示的数据也不一样。例如在等长训练模式下,障碍者可以通过显示屏看到系统按照障碍者最大等长肌力的 75% 自动生成的等长收缩的目标值、等长收缩时间、肌力在目标区间的百分比、等长训练的次数等参数;而在等张训练模式下,障碍者可以看见系统提供的负荷大小、训练的时间、关节活动所经过的角度、做功的大小以及功率是否稳定等参数。治疗师通过指导障碍者阅读和理解显示屏上的数据可以帮助障碍者了解自己的运动表现,增加障碍者康复训练的动力和积极性。

同时,该设备还具备声音提示功能,障碍者可以通过设备的声音提示了解关节活动的角度,调节运动的节律和速度,从而提高肌肉的运动控制能力。这种视觉反馈和听觉反馈结合训练时施加在障碍者身上的深浅感觉刺激,组成了多感官刺激,这些刺激可以促进障碍者的神经功能修复,改善身体机能。

⑥可以自动生成报告,辅助临床决策　BTE PrimusRS 有预设的报告模板,系统会根据评价和治疗统计数据自动生成报告,报告用彩色图表显示运动表现情况和训练进展情况。治疗师可以方便地查看报告,还可以通过连接的打印机打印出彩色的报告或者用 PDF 格式导出电子报告。这些专业的、综合的评价和治疗数据可以辅助临床医师做更合理的、基于证据的临床决策。

⑦操作简便　BTE PrimusRS 的显示器是一个触摸屏装置,可以直接点击屏幕上的菜单或设置按钮和操作按钮结合键盘输入进行软件的相关设置和操作。显示屏通过一个万向臂连接支撑架,可以通过万向臂调节显示屏的相对位置、高度和角度等,方便障碍者通过显示屏了解自己的运动表现。PrimusRS 预装了很多标准化的、经研究支持的评价和训练方案软件,可以直接使用这些方案安全有效地测试和训练障碍者的上肢、下肢和躯干。而且,这些项目都是可以修改的,治疗师可以根据障碍者的实际需要进行适当调整或重新设计新的测试和训练方案。

⑧整合了一套互动功能解剖学图谱　BTE PrimusRS 的软件中包含一整套互动功能解剖学图谱。互动功能解剖学是康复治疗师进行障碍者教育的一种重要辅助工具。通过互动功能解剖学上的视频,治疗师可以帮助障碍者理解受伤部位的解剖情况、损伤的机制以及影响功能的解剖因素等。障碍者掌握一定的解剖知识可以促进障碍者的恢复,减少再次损伤或损伤加剧的几率。

(3)应用　BTE PrimusRS 是目前世界上最先进的,最全能的康复训练系统之一。它拥有四种运动模式,相当于整合了四台不同类型仪器的特点。仪器既可以做基础力量测试、运动耐力测试和运动速度测试,也可以完成日常生活动作和职业活动的模拟。针对不同功能水平的障碍者,可以通过选择不同的运动模式来实现帮助障碍者提高运动机能,改善功能状况,促进障碍者回归家庭、回归社会,参与社会活动。而且由于仪器可以精确地量化评价和训练的结果,它还是证明康复训练效果和检验康复方案有效性的可靠工具。归纳起来,它的应用包括:基础测试、功能进展分析、上肢康复/手康复、下肢康复、神经肌肉康复、骨科评价和康复、心肺康复、慢性疼痛康复、工伤康复、工作/任务模拟、工作条件化或强化、独立关节测试以及运动医学。图 2－3 与图 2－4 为在使用中的 BTE 系统。

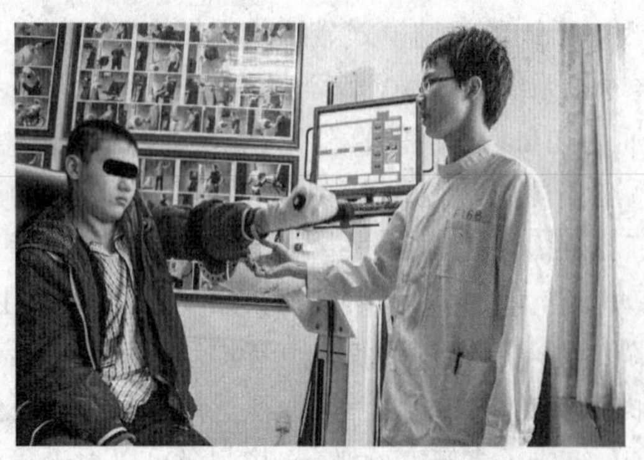

图 2－3　障碍者在作业治疗师的指导下训练

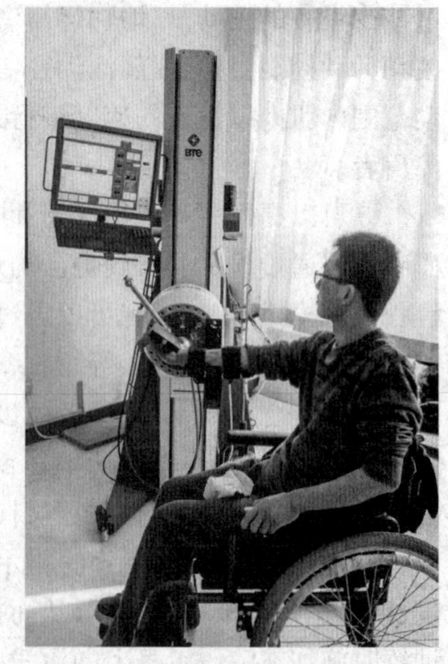

图 2－4　障碍者自己进行训练

2. 配带上肢假肢的障碍者操作能力的评价　对于截肢的障碍者，在就业活动之前必须了解障碍者在穿戴假肢进行操作时是否具有实用性。这类障碍者在穿戴假肢的前后都在作业治疗师的指导下，进行了残肢端的塑形和肌力强化训练，以及接收腔的适应性和假肢的适应性训练。在障碍者适应自己的假肢的情况下，进行实用性和调节性训练，使障碍者使用假肢进行日常生活活动达到最好的效率。一般上肢配戴的假肢包括前臂假肢、上臂假肢以及肩胛带假肢，要想达到作业活动的操作能力必须达到表 2－3 和表 2－4 所示的标准。

表 2－3　前臂假肢使用操作标准

内　容	标　准
1. 假肢穿戴前后肘关节屈曲范围	穿戴前后肘关节屈曲范围必须一致
2. 假肢穿戴前后前臂的旋前旋后范围	穿戴假肢时前臂的回旋范围必须达到没有穿戴时的 1/2
3. 操作效率	必须达到 70% 以上
4. 肘关节 90°屈曲实用手和装饰手最大的开闭程度	必须达到被动张开和闭锁的程度（最大程度）
5. 假肢的手到口或肘关节最大伸展位时手的开闭程度	在 90°屈曲位时达到完全自动开闭的 70%
6. 张力（下垂方向）的安定性（接收腔移动距离）	施加大约 20kg 的牵引力时，接收腔和断端之间形成的距离不能大于 2.5cm，并且控制索不能出现破损
7. 压迫适应程度和舒适程度	在施加压力的情况下不会出现不适应、情况恶化以及疼痛
8. 假肢的重量	kg

（摘自：石川薺ら，2003，作業療法技術ガイド）

表 2－4　上臂假肢以及肩胛带假肢的使用操作标准

内　容	标　准
1. 不穿戴假肢时断端的活动范围	外展 90°，内收 45°，屈曲 90°，伸展 30°（上臂假肢）
2. 假肢肘关节屈曲的活动范围	135°（两者）
3. 穿戴假肢时断端的活动范围	
4. 穿戴假肢时肘关节主动屈曲活动范围	肘关节完全屈曲 135°（两者）
5. 肘关节完全屈曲需要的肩关节屈曲范围	肩关节屈曲角度必须超过 45°（两者）必须超过 4.5kg（两者）
6. 肘关节（90°开始）屈曲必须的力	
7. 操作效率	至少要在 50% 以上（两者）
8. 肘关节 90°屈曲实用手的开与闭	最小也要在完全开，大于闭锁的 50% 以上（两者）
9. 实用手到口或是肘关节伸展位时的开与闭	至少也要在完全开，大于闭锁的 50% 以上（两者）
10. 肘关节固定时不随意性的活动	走路或是侧方上举 60°时不固定（两者）
11. 假肢回旋时接收腔的安定性	断端与接收腔之间密切接触不滑动（两者）
12. 旋转力对于接收腔的安定性	从肘关节轴到大约 30cm 远，手的两侧同时可以抵抗 1kg 的牵引力（两者）
13. 张力（下垂方向）的安定性	20kg 的力牵拉时，断端和接收腔之间的距离不能大于 2.5cm（两者）
14. 对于压迫的适应与舒适程度	施加压力不会出现不适应、情况恶化和疼痛（两者）
15. 假肢的重量	kg

（摘自：石川薺ら，2003，作業療法技術ガイド）

3. 上肢和手的机能性检查　无论将来障碍者在什么姿势下在职场进行就业活动，双上肢和手的机能都是必须具备的，而且是要接近和普通人一样的活动水平，才能和普通人一样得到一般职场就业的机会。

人体在日常生活中，双手和双上肢在进行操作性的活动时有一定的活动范围的，一般情况下在正常的活动范围内，人体的肩关节决定上肢和手的活动方向和高度，肘关节决定远近的程度，前臂和手进行固定物体，决定安放物体的物质，并进行精细性的调节。所以障碍者就业活动的评价中最重要的一部分是障碍者上肢的空间操作范围和手指技能的检查。

(1)上肢机能检查　在我们已经掌握的上肢机能检查中，简易上肢机能检查(STEF)最为熟悉和著名。通过简易上肢机能检查，我们可以客观地掌握障碍者上肢动作的能力和速度，临床作业治疗中可以作为治疗和训练效果的判定。但是简易上肢机能检查的活动全部是在身体前操作台上进行，不能够掌握障碍者双上肢和手的最大的操作空间和活动范围。将来障碍者选择的职场就业活动可能不限于桌面上的操作活动，也可能会涉及到大的物体的搬运，即使是日常生活中的活动，也不只限于眼前桌子上的活动，所以必须了解障碍者双侧上肢最大的活动范围和操作空间。如图2－5是正常人日常操作活动范围的示意图，包括了所有的日常生活的活动动作范围。

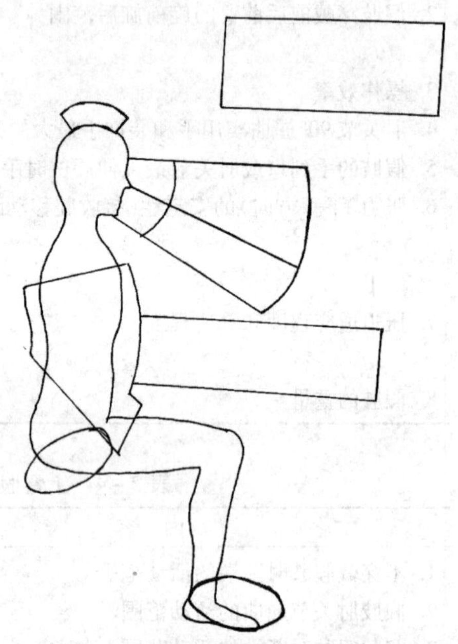

图2－5　日常生活的动作范围
(线框是手能触及到的空间位置)
(摘自：石川蓍ら，2003，作業療法技術ガイド)

作业治疗师不能忽略的是，即使障碍者的简易上肢机能检查分数接近正常值也不能主观判断他的上肢操作范围在正常的范围之内，必须通过障碍者自身的操作活动进行观察和确认，对于没有达到正常范围，检查过程中出现活动耐久力差，不能长时间保持姿势的障碍者要进行详细的记录，以便列入就业援助计划中，在就业的准备中进行针对性的训练。

(2)手部实用性活动特点　当我们听到"人类的手能够做什么，具有什么作用?"问题时可能会在自己的大脑中出现各种各样的手活动的片断，但是它们都是什么样的活动，可能就叙述不清了。对此德国人 Herig 早在1933 就进行了研究，并将手的活动进行分类，分为抓握、保持、构成以及探索四大类。更详细的内容见图2－6。

通过了解手部活动的分类，很容易理解我们在日常生活中的手为什么能够完成各种各样的活动，人类正是利用这些活动创造了我们生活各个方面的奇迹。在就业活动中，手的活动一般包括以下六个特征：

①物品保持和支撑体重　利用手进行物品的保持和体重的支撑是手指的个别性活动消失保持完全内收和伸张的状态，使手指和手掌形成一体成板状，使手的支撑面积扩大到能够

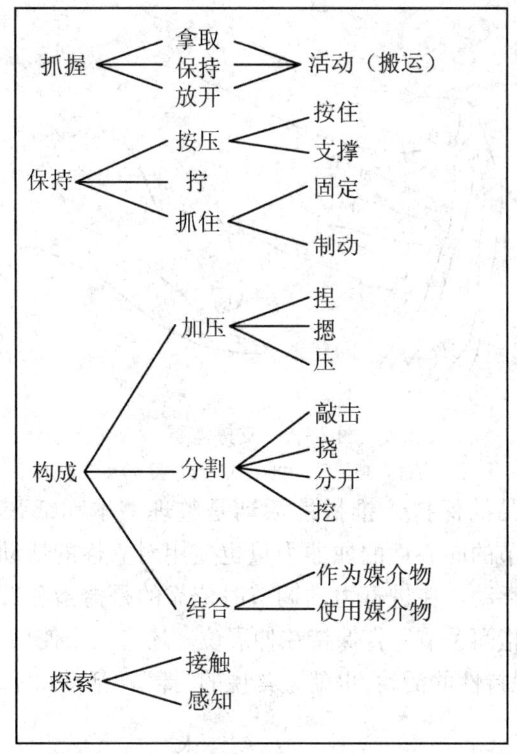

图2－6　手部动作的分类

（摘自:鎌倉矩子手,1989,のかたち 手のうごき）

支撑最大力量的水平,但是此时手部能够支撑多大的力量取决于腕关节角度的调整,如图2－7所示。

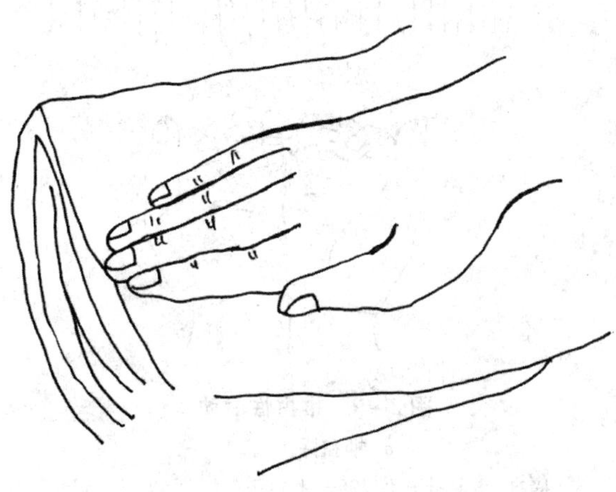

图2－7　物品保持和体重支撑

（摘自:鎌倉矩子手,1989,のかたち 手のうごき）

②支撑体重　支撑体重的活动与上个活动的不同是手指根据需要可以在手指外展的基础上进行调整,手掌部不接触支撑面,支撑活动的幅度完全依靠手指的根部(掌指关节),如图2－8所示。

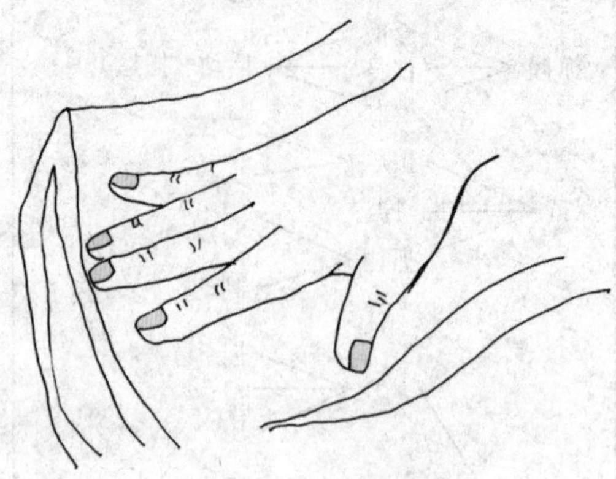

图2－8　支撑体重

（摘自:鎌倉矩子手,1989,のかたち 手のうごき）

③推捋性活动和物品的保持　推捋性活动是整理书本和纸张时常见的动作(图2－9a),既使用手指掌指关节的向心性的屈曲力量也使用对立性的活动,即使用了两种力的合成完成的实际应用性的活动。在进行力的调节时依靠的是拇指和其它四指的向心性收缩,此时的控制点是手指的指间关节一直保持在伸展位。还有一个使用动作是两手同时使用以上的动作,进行物质的保持性的活动,也就是常说的“捧”的活动(图2－9b)。

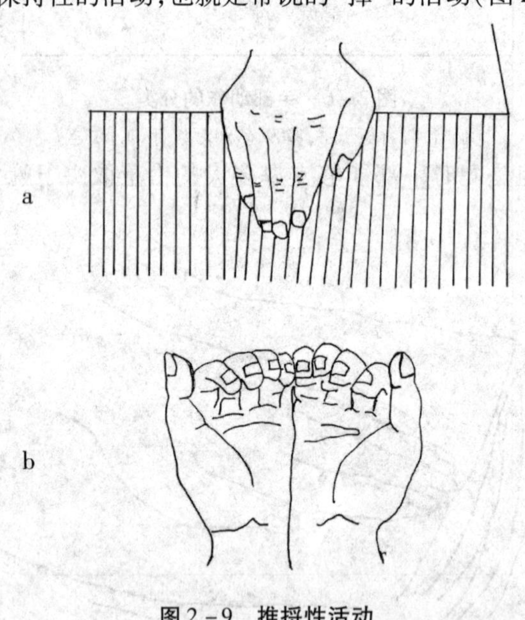

图2－9　推捋性活动

a. 推和捋,b. 捧

（摘自:鎌倉矩子手,1989,手のかたち 手のうごき）

④物品的抓握和操作　手在抓握物品时,掌指关节和指间关节的活动可以随着被抓握物品的大小进行调节,这个活动是手比较重要活动特征。进行抓握活动时,各个手指和手掌部的力量的调整比较复杂但是相当精密与正确。比如操作收音机的调台按钮等。不同大小和形状物品的操作,需要手指随时变化抓握的力量和抓握的形状,所以力量的调整主要是依靠手指关节屈伸的变化进行操作(图2－10)。

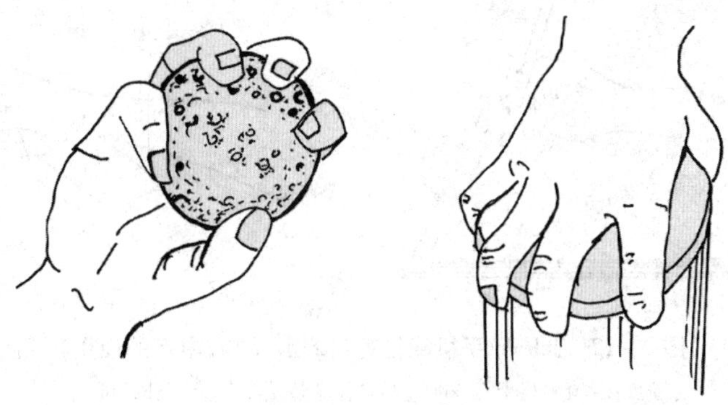

图 2－10　物品的抓握

（摘自：鎌倉矩子手，1989，手のかたち 手のうごき）

⑤牢固性的抓握　顾名思义，牢固性的抓握是将物体牢牢地握在手中不放松的状态，如使用刀子和斧头的动作，此时最重要的是拇指和其余四指的用力成对立的方向，强力性握住物品进行操作（图 2－11）。此时手指中除拇指以外都不存在任何程度的灵活性。拳头是典型的牢固性姿势，使手指所有的关节完全性屈曲，手指尖紧贴手掌的状态，并且形成拇指和其余四指向心性用力。常见用于拳头压、砸以及敲击性的活动。力量大小的调整来源于拇指和其余四指向心力的调整并借助来自于上肢的力量。

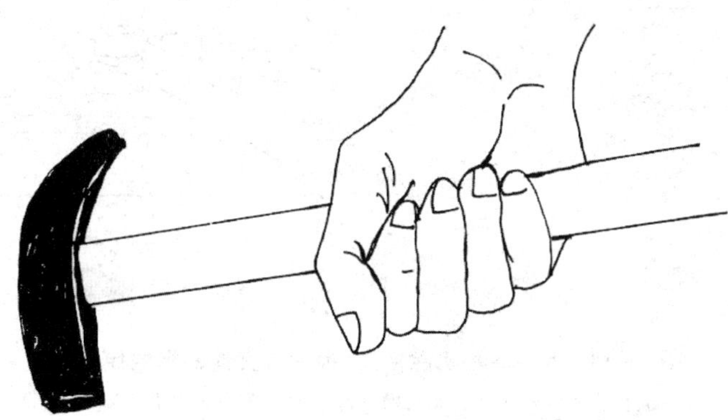

图 2－11　牢固性的抓握

（3）手机能的检查　对障碍者进行手机能的检查目的在于评价他们手指机能的恢复程度，特别强调的是障碍者的双手精细活动的程度是职场就业的一项重要的能力指标。作业治疗师常用的手机能检查是 Jebsen 手机能检查（Jebsen－Tayoy hand function test）。

Jebsen 手机能检查主要是为了手部在手术后、作业治疗、物理治疗、药物疗法的治疗效果而开发的，检查方法为操作性的课题，分为三大部分七个动作，第一部分为利用无名指和小指固定，使用拇指、示指和中指进行操作，完成写字和翻卡片的活动，如图 2－12。第二部分为两指（拇指和示指）的使用，用两指拿起大小不同的物品和模仿进食时用勺子的活动，如图 2－13。第三部分是手掌内的操作，用拇指和其余四指摆放象棋子和拿放大小相同（直径 10cm）重量不同的物体，如图 2－14。

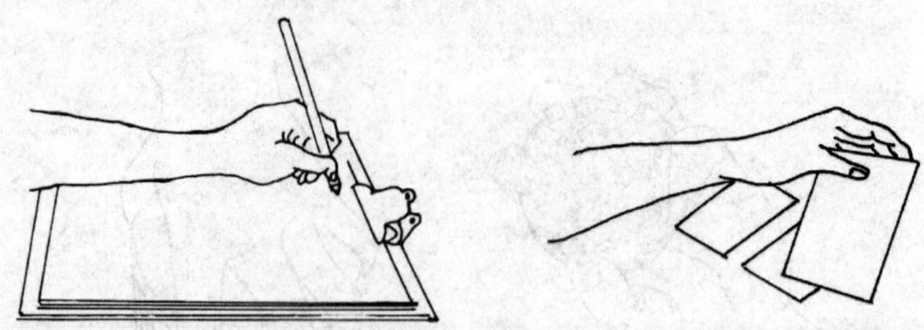

图 2-12 Jebsen 手机能检查(拇指、示指、中指的使用)

(摘自:岩崎テル子ら,2006,標準作業療法学作業療法評価学)

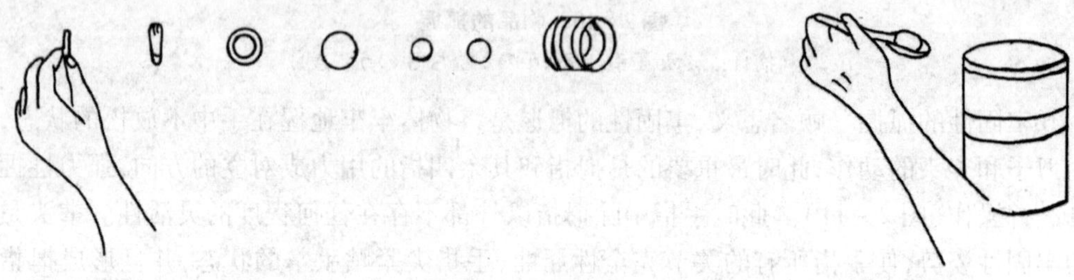

图 2-13 Jebsen 手机能检查(两指的使用)

(摘自:岩崎テル子ら,2006,標準作業療法学作業療法評価学)

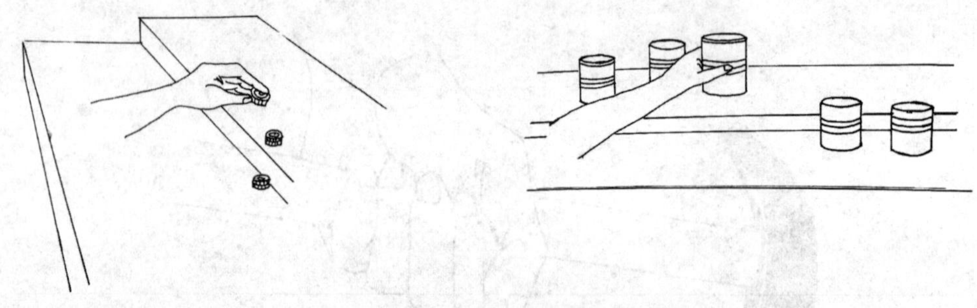

图 2-14 Jebsen 手机能检查(拇指和其他四指的使用)

(摘自:岩崎テル子ら,2006,標準作業療法学作業療法評価学)

Jebsen 手机能检查的特点是可以在与常模指数对比情况下,可以用于标准化课题的测定,也可以用于一般情况下手部训练效果的评价与判定,易于描述和记录,并且在短时间内可以完成所有的评价和测试内容,无论是临床医师还是作业治疗师或物理治疗师都可以使用,评价结果具有较强的可靠性。

如果身体机能评价中障碍者的视力、视野、听力、认知能力的信息和情报部不充足,需要相关医务人员提供障碍者的相关信息和情报,这对障碍者选择就业环境、交通方式甚至就业内容和形式等起着决定性的作用。

(二)精神心理方面的评价

对于障碍者精神心理方面的评价是职业关联活动中重要的一个环节,但不是对每一个障碍者都必须进行精神心理方面的评价,有的障碍者在临床治疗完成之前已经完成了精神心理方面的评价,且状态一直比较稳定,在进行职业活动之前没有必要再进行重复性的评价。中枢神经障碍的障碍者,如脑外伤的障碍者,身体的运动机能恢复得比较快,认知能力的恢复相对不稳定,且明显表现出不同程度的精神心理障碍时,在就业活动开始之前必须进行精神心理障碍的评价,目的是判断障碍者的综合作业能力。另外作业治疗师在进行职业能力评价之前,障碍者的智力水平是必须优先掌握的最重要的材料。

目前,在我国关于智力水平的评价比较常用的是韦氏成人智力量表的中文修订版(Wechsler adult intelligence scale - revised, 简称 WAIS - RC)。

1. 智力测验 智力(intelligence)指人认识、理解客观事物并运用知识、经验解决问题的能力,包括记忆、观察、想象、思考、判断等。智力测验提供了一种评价个人一般能力的有效手段,能够反映一个人相对于同龄人的一般学习能力。智力测验的结果可以预测个人学习成绩,以及在一定程度上预测毕业后成就的指标,如就业和工资收入的能力。因此,作业治疗师将其作为制订职业康复计划的重要依据。

WAIS - RC 分为言语量表和操作量表两部分。言语量表有 6 个分测验——常识、领悟力、算术、相似性、数字广度、词汇。言语指数(VIQ)可以反映一个人的运用推理和解决问题的口头表达能力,学习语言材料的能力。操作量表有 5 个分测验——数字符号、图画填充、木块图、图片排列、图形拼凑。动作指数(PIQ)可以反映一个人的整合能力、有关运动反应的能力、在具体情况下的工作能力、快速的工作能力和视觉空间信息的评判能力。言语指数和动作指数合称为智力指数(FIQ)。脑损伤或其他损害可对言语能力及操作能力产生不同影响,所以,在康复过程中常分别进行评价。

(1)常识测验 由 29 项常识问题构成,包括历史、天文、地理、文学和自然等内容。主要测量知识广度和远事记忆。

(2)领悟力测验 由 14 项有关社会价值观、社会习俗、社会规范及某些社会现象的问题组成。主要测量社会适应能力、社会成熟度以及对社会伦理道德的判断能力。

(3)算术测验 由 14 项有关加减乘除的心算题组成。主要测量数的概念、心算能力、注意集中、工作记忆和解决问题的能力。

(4)相似性测验 由 13 对表示物、方向或行为的词组成,要求找出两者的共性。主要测量抽象、概括能力。

(5)数字广度测验 分顺背和倒背两式,顺背有 10 个数字串,倒背 9 个数字串。主要测量即刻记忆力或短时记忆力、注意力,倒背还可测量工作记忆力。

(6)词汇测验 由 40 个双字词组成,要求解释词义。主要测量语义提取能力、语言表达能力、长时记忆。

(7)数字符号测验 要求给数字(1 ~9)配上相应的符号,共 90 项,主要测量学习新联想的能力、视觉运动协调、精细运动、持久能力和操作速度。

(8)图画填充测验 由 21 幅有缺失的图画构成,要求找出缺的部分。主要测量视觉辨认能力、对物体要素的认知能力、扫视后迅速抓住缺点的能力。

(9)木块图(立方体)测验 用两色立方体木块复制平面图案,共 10 项,主要测量理解空间关系、视觉分析综合能力、空间建构能力。

(10)图片排列测验 调整散乱的图片,使之成为有意义的故事,共 8 项。主要测量逻辑联想、生活常识、思维灵活性。

(11)图形拼凑　将物体碎片复原,共 4 项。主要测量想象力、抓住事物线索的能力、手眼协调能力。

WAIS - RC 用于 16 岁以上的成年人,16 岁以下的儿童适用韦氏儿童智力检测表中文版(C - WISC)。描述 WAIS 的结果时,最好用广义的词(如"平均数","低于平均数"或"高于平均数"),或者用百分位级描述(如智商 115 相当第 85 百分位级,智商 135 约为第 98 百分位级,智商 85 则接近第 15 百分位级),避免用有价值含义的词(如"低于正常"、"临界迟钝"、"优秀"及"天才")。在与障碍者讨论行为时通常使用百分位级,因为它是所有能力测验中最明确、最不带观察误差的指标。

对于有听力语言障碍的障碍者,可选用瑞文推理测验评价智力水平。瑞文推理测验由 60 题组成,分为 5 组,题目由易到难,分别对直觉辨别力、图形的比较、组合、系列关系、图形套合、互换等能力做出测试。每题答对得 1 分,共 60 分,按得分换算成百分位级得分即可。

2. 人格测验　人格测验是针对人格特点的标准化测量工具,它根据人格理论,从特定的几个方面对测试者的人格特征进行考察。大多数人格测验是为精神疾病领域而设计的,用于诊断或评价不正常的行为,多强调人格的病理方面,因此在职业评价过程中应慎重对待人格测验,要努力消除其潜在的消极作用。

常用人格问卷有艾森克人格评价量表(EPQ)、明尼苏达多项人格测验(MMPI)和卡特尔 16 因素人格测验(16PF)。

以艾森克人格评价量表为例做一简要介绍。该表是英国心理学家 H. J. 艾森克开发的人格纬度量表,分为成人和儿童两种形式。

艾森克人格评价量表从 4 个维度(即 4 个分量表)测量人格:N 量表(神经质)、E 量表(外向和内向)、P 量表(精神质)和 L 量表(掩饰)。各维度的典型特征表现如下:

N 量表:N 分高的人,表现为焦虑、紧张、易怒,有时又有抑郁。对各种刺激的反应阅读和做研究,渴望兴奋和冒险。

E 量表:E 分低的人,性格内向,安静,离群,喜欢一个人读书做事,不喜欢冒险和冲动,日常生活有规律,很少进攻。

P 量表:P 分高的人,不关心人,倾向于独身,往往难以适应环境,感觉迟钝,对人抱敌意,容易进攻等。P 分低表示容易适应环境,能友好地与别人相处,关心他人。

L 量表:L 分高的人,说明受试者容易掩饰和虚假,待人接物比较成熟和老练。L 分低的人,说明纯朴,不够成熟和老练。

表 2 - 5 是艾森克人格评价量表的具体内容。共包括 85 项问答,其中 N 量表表述的是神经性或情绪性,包括第 3、6、11、14、18、20、24、28、30、34、36、42、47、51、54、59、63、66、67、70、74、78、82、84 项;E 量表表述的是由外向到内向,包括第 1、5、9、13、16、19、22、32、35、40、43、46、49、53、56、61、72、76、85 项;P 量表表述的是精神性或倔强性,包括第 19、23、27、38、41、44、57、58、65、69、73、77 项;L 量表表述的是掩饰或是自身隐蔽性,包括第 4、7、12、15、21、25、31、39、45、48、52、55、60、64、68、71、75、79、81、83 项。此量表涵盖的概念较少,实施评价比较方便,具有良好的信度和效度,在国际上是最具有影响力的人格评价量表之一。

表 2－5　艾森克人格评价量表

1. 你是否有广泛的爱好
2. 在做任何事之前你是否认真考虑一番
3. 你的情绪会时常波动吗
4. 别人做好事,而周围的人却认为是你做的,你是否会洋洋得意
5. 你是一个健谈的人吗
6. 你曾经无缘无故地觉得自己可怜吗
7. 你曾经有过贪心使自己多得分外的物质利益吗
8. 晚上你是否小心地把门锁好
9. 你认为自己活泼吗
10. 当你看到小孩(或动物)时是否会感到难受
11. 你是否时常担心自己会说出(或做出)不该说(或不该做)的事情
12. 若你说过要做某件事,是否不管遇到什么样的事情都要把它做成
13. 在愉快的聚会中你通常是否尽情地享受
14. 你是一位已被激怒的人吗
15. 你是否有过自己做错了事反倒责备别人的情况
16. 你喜欢会见陌生人吗
17. 你是否相信储蓄是一种好办法
18. 你的感情是否容易受到伤害
19. 你是否想服用有奇特效果或是危险性的药物
20. 你是否常感到极其厌烦
21. 你曾多占多得别人的东西(甚至是一针一线)吗
22. 如果条件允许你喜欢经常外出(旅行)吗
23. 对你喜欢的人你是否取悦开过过头的玩笑
24. 你是否常因自责感而烦恼
25. 你是否有时候谈一些你毫无所知的事情
26. 你是否宁愿看书也不愿去见别人
27. 有坏人想害你吗
28. 你认为自己神经过敏吗
29. 你的朋友多吗
30. 你是个忧虑重重的人吗
31. 在儿童时代是否立即听从大人的吩咐而毫无怨言
32. 你是一个无忧无虑逍遥自在的人吗
33. 有礼貌爱整洁对你很重要吗
34. 你是否担心将会发生可怕的事情
35. 在结识新朋友时你通常是主动的吗
36. 你觉得自己是一个非常敏感的人吗
37. 和别人在一起时你是否不常说话
38. 你是否认为结婚是个框框应该废除
39. 你有时有点自吹自擂吗
40. 在一个沉闷的场合你能给大家添点生气吗
41. 慢腾腾开车的司机是否使你讨厌
42. 你担心自己的健康吗
43. 你是否喜欢谈论笑话或是有趣的事情
44. 你是否觉得大多数事情对你都是无所谓的
45. 你小时候曾经有过对待父母鲁莽无礼的事情吗
46. 你是否和别人打成一片整天相处在一起
47. 你失眠吗
48. 你饭前必定要洗手吗
49. 当别人问你话时你是否对答如流
50. 你是否为了有充裕时间而愿意早点动身去约会
51. 你经常无缘无故感到疲倦和无精打采吗
52. 在游戏和打牌时你曾经弊过吗
53. 你喜欢紧张的工作吗
54. 你时常觉得自己的生活很单调吗
55. 你曾为自己而利用别人吗
56. 你是否参加的活动太多已超过自己可能支配的时间
57. 是否有那么几个人经常躲着你
58. 你是否认为人们为保障自己的将来而精打细算勤俭节约所费的时间太多
59. 你是否想过去死
60. 若你确定不会被发现时你会少付给人家钱吗
61. 你能使一个联欢会开得成功吗
62. 你是否尽力使自己不粗鲁
63. 一件使你为难的事情过去之后,是否使你烦恼好久
64. 你是否曾坚持要按自己的想法去做
65. 当你去乘火车时你是否最后一分钟到达
66. 你是否容易紧张
67. 你常感到寂寞吗
68. 你的言行总是一致的吗
69. 你有时喜欢玩弄动物吗
70. 有人对你或你的工作吹毛求疵时是否易伤害你的积极性
71. 你去约会或是上班曾迟到吗
72. 你是否喜欢在自己周围有许多热闹和高兴的事

续表

73. 你愿意让别人怕你吗 74. 你是否有时兴致勃勃有时却懒散不想动弹 75. 你有时会把今天应该做的事拖到明天吗 76. 别人是否认为你精力充沛 77. 别人是否对你说过许多谎话	78. 你是否对有些事情一性急就生气 79. 若你犯有错误是否都愿意承认 80. 你是一个整洁、严谨、有条不紊的人吗 81. 在公园或马路上你是否总是	把果皮或废纸扔到垃圾箱里 82. 遇到为难的事情你是否拿不定主意 83. 你是否有过随口骂人的经历 84. 若乘车或坐飞机外出时你是否担心会出碰撞等意外 85. 你是一个爱交往的人吗

3. 工作满意度和就业疲劳　障碍者选择的工作与他所追求的工作价值观取向是否一致,会影响其就业后的满意度,也会直接影响其就业的稳定程度。所谓满意度是指人们在工作中的需求是否能得到满足,即工作满意度。根据工作适应理论,障碍者就业后的工作满意度包括两方面:内在满意度和外在满意度。前者由个人的需要和工作环境的增强系统是否匹配而决定;后者则取决于个人的自身能力和工作环境所要求的能力水平之间是否匹配。明尼苏达工作满意度量表(Minnesota satisfaction questionnaire, MSQ)可用于就业满意度的评价。

MSQ 包括长式量表和短式量表,其中长式量表含有 21 个量表,包括 120 个题目,可以评价工作人员对 20 个工作侧面的满意程度,包括有个人能力的发挥、成就感、能动性、公司的培训与自我发展、权力、公司的政策与实施、报酬、部门与同事的合作精神、创造力、独特性、道德标准、公司对员工的奖惩、个人责任、员工的工作安全、员工所享受的社会服务、员工的地位、员工关系管理与沟通交流、公司技术发展、公司的多样化发展以及公司的工作条件和环境。MSQ 长式量表对工作的满意度的评价体现了评价的整体性和结构的合理性,但是由于内容过多,花费的时间过长,在实际评价时容易让障碍者失去耐性,评价结果容易造成误差,所以在对障碍者进行满意度的评价时多数作业治疗师会采用 MSQ 短式量表。短式量表包括内在满意度、外在满意度以及一般满意度三大部分,其中 1 ~ 4、7 ~ 11、15 ~ 16 和 20 构成了内在满意度评分量表,5 ~ 6、12 ~ 14 和 19 构成了外在满意度评分量表,而一般满意度包括 1 ~ 20 所有的内容。

目前,在我国对 MSQ 的信度与效度的调查已经完成,可以用于我国对障碍者职业满意度的评价,特别是 MSQ 短式量表,由于它花费时间短,简洁,不容易产生评价的误差,已在我国被广泛使用(表 2 - 6)。

就业疲劳是在普通人当中也比较普的现象,由于职场环境、人际关系、职务程序的复杂性、就业时间、适应能力等的原因可能会对职场就业人员造成不同程度的影响。有的人可能会由于存在比较大的不适应感,最后造成就业适应时间长,适应困难,有的可导致焦虑,抑郁,甚至就业失败。障碍者就业活动在职场中和普通人一样会遇到同样的问题,有时可能还要更加严重,所以,对障碍者的疲劳程度进行监控,可以预防、掌控障碍者一些潜在的身体和精神心理方面的问题,防止精神心理问题的加重,做到预防焦虑和抑郁等问题的出现。关于疲劳症状的调查见表 2 - 7。

表 2-6　明尼苏达工作满意度量表(MSQ)

请问您对自己在以下 20 个方面的满意程度

非常满意:我对工作中的这些地方都比较满意　　满意:我对工作的某一方面满意

不确定:我不能够确定是否满意　　不满意:我对工作中的某些方面不满意

非常不满:我对工作中的这些方面非常不满意

对自己现在的工作感觉如何	非常满意	满意	不确定	不满意	非常不满
1. 能够使自己始终很忙					
2. 独立工作的机会					
3. 时常有做不同事情的机会					
4. 成为集体中一员的机会					
5. 上级对待职员的方式					
6. 管理者的决策胜任能力					
7. 能够做不违背自己良心的事					
8. 工作所提供的稳定的就业方式					
9. 为别人做事的机会					
10. 让别人做事的机会					
11. 发挥自己能力的工作机会					
12. 公司政策付之实践的机会					
13. 我的报酬与我工作的量					
14. 该工作提升的机会					
15. 使用自己判断力的机会					
16. 按自己的方式做工作的机会					
17. 工作条件					
18. 同事间相处的方式					
19. 做好工作后所得的赞扬					
20. 从工作中所得的成就感					

表2－7 疲劳自觉症状调查

姓名:	就业内容:
就业活动完成以后有以下症状的在(　　)画○,没有的画×	
(　　)感觉头重	(　　)稍稍等一下的事情过后想不起来
(　　)全身酸痛	(　　)做事总是出错
(　　)腿发沉	(　　)做事费劲
(　　)容易打哈欠	(　　)做事拖泥带水,不利落
(　　)大脑犯糊涂	(　　)越来越没有耐性
(　　)犯困	(　　)头痛
(　　)眼睛累	(　　)肩膀发酸
(　　)动作变得笨拙	(　　)腰酸痛
(　　)脚下没准儿	(　　)有憋闷感
(　　)总想躺下	(　　)口干舌燥
(　　)不能够集中精力思考	(　　)声音嘶哑
(　　)不愿意说话	(　　)出现眩晕
(　　)焦虑不安	(　　)出现眼皮肌肉的抽动
(　　)涣散	(　　)出现手脚晃动
(　　)对事物不安或不热心	(　　)心情不好

(摘自:田村春雄ら,1985,作業療法総論)

三、职业能力的相关评价

障碍者职业能力的相关评价包括综合作业能力评价,职业兴趣评价,职业能力倾向评价以及各种职业能力评价。

(一)综合作业能力评价

障碍者综合作业能力评价内容集中反映了为了生存而产生的所有行为活动,1982年,美国作业治疗师Hemphill开发了综合性作业评价方法(comprehensive occupational therapy evaluation scale,COTE)。综合作业能力评价是一个标准化的评价,具体包括三大部分,即一般活动,对人关系,任务活动。评价标准为:0为正常,1为几乎正常,2为轻度异常,3为中度异常,4为重度异常。

从表2－8综合作业能力评价的详细内容看,综合作业能力的检查主要表述的是执行能力问题,而不是单一的某一项认知的问题,所谓执行能力是人们在实际活动中处理问题、解决问题的能力,几乎包括了人所有的感知觉功能,是人每天生活和工作活动的基础。

表 2－8　综合作业能力评价

内　容	评价	0	1	2	3	4
一般情况						
①外表						
②非生产性活动						
③活动水平（过大或过小）						
④表现						
⑤责任感						
⑥正确程度						
⑦显示检讨						
合计						
对人关系						
①自立性						
②注意集中						
③协调性						
④自主性（顺从或支配）						
⑤社会性						
⑥引起注意						
⑦厌恶的行为						
合计						
任务行为						
①约定						
②注意集中						
③协调						
④遵从命令						
⑤整理与细致的考虑						
⑥解决问题						
⑦复杂活动的处理和调整						
⑧学习能力						
⑨对活动的兴趣						
⑩对成就的关心						
⑪决策能力						
⑫对要求不满的忍耐性						
合计						

（摘自：岩崎テル子ら，2006，標準作業療法学作業療法評価学）

(二)职业兴趣测验

兴趣(interest)是指建立在需要基础上,带有积极情绪色彩的认知和活动倾向,是个人力求认识、掌握某事物,并经常参与该活动的心理倾向。兴趣是人们活动的重要动力之一,是活动成功的重要条件。兴趣的发展一般经历有趣、乐趣、志趣三阶段。对于职业活动,往往从有趣的选择,逐渐产生工作乐趣,进而与奋斗目标和工作志向相结合,发展成为志趣,表现出方向性和意志性的特点,使人坚定地追求某种职业,并为之尽心尽力。

职业兴趣是障碍者职业适应的条件之一,障碍者有兴趣和希望的职业是作业治疗师指导障碍者就业活动时应该掌握的重要信息。信息的来源有和障碍者的面谈、观察以及直接的询问等。

一个人探究某种职业或从事某种职业活动所表现出来的特殊个性倾向,使他(她)对某种职业给予优先的注意,并具有向往的情感。职业兴趣的意义主要在于职业选择,也关系到一个人在工作中的任职年限。拥有职业兴趣将增加个人的工作满意度、职业稳定性和职业成就感。凡是与其职业兴趣相符的工作,人们往往愿意进取,并尽可能长久地干下去,而与其兴趣不符的工作,则往往选择离开,也就是说兴趣有满足长期职业行为的作用。因而,准确评价兴趣指导下的职业计划,可以帮助障碍者做出既保持职业稳定又自我满意的抉择。

测验职业兴趣可帮助障碍者确定容易带给其更大满意度的工作类型。虽然障碍者的能力倾向、能力和工作技能要求相互匹配对预测障碍者工作满意度很重要,但单独这些信息对职业康复计划往往是不够的,也必须考虑障碍者的职业兴趣与工作匹配。作业治疗师应帮助障碍者与非障碍者一样有机会实现他们的志趣。

大多数人都能够说出自己的具体兴趣,因此在面谈过程中作业治疗师常会要求障碍者描述自己的兴趣。但是,自我表述的兴趣会因信息有限或不确切以及社会和职业的现实要求而失真,因而不能成为工作满意度的准确指标和职业选择的可靠基础。作业治疗师往往更注意标准化的兴趣测验方法,这些方法可修正上述的影响,增加其可靠性。

兴趣量表的主要功能是促进障碍者的职业自我探索。对职业兴趣的测验务必细致,许多兴趣测验把详细的兴趣与职业活动和环境的信息联系起来,使障碍者有机会选择感兴趣的职业。大多数职业兴趣量表是建立在 Holland 的职业人格类型理论上的。Holland 认为人的人格类型、兴趣与职业密切相关,兴趣是人们活动的巨大动力,职业兴趣与人格之间存在很高的相关性。Holland 认为职业兴趣可分为现实型、研究型、艺术型、社会型、管理型和常规型六个领域(表 2-9)。

表 2-9 职业兴趣测验的 6 个职业兴趣领域

领 域	内 容
现实型	以机械和物体作为操作对象的实质性的就业活动领域
研究型	研究、调查等探索性的就业活动领域
艺术型	以音乐、绘画、文学为主的就业活动领域
社会型	与人接触、与宗教信仰有关的就业活动领域
管理型	企业经营、运营、组织性的就业活动领域
常规型	与法律法规、社会性规则的遵守等相关的就业活动领域

(摘自:岩崎テル子ら,2006,標準作業療法学作業療法評価学)

现实型的人偏爱与事务(物体、工具和机器)一起工作,而较不喜欢与人工作或是想主意。他们比较适应现在而非过去或未来,他们通常具有机械或科技能力,喜欢在实际的、有组织的场所工作。现实型的人喜欢从事农业、技术以及工程等相关的工作。

研究型的人属于分析型,喜欢动脑更胜于动手,是抽象思考者。他们会陶醉于实验中,他们的思考多半是理性并具原创性的,他们对数学、医学以及科技领域感兴趣。

艺术型的人属于知觉型、有创意的自由爱好者。他们做事依靠直觉和想象,想的通常是唯美的,而不是实际或具体的,他们喜欢没有结构的环境。艺术型的人会被表演、视觉艺术或其他创造性的工作所吸引。

社会型的人属于群居或社交型。他们喜欢跟人在一起,对人感兴趣,也喜欢帮助别人,通常他们有很高的口语能力,并且享受教学、社会工作、咨询以及其他助人的专业。

管理型的人具说服力、果断而外向,他们喜欢掌控,多数扮演领导者的角色。管理型的人喜欢从事营销、政治和商业管理的工作。

常规型的人比较讲求实际,整齐并很有条理。这类型的人喜欢有结构、有规则的环境,是很好的会计、商业和文书人才。

虽然每个人都会有个人主要的人格类型,但很少有人仅呈现单一的人格类型,多数人会有2~3种人格特质。通过Holland职业兴趣测验,可以得到6个不同的分数,分别代表6个类型的强度,得分最高的前3个类型作为Holland代码。还可以得到5个职业的倾向(表2-10)。例如,一位障碍者测得分数最高的3个类型依次是艺术型(A)、研究型(I)和社会型(S),则他的Holland代码就是AIS。根据该职业类型代码查询职业对照表,找到相应的职业,AIS代码相应的职业包括画家、剧作家、编辑、评论家、时装艺术师、新闻摄影师、演员、文学作者等。也可以参考ASI、IAS、ISA、SAI、SIA,查找相应的职业。

表2-10　职业兴趣测验的5个倾向与尺度

倾向与尺度名称	内　容
自我统治的倾向与标准	明显根据自己的行为和考虑选择职业兴趣
男性女性倾向与标准	顾及传统思维和意识并受其影响选择职业兴趣
身份地位倾向与标准	顾及自己的社会地位和声望选择职业兴趣
罕见性的倾向与标准	根据是否具有职业的独特性选择职业兴趣
默认的倾向与标准	对许多的职业感兴趣,显示出广泛的职业兴趣

(摘自:岩崎テル子ら,2006,標準作業療法学作業療法評価学)

(三)职业能力倾向测验

能力倾向(aptitude),是指经过适当训练或被置于适当的环境下完成某项任务的可能性。职业能力倾向是指经过适当学习或训练后在一定条件下,能完成某种职业活动的可能性或潜力。能力倾向代表一个人能学会做什么,以及一个人获得新的知识和技能的潜力如何,而不是当时就已经具备的能力。具有不同能力倾向的人,其适合的工作是不同的,不同的职业对能力倾向的具体要求也有所不同。

能力倾向可分为普通能力与特殊能力。普通能力包括语文理解、数学推理、空间关系的认知、联想与记忆等,特殊能力包括机械能力倾向、美术或音乐能力倾向。能力倾向的测验可以选用单项能力倾向测验法,也可采用多项能力倾向测验法。有些情况下,面谈完成后职业康复指导的重点就集中到一两个职业的选择上,这时就要选择一个相关的单项能力倾向测验。而多项能力倾向测验法主要用于综合性或早期的职业评价,往往需要了解障碍者各种潜在的能力范围。多项能力倾向测验法的主要优点是能够参考常模分数来确定障碍者的具体优势和短处。

职业康复过程中最常用的能力倾向测验之一是通用能力倾向测验(general aptitude test battery, GATB),它能够测试9个与职业训练和工作表现有重要关系的职业能力倾向。GATB已被普遍认为是预测工作绩效最重要的成套测验。

1. 一般职业适应性检查的具体内容　一般职业适应性检查一共包括11项的具体内容,在障碍者进行每一项测试之前,都需要向障碍者进行详细解释,并让障碍者先进行练习熟悉需要进行测试的内容,使障碍者充分理解和掌握方法后,进行正式测试。以下是每一项测试的方法和内容的介绍。

(1)检查1——在"○"打点测试　在○打点测试是让障碍者依次在○中打点。作业治疗师首先向障碍者说明测试内容,要求障碍者尽快用铅笔在○中打上点。标准测试时间为40秒。在测试之前可以让障碍者先进行练习。练习性的测试共有25个○,正式测试共有180个○,如图2-15。正式开始测试之前让障碍者手握铅笔,垂直于纸面准备,让障碍者听到作业治疗师的命令"开始"后立刻开始,到40秒立刻命令障碍者"停止",结束测试,记录40秒内障碍者完成的个数。

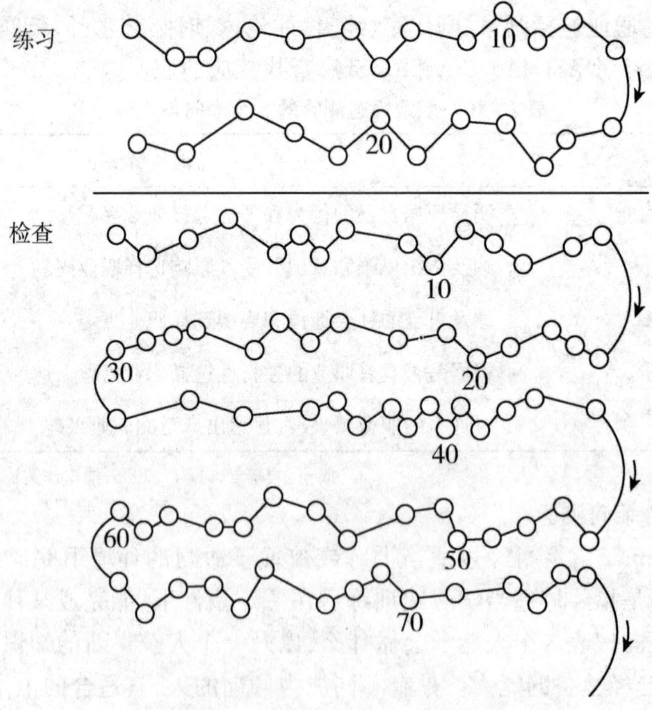

图2-15　打点测试

(摘自:日本,1995,厚生劳働省编一般職業適性検査)

(2)检查2——在“□”记入“卄”　让障碍者在□中记入卄,练习性测试共有30个□,标准时间为10秒。标准测试的方法和说明与检查1相同,需要让障碍者在90个□中记入卄,如图2-16。开始和结束与检查1相同。作业治疗师需要记录40秒内障碍者完成的个数。需要向障碍者重点说明的是卄记入的不要过于潦草。

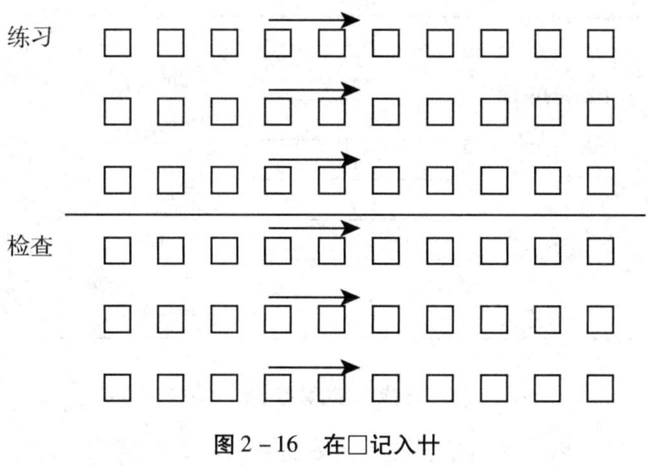

图2-16　在□记入卄

(摘自:日本,1995,厚生劳働省编一般職業適性検査)

(3)检查3——寻找形状相同的图形　向障碍者出示两组图形,一张纸上的一组是无序摆放的各种不同的图形共36个,每个图形上都有一个大写或小写的英文字母符号,第二张纸的图形按顺序排列,并在每一个图的下方备有括号。让障碍者找出相同的图形,将第一张纸上图形的符号记录在第二张纸相应图形下方的括号中,如图2-17。在正式进行检查之前,可以先让障碍者进行一次练习,然后正式开始。开始和结束的方式与检查1相同,标准测试时间应该为1分30秒,记录障碍者完成的个数。

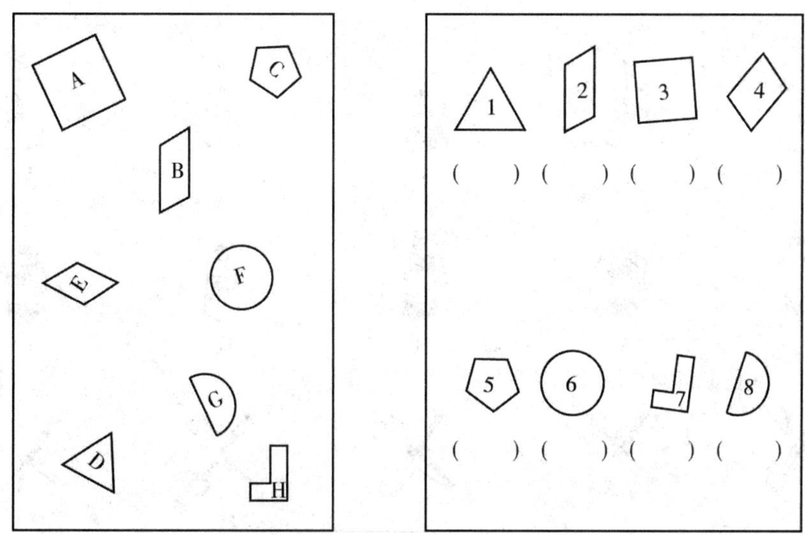

图2-17　寻找形状相同的图形

(摘自:日本,1995,厚生劳働省编一般職業適性検査)

（4）检查4——寻找汉字、数字、字母等的不同　向障碍者出示两组对应词汇，共有70对，每一对词汇中间有横线相连，且每一对词汇相近，又有不同，找出每一对词汇有几处不同，记录在相连的横线上，如图2－18所示。正式测试之前障碍者也可以事先练习。此项测试的开始和结束的方式与检查1相同。测试时间为3分钟，记录障碍者完成测试的数量。

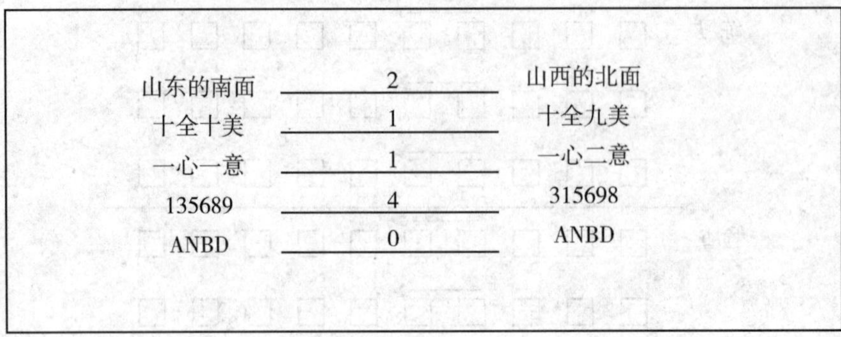

图2－18　寻找汉字、数字、字母等的不同

（5）检查5——找出相同的物品图形　向障碍者出示24组图形，每一组左侧的图形有1个，右侧的图形有4个，让障碍者在左侧的4个图形中找出与左侧相同的图形，并在其下面的序号上画上“○”，如图2－19。测试开始和结束的方法与检查1相同。测试时间为1分30秒，记录障碍者完成测试的数量。在正式开始测试之前障碍者也可以进行练习。

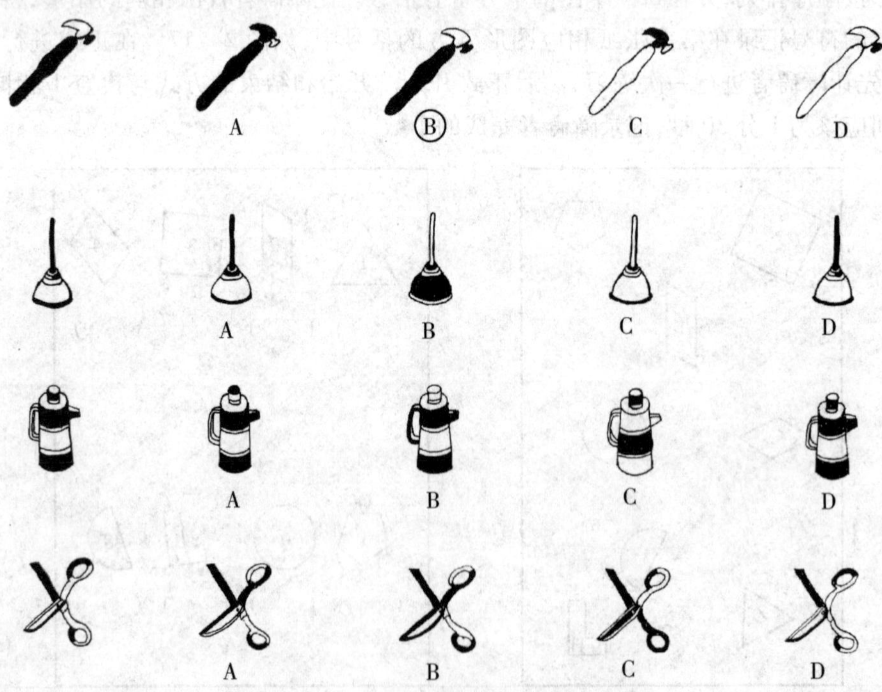

图2－19　找出相同的物品图形
（摘自：日本，1995，厚生労働省編一般職業適性検査）

(6)检查6——找出相同的图形　向障碍者出示24组图形,其中右侧5个图形中有一个通过旋转或移动其中的一部分和左侧的图形相同,找出这个图形并在该图的下方的序号上画上“○”,如图2-20。测试开始和结束的方法与检查1相同。测试时间为1分30秒。记录障碍者完成测试的数量。

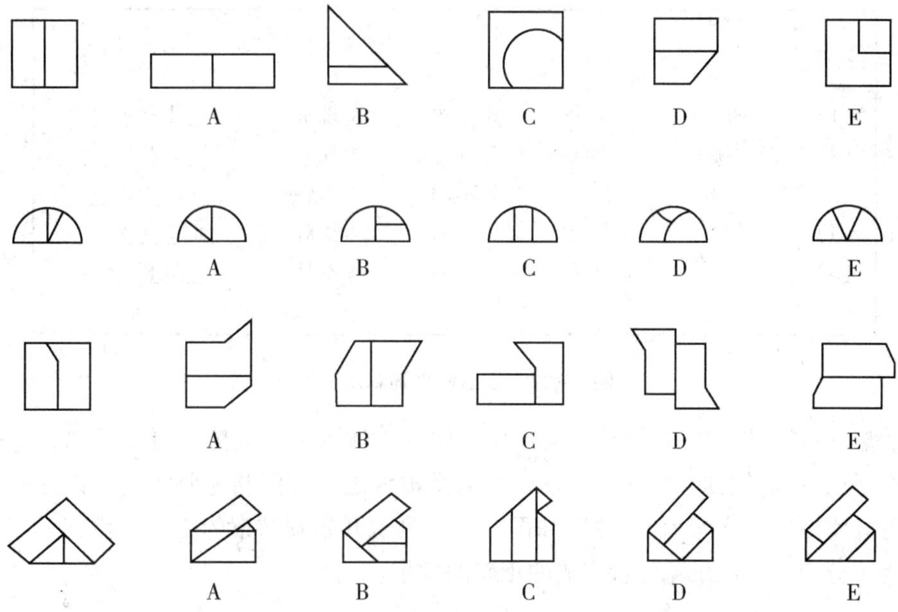

图2-20　找出相同的图形

(摘自:日本,1995,厚生劳働省编一般職業適性検査)

(7)检查7——计算　向障碍者出示30道加减乘除计算题,让障碍者在2分钟内完成。进行测试之前要向障碍者说明将答案写在长方形的“□”中,如图2-21。此测试开始和结束的方法与检查1相同,记录障碍者在2分钟内能够完成的计算量。

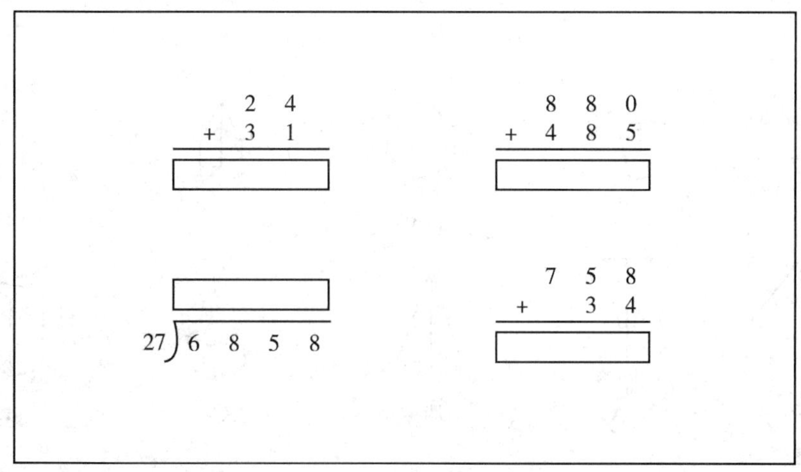

图2-21　计算

(8)检查 8——找出同义词和反义词　向障碍者出示 40 组词汇,每一组中有两个意思相同或是相反的词,让障碍者找出这些词汇,并将答案写在后面的横线上,如图 2－22。测试障碍者在 1 分 30 秒的时间内能够正确完成的数量。测试开始和结束的方法与检查 1 相同。

					答案
(1)	1 明白	2 困难	3 美丽	4 理解	1 和 4
(2)	1 疼痛	2 温暖	3 寒冷	4 高兴	2 和 3
(3)	1 自由	2 逍遥	3 不满	4 敏感	1 和 2
(4)	1 参加	2 赞成	3 投票	4 反对	2 和 4
(5)	1 不便	2 不满	3 不平	4 不足	2 和 3

图 2－22　找出同义词和反义词

(9)检查 9——根据展开的平面图寻找相应的立体图形　向障碍者出示 28 组图形,左侧为 1 个平面图,右侧的 4 个立体图形中有 1 个拆分的平面图与左侧相同。让障碍者找到这个图形并将下方的序号画上“○”,如图2－23。测试开始和结束的方法与检查 1 相同。测试时间为 1 分 30 秒,记录障碍者完成的正确的数量。

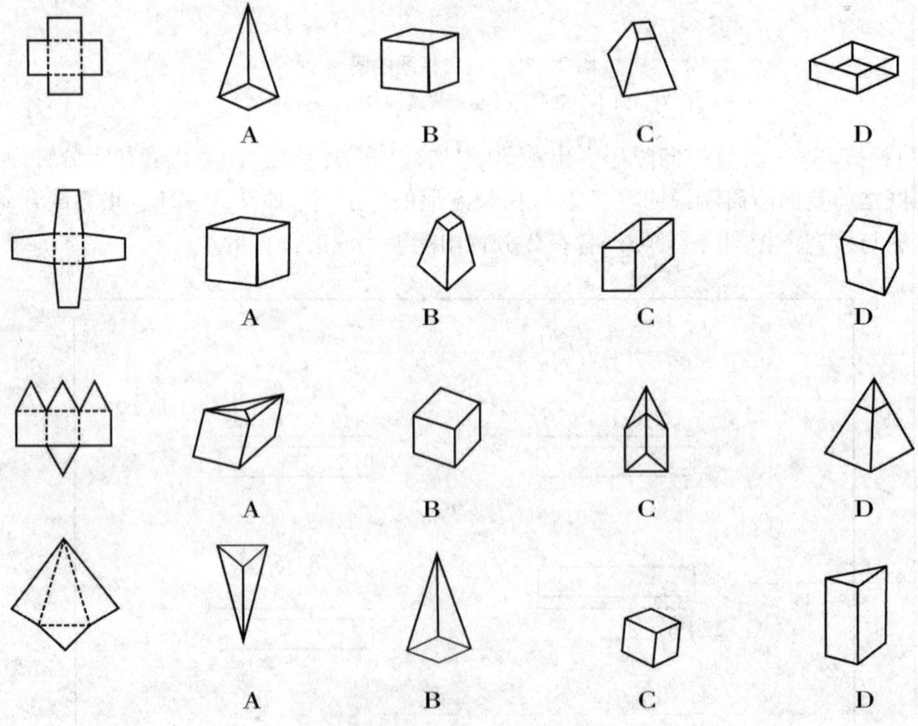

图 2－23　根据展开的平面图寻找相应的立体图形

(摘自:日本,1995,厚生労働省編一般職業適性検査)

(10)检查10——选择填空完成短文　向障碍者提供24个短语,每个短语中有两个括号,每个括号配备一组词汇。让障碍者分别从配备的词汇中选择适当的词填入括号,完成短语,如图2-24。测试开始和结束方法与检查1相同,测试的时间是3分钟,记录障碍者正确完成短语的数量。开始测试之前可以让障碍者先进行练习。

				答　案
(1)昨天晚上下了鹅毛(A),造成今天早上的路面非常的(B)。				
(A)1 大雨	2 霜	3 大风	4 大雪	A　4
(B)1 滑	2 坚硬	3 柔软	4 通顺	B　1
(2)由于现在的病人越来越(A),造成住院越来越(B)。				
(A)1 多	2 轻	3 重	4 好	A　1
(B)1 容易	2 困难	3 拥挤	4 空旷	B　3
(3)比赛正在(A)地进行,突然天空中(B)声震天响				
(A)1 缓慢	2 悠闲	3 激烈	4 无声	A　3
(B)1 鸟	2 风	3 雷	4 雨	B　3
(4)秋天到了,天气变(A)了,鸟儿要飞到(B)过冬了。				
(A)1 热	2 阴	3 晴	4 冷	A　4
(B)1 北方	2 南方	3 西方	4 东方	B　2

图2-24　选择填空完成短文

(11)检查11——应用问题　向障碍者出示20道应用性问题,让障碍者口算或是列式进行笔算,然后将答案写在问题后面的答题线上,如图2-25。在进行正式测试之前障碍者可以进行练习。正式测试开始和结束的方法与检查1相同。测试时间为3分钟,记录障碍者能够完成多少测试题。

	答　案
(1)1个笔记本2.5元,那么买5个笔记本多少钱?	12.5元
(2)现在是10点整,那么再过40分钟是几点?	10点40分
(3)三个物品A、B、C,其中B比A大,C比B大,那么谁最大?	C最大
(4)一条1米的绳子,将其平均分成4份,平均每一份是多长?	25厘米

图2-25　应用问题

2. 器具的操作测试　器具测试包括4个项目,首先是将左侧木钉盘中的24颗木钉(共4排,每排6颗)转移插入右侧木钉盘的测试,要求从左侧最后一排的右侧第一颗木钉开始,将其插入右侧第一排左数第一个孔,按照顺序依次类推,计算障碍者移动24根木钉的时间,如图2-26,其中A~D是木钉插入的顺序。其次是将木钉上下颠倒插入木钉盘的试验,操作的顺序与图2-26相同,不同的是在移动木钉途中要将木钉用拇指、示指、中指进行上下颠倒,如图2-27,A~G是木钉上下颠倒的方法和顺序,同样要计算障碍者完成测试所用时间。这两个测试是对障碍者手腕部活动能力的检查。第三是圆珠笔组装测试,要求障碍者将已经拆分好的圆珠笔的头、芯以及笔杆重新组装成圆珠笔,共组装10支,计录时间,如图2-28,A~E是障碍者组装圆珠笔的顺序和动作。第四是圆珠笔的拆分测试,和组装试验一样,要求障碍者将已经组装好的圆珠笔拆分成笔头、笔芯和笔帽,记录所用的时间,如图2-29,A~E为障碍者拆分圆珠笔的过程。

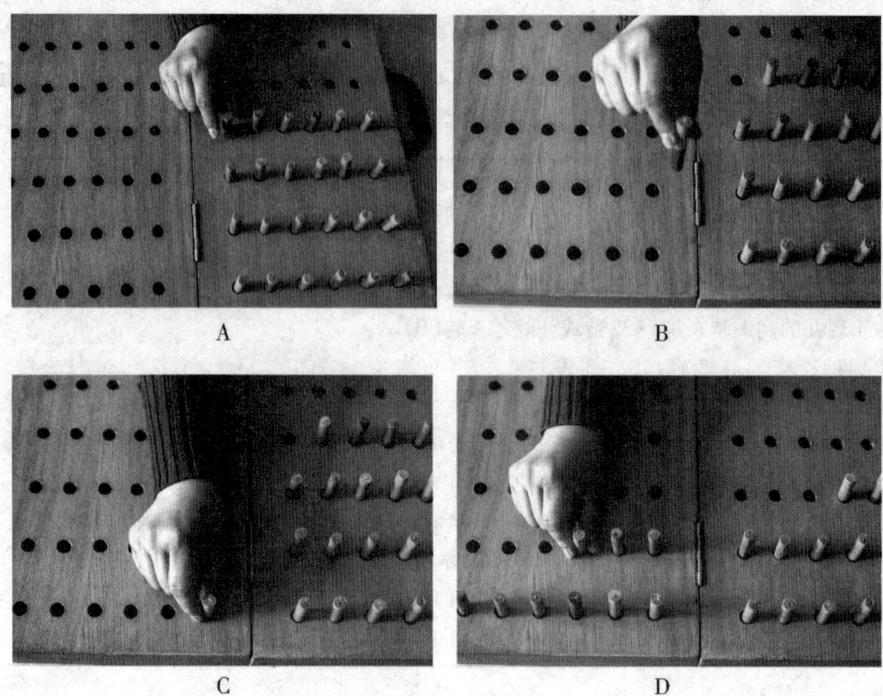

图 2-26　木钉插入木钉盘试验

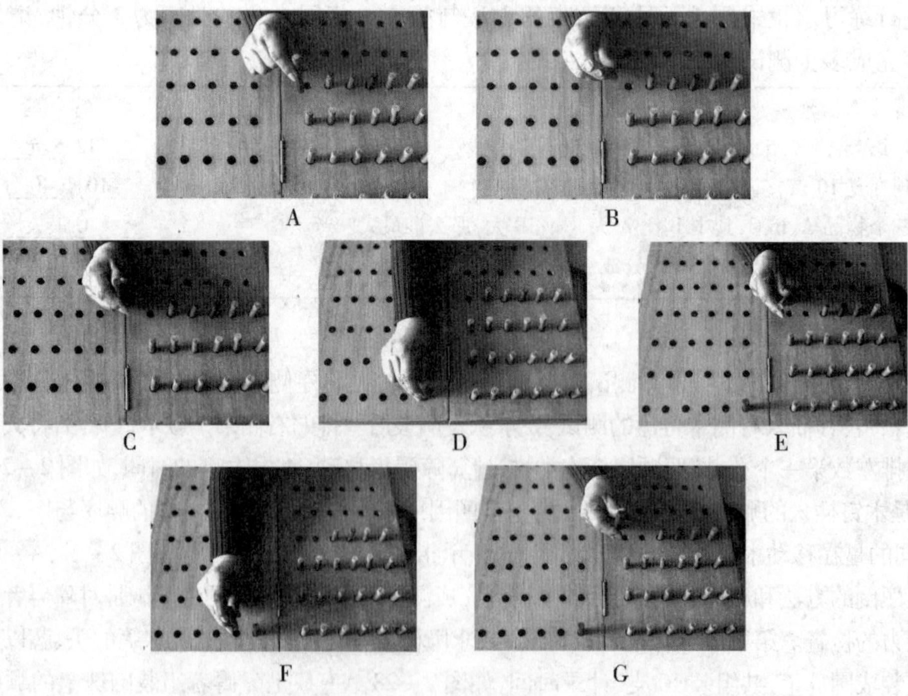

图 2-27　木钉上下颠倒插入木钉盘试验

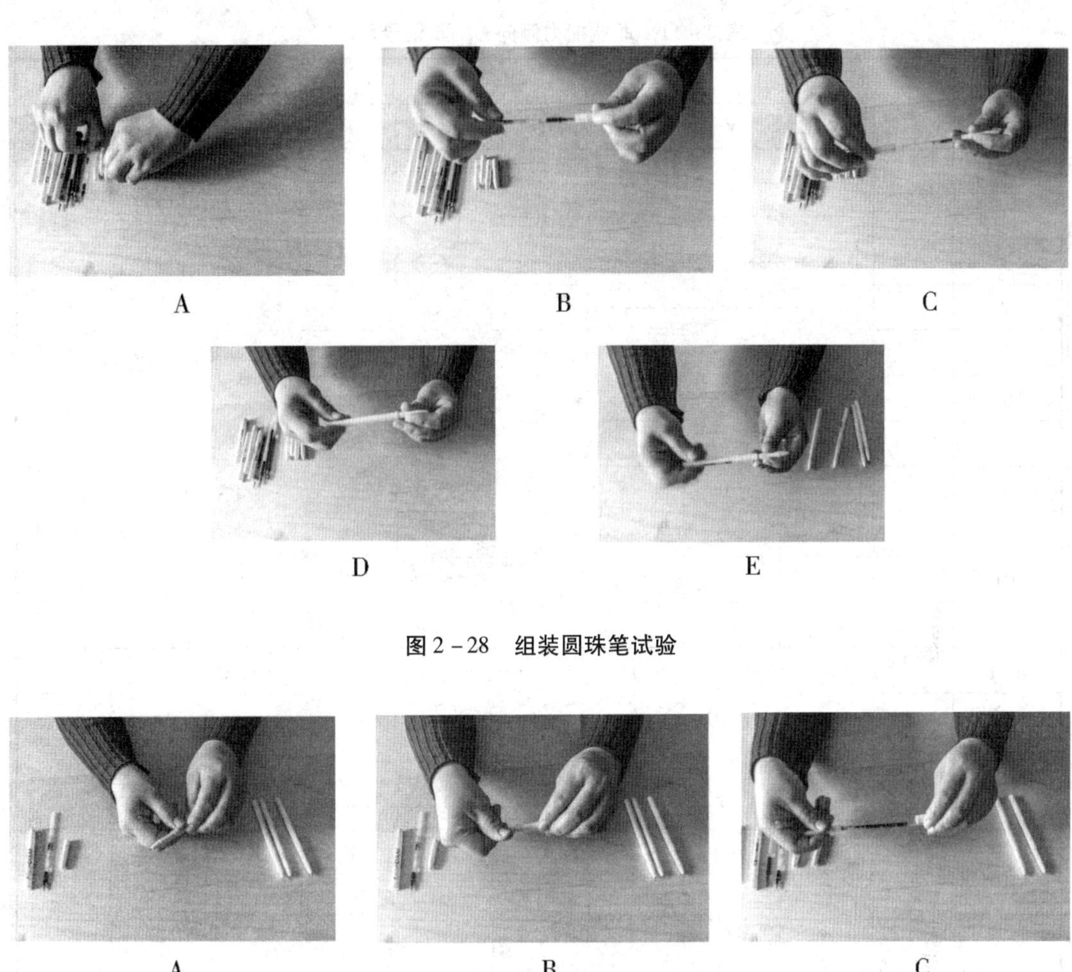

A B C D E

图 2-28 组装圆珠笔试验

A B C D E

图 2-29 拆分圆珠笔试验

3. 检查结果的归纳 通过以上 15 项测试，将测试结果记入检查结果记录表（表 2-11），可以判断障碍者以下 9 个方面的能力水平。

（1）智能（G） 理解指令和基本原理的能力，包括推理、解决问题和做出判断的能力，与在学校的学习成绩密切相关。

表 2－11 职业能力倾向 GATB 记录用表

检查名	粗分	换算分								
		G	V	N	Q	S	P	K	F	M
1										
2										
3										
4										
5										
6										
7										
8										
9										
10										
11										
器 1		( )	( )	( )						
器 2		( )	( )	( )						
器 3										
器 4										
适应性得分		G	V	N	Q	S	P	K	F	M
评价阶段										
（加算评价阶段）		+8（ ）	+8（ ）	+8（ ）	+8（ ）	+10（ ）	+10（ ）	+10（ ）	+12（ ）	+12（ ）

适应性检查	
A ~125	
B ~110	
（C）~100	
C ~90	
D ~75	
E	
评价阶段	认知 言语 计算 书写 空间 形态 共识 手指 手腕

注：（C）表示此值及以上有一定的就业能力；此值以下就业能力较低。

（摘自：平賀昭信ら，2009，職業関連活動学）

(2)言语能力(V)　理解文字意义并能有效应用的才能,包括领会语言,理解字词之间的关系,并理解整句及段落意思的才能,也包括表达信息和自己想法的能力。

(3)数理能力(N)　迅速而准确地进行计算的同时,能进行推理,解决应用问题的能力。

(4)书写知觉(Q)　表现在处理文字和表格有关细节方面,包括看出抄写的差异,正确校对文字和数字,避免运算错误的能力。

(5)空间判断能力(S)　能用思维想象几何图形,并能理解三维物体的二维表示,能够识别物体的空间运动关系。

(6)形状知觉(P)　辨认物体、图片或图表有关细节的能力,包括用视力去比较、辨别形状和图形以及线条的宽度与长度上的细微差别的能力。

(7)运动协调(K)　迅速无误地协调眼、手及手指进行精确动作的能力,也是准确而敏捷地做出动作反应的能力。

(8)手指灵巧度(F)　运用手指快速而准确地操作小物体的能力。

(9)手腕灵巧度(M)　轻松而灵巧地运用手的能力,包括用手及手腕做放置和旋转动作的能力。

GATB 记分采用标准分数,将各能力因素的原始分数(粗分)转换为标准分数后便可绘制个人能力倾向剖面图,并与职业能力倾向类型相对照,就可以从测验结果中知道能够充分发挥障碍者能力特性的职业活动领域。

(四)职业能力评价

职业能力评价是障碍者就业评价的主要内容,也是障碍者职业目标设定的主要依据。通过职业能力评价,对障碍者具有什么样的障碍特征和活动特性、在职业上有什么样的希望要求、适应什么样的就业形势等能够进行综合性的判断。

最具代表性的标准化工作能力评价方式是工作样本(work sample)试验,是 20 世纪 70 年代由美国 ICD(international center for the disabled)开发的。这种职业能力检查方法有时可能对于障碍者来说过于困难,不能够充分发挥自己的能力,很难产生使用感等,但是工作样本这种试验方法接近实际的工作内容和方法,通过工作样本试验,作业治疗师可以直接掌握障碍者的职业能力、作业态度、作业意欲、整体的耐久力等,同时还可以观察了解障碍者对工作内容的理解和对自己能力的理解。

工作样本试验改变了一般纸笔测验的静态测试方式,根据职业分类系统中某一职业或职业群工作任务和特征,设计了模拟工作内容,并予以标准化。传统上,工作样本与职业或职业群有着直接对应的关系。

1. 工作样本试验的具体内容　在我国比较常见的工作样本试验是微塔法(Micro - TOWER,Testing Orientation and Evaluation in Rehabilitation 的简易版),一共包括 13 个具体的项目,可以测试障碍者 5 个方面的能力,即协调能力、空间判断能力、执行能力、计算能力以及言语能力,具体内容见表 2 - 12 。

表 2－12　微塔法的评价项目

作业名称	作业内容	所评价的能力
1. 拧瓶盖、装箱	给 48 个瓶拧上瓶盖并装进纸箱内	Ⅰ. 运动神经协调能力:用手和手指正确操作的能力
2. 插小金属棒和夹子	在插孔和插槽内插入小金属棒和夹子	
3. 电线连接	用剥线钳剥出电线头并连在螺丝上,并用螺丝刀拧紧	
4. 看图纸	按三维法看图,记下物品尺寸	Ⅱ. 空间判断能力:正确理解判断图的能力
5. 描图	用 T 尺、三角板、圆规按样本描图	
6. 查邮政编码	从邮编手册中查出指定地区的邮编	Ⅲ. 事务处理能力:正确处理文件、数字资料的能力
7. 核对库存物品	将有错误的记录与正确的对照,并改正	
8. 卡片分类	将卡片按字母和数字的序列排好	
9. 分拣邮件	将邮件分发到指定单位的信箱中	
10. 数钱	用心算收款和找钱	Ⅳ. 计算能力:正确处理数字及数字运算的能力
11. 算钱	根据出勤计算应得的工钱	
12. 对招聘广告的理解	看广告条文回答提问	Ⅴ. 语言能力:读、写、理解文字及语言的能力
13. 传话、留言的处理	听电话录音、记下传话	

2. 工作样本试验的方法顺序　首先,向障碍者说明试验的目的、方法等,难以理解时可以利用照片或是录像等直观地说明,加强障碍者的理解,消除障碍者的紧张情绪。其次,进行全程示教,可以使用卡片,有必要的时候作业治疗师可以亲自示教并加以步骤说明。第三,在正式进行检查之前,各项内容通过作业治疗师的示教,在不计时的情况下,让障碍者进行适当练习 ,主要目的是在进行正式评价之前让障碍者熟悉所用器材和设备,还可以确认障碍者对于式样方法的理解程度。第四,试验开始或期间要对障碍者特定的技能和适应性进行细致的评价,同时对与障碍者工作能力相关的性格特征和兴趣也要进行细致的观察和评价。评价报告有两种形式,一种是由参加评价的作业治疗师进行叙述性的评价,要求作业治疗师条理清楚、全面、客观地描述障碍者在工作样本试验中的行为表现。此外,也有障碍者对自已在试验中的职业兴趣和工作态度等进行自我评价的方式(表 2－13)。

表 2－13　障碍者工作样本试验自我评价表

	作业内容	评价结果(分数)	评价标准
运动与神经系统	拧瓶盖　装箱	A. B. C. D.	A. 兴趣 非常喜欢 4,一般 3,不喜欢 2,非常不喜欢 1。 B. 是否想做同类工作 非常想做 4,一般 3,不想做 2,完全不想做 1 。 C. 对工作的记忆 非常容易 4,一般 3,比较难 2,非常难 1。 D. 是否已经会做此工作 能很好完成 5,能较好完成 4,基本能完成 3,不能完成 2,完全不能做 1。
	插小金属棒和夹子	A. B. C. D.	
	电线连接	A. B. C. D.	
空间判断	看图纸	A. B. C. D.	
	描图	A. B, C. D.	
执行能力	查邮政编码	A. B. C. D.	
	核对库存物品	A. B. C. D.	
	卡片分类	A. B. C. D.	
	分拣邮件	A. B. C. D.	
计算能力	数钱	A. B. C. D.	
	算钱	A. B. C. D.	
言语	对招聘广告的理解	A. B. C. D.	
	传话、留言的处理	A. B. C. D.	

3. 工作样本试验的特点　工作样本试验可以在小集团内进行,一般一个小集团有5～10人。首先,在试验实施效率化的同时,作业治疗师能够对障碍者在小集团作业活动中的活动动机和对作业活动能力的认识等进行比较客观的观察 。其次,在工作样本试验开始之前,对障碍者使用卡片、录像演示、作业治疗师的亲自示教说明以及障碍者的适应性练习等已经使工作样本试验具有客观性和标准化,便于研究分析和经验总结,便于职业关联活动的普及和发展。第三,在试验过程中,便于掌握障碍者整体适应性,有利于综合分析障碍者的就业能力和兴趣。第四,由于小集团性的试验具有客观性和标准化的特性,对障碍者可以进行集团性的分析和比较,集体讨论,掌握小集团内的障碍者之间相互之间对工作影响的因素。第五,工作样本试验的过程和实施地点可以提供与职业相关的各种各样的情报。第六,试验场所的选择、设施的利用具有广泛性,虽然试验条件具有标准化特点,但选择试验场所方法简单,试验环境具有真实性。

其他工作样本试验还有 VCWS、JEVS、Singer 系列等。下面介绍一下 VCWS(Valpar 组合工作样本)。VCWS 属于多重特质工作样本,由 Valpar 公司于 1974 年推出,此后逐渐成为职业评价的一个标准工具。经过几十年发展,目前的 VCWS 由 23 个独立的工作样本,以及 VCWS 300 系列灵巧度模块组成。

VCWS 01 小型工具:评价做出准确的手指和手部动作及在狭窄空间下使用小型工具的能力。

VCWS 02 区分大小:评价工作中区分尺寸大小的能力。

VCWS 03 数值排序:评价能否按照数字进行排序,完成归类和存档的工作任务。

VCWS 04 上肢活动范围:评价上肢关节活动和上半身工作的耐力。

VCWS 05 文书理解和能力倾向:评价各种文书工作技能,如信件处理、档案管理、回应电话、打字及记录能力。

VCWS 06 独立解决问题:评价注意细节,比较和辨别不同颜色的几何图形之间差异的能力。

VCWS 07 多层次排序:评价快速排序的能力,涉及颜色、数量、字母等组合的辨别能力。

VCWS 08 模拟装配:评价控制和利用双上肢重复进行装配工作的能力。

VCWS 09 全身活动度:评价全身关节活动度,以及躯干、手臂、手和腿等粗大运动的敏捷性和耐力。

VCWS 10 三级检测能力:评价从简单到非常精确的检查和测量技能。

工作样本试验应用以来,大大推动了职业评价专业的发展,同时也引发了一些争议。下面总结了人们对工作样本试验的优缺点评价。

优点包括:接近工作实际,容易提高障碍者的兴趣;通过直接测评障碍者的技能和兴趣,促进其自我了解;可以观察到障碍者实际的工作行为;从多方面评价障碍者的实际工作表现(技能、兴趣、体能、工作行为等);更多观察到障碍者身体在工作中的限制;雇主更容易了解和接受有关工作表现的评价结果;不受口语能力或阅读能力的限制。

缺点包括:评价工具不易编制,且难以及时反映就业市场的技术进步而容易过时;评价工具制作成本较高,且耗时过长(可能需数日);预测训练效果尚可,而预测实际工作表现的效度则欠佳;工作样本评价环境与实际工作环境仍有明显差异;工作样本不适用于部分有注意力困难的障碍者。

另外,职业能力评价还包括场面设定法和职务试行法。场面设定法是设置一个与实际作业场所相似的环境,让障碍者在这个类似的环境中进行职业活动,观察障碍者的行为和作业能力等,还可以根据设定的条件进行观察。场面设定法的优点在于相对于实际工作环境,可以将评价内容构造化,根据需要进行变更设定评价条件和内容,模拟特定的工作环境和内容进行评价,其结果具有比较高的信赖度,且在不固定的形式环境中,对于障碍者的活动规律、习惯以及人际关系等进行评价可以收到比较好的效果。但是作为工作场面设定评价法的短处,作业环境的设定需要相当大的场地,为了模拟真实的工作内容,需要准备必要的材料和装置,并且作为治疗师,要了解或具备相当的工作经验和基础。职务试行评价法是在实际的工作场所,以障碍者自身的适应行为为中心的评价方法,这种评价的优势在于可以为障碍者提供实际的工作环境并体验学习的机会,作业治疗师和雇主可以对障碍者履行职务的状况进行观察。但是由于是实际的工作环境,进行各种场面和环境的设定和各种条件的限制比较困难,多数的评价由职场的职员或领导来完成,不能够保证评价结果的客观与正确性，所以作为作业治疗师保证在就业场所对障碍者进行观察，并进行明确的客观的判断并进行有效的记录是十分必要的。

（五）就业过程综合评价

就业评价（On－the－job Evaluation）是典型的生态评价方法。具体来说，就是将障碍者安置在就业活动现场按照正常的就业活动时间和流程，与一般员工一起进行就业活动，提供有限的督导，系统地观察障碍者的就业活动行为等相关的特质，从而评价其重返原就业活动或从事新就业活动的能力，发现可能存在的就业活动障碍与行为表现。就业评价被认为是所有职业能力评价方式中最明确的评价方法。

就业评价与情境评价接近，但又有所不同。情境评价通常都在模拟的就业活动环境（也可能是实际的就业活动环境）下通过控制就业活动情境中的有关因素，以观察障碍者的就业活动；而就业评价一定是观察障碍者在自然的实际就业活动环境中的就业活动，及其与就业活动环境的互相影响。因此，就业评价比情境评价更能反映就业活动的真实情况。另外，情境评价通常只观察一段时间或只观察一次，而就业评价的观察时间则较长。

就业评价重点观察障碍者在可能适合其职业兴趣和技能的就业活动环境（如障碍发生前的就业活动环境，或是与就业目标相类似的职场和就业活动环境）中的性格、就业活动态度、职业能力倾向、就业活动技能和体能等各种特质，评价时限通常为1～2周。就业评价一般在职业能力评价的最后阶段，但近些年在支持性就业模式中，强调在早期进行。在支持性就业模式下，就业评价能够对障碍者的实际就业活动技能和下一步的培训需求提供有价值的建议。

就业评价过程中作业治疗师主要评价障碍者在没有任何额外培训或特殊的就业支持的情况下，个人满足生产力要求的能力。作业治疗师在评价过程中可观察到障碍者的最佳表现（能做什么，如能力倾向、就业活动技能和体能）和典型表现（想做什么，如兴趣、人格、价值观）。一个人在特定就业活动中的表现可提示其能否胜任其他类似的就业活动。如果障碍者不能有效地执行就业活动，就要确定障碍者不能满足哪些具体的就业活动要求。此时，作业治疗师就要考虑障碍者在就业活动方式上需要做哪些改进，提供何种职业培训或就业支持，以及需要配置什么辅助器具以提高就业活动效率等。在改进就业活动方式、提供培训或支持、配置就业活动辅具后，再次评价障碍者的就业活动表现。

就业评价一般包括以下内容：

1. 就业活动表现　包括现有的就业活动技能、就业活动潜能和其他特殊技能。
2. 就业活动行为　如与同事、督导的关系、出勤情况、对就业活动要求的反应等。
3. 就业活动耐力和体能情况。
4. 对环境的忍受程度（如对尘埃、异味、温度、湿度）。

与情境评价一样，就业评价也要使用系统性行为评价法和各式评价表。表2－14和表2－15就是一个就业评价的例子。

表2-14 障碍者就业活动行为表现评价

单位:＿＿＿＿＿＿ 评价时间:＿＿＿＿＿＿至＿＿＿＿＿＿

姓名:＿＿＿＿＿＿

*评分时,请参阅评价表现评分说明。

1. 就业活动态度	5	4	3	2	1
1.1 稳定出席	□	□	□	□	□
1.2 守时	□	□	□	□	□
1.3 集中精神的就业活动	□	□	□	□	□
1.4 就业活动的主动性	□	□	□	□	□
1.5 在就业活动上遇到困难主动寻求协助	□	□	□	□	□
1.6 克服就业活动上的困难	□	□	□	□	□
2. 就业活动能力	5	4	3	2	1
2.1 生产量	□	□	□	□	□
2.2 就业活动速度	□	□	□	□	□
2.3 就业活动质量合乎要求	□	□	□	□	□
2.4 能明白就业活动上的指示	□	□	□	□	□
2.5 体能耐力	□	□	□	□	□
3. 情绪方面	5	4	3	2	1
3.1 控制脾气	□	□	□	□	□
3.2 能保持平和情绪	□	□	□	□	□
4. 社交技巧及自我照顾	5	4	3	2	1
4.1 能乐意接受劝告并加以改善	□	□	□	□	□
4.2 沟通能力	□	□	□	□	□
4.3 与人合作	□	□	□	□	□
4.4 能与同事融洽相处	□	□	□	□	□
4.5 能保持令人满意的个人卫生及仪容	□	□	□	□	□
5. 评价者观察及评语:					
填表人: 填表日期:					

表 2 - 15　障碍者就业活动行为表现评价表——评分说明

1.1 稳定出席　出席率（所有病假及事假均属缺席）

5　出席率达 90% 以上

4　出席率 81% ~90%

3　出席率 71% ~ 80%

2　出席率 61% ~70%

1　出席率 60% 或以下

1.2 守时（包括按时上下班、休息、午餐或晚餐后按时返回就业活动岗位）

5　每月迟到或早退 1 次或以下

4　每月迟到或早退 2 ~3 次

3　每月迟到或早退 4 ~6 次

2　每月迟到或早退 7 ~10 次

1　每月迟到或早退 10 次以上

1.3 集中精神参与就业活动

5　经常(90% 以上时间)能集中精神参与就业活动

4　大部份时间(70% ~90%)能集中精神参与就业活动,另需额外休息或花时间在不必要的事情上

3　51% ~70% 时间能集中精神参与就业活动,其余时间花在不必要的事情上或额外休息

2　31% ~50% 时间能集中精神参与就业活动,常需额外休息或花时间在不必要的事情上

1　30% 或以下时间能集中精神参与就业活动

1.4 就业活动主动性

5　经常在完成指派就业活动后,会主动地要求新就业活动或自行安排有关就业活动

4　有时能在完成指派就业活动后,会主动地要求新就业活动

3　不需特别提醒能主动完成指派就业活动

2　大部份时间需在较多监督或鼓励下完成就业活动

1　不能独立完成就业活动,经常需要特别监督或鼓励

1.5 在就业活动上遇到困难主动寻求协助,或在不明地方要求进一步指示

5　经常(90% 以上的情况)能做到

4　通常(70% ~90% 的情况)能做到

3　有时(51% ~70% 的情况)能做到

2　少有(30% ~50% 的情况)能做到

1　甚少(30% 以下的情况)能做到

1.6 能克服就业活动上的困难

5　经常尽力克服就业活动上的困难

4　通常会尝试克服就业活动上的困难,或在鼓励下会尝试克服就业活动上的困难

3　大部份情况下,在鼓励下会尝试克服就业活动上的困难

2　大部份情况下,不愿意尝试克服就业活动上的困难

1　经常不愿尝试克服就业活动上的困难

（以下的一般就业活动者是指社会上的就业活动者）

2.1　生产量

5　生产量达一般就业活动者水平 90% 以上

4　生产量达一般就业活动者水平 71% ~90%

3　生产量达一般就业活动者水平 51% ~70%

2 生产量达一般就业活动者水平 31% ~50%
1 生产量达一般就业活动者水平 30% 或以下
2.2 就业活动速度
5 就业活动速度能达一般就业活动者速度 90% 以上
4 就业活动速度能达一般就业活动者速度 71% ~90%
3 就业活动速度能达一般就业活动者速度 51% ~70%
2 就业活动速度能达一般就业活动者速度 31% ~50%
1 就业活动速度能达一般就业活动者速度 30% 或以下
2.3 就业活动质量合乎要求
5 就业活动质量经常(90% 以上)能合乎要求
4 就业活动质量通常(81% ~90%)能合乎要求
3 就业活动质量一般(71% ~80%)能合乎要求
2 61% ~70% 就业活动质量合乎要求或较一般就业活动质量要求略低
1 60% 或以下就业活动质量合乎要求或较一般就业活动质量要求偏低
2.4 明白指示能力
5 能迅速明白一般指示,并能理解较复杂的指示。
4 能明白一般指示,但对较复杂的指示有时需要重复提醒。
3 能明白一般指示,有时需要重复提醒。
2 经重复提醒后,才能明白大部份指示。
1 经常在重复提醒后,仍只能明白少部份指示。
2.5 体能耐力
5 能长时间应付体力劳动的就业活动 (如每日 4 ~ 5 小时搬运 10 ~ 25 磅货物)
4 能应付短时间少量体力劳动的就业活动(如每日 2 ~ 3 小时搬运 10 磅以下货物)
3 有时能协助少量体力劳动的就业活动 (如搬运轻巧货物)
2 只能应付轻巧或安坐就业活动
1 负责轻巧或安坐就业活动,仍经常感到疲乏
3.1 控制脾气
5 能用适当有效的方法去处理不合理批评或挑衅
4 采取不理会或忍受的态度去处理不合理批评或挑衅
3 用不雅/消极语言或态度去回应不合理批评或挑衅
2 用粗暴行为去应付不合理批评或挑衅
1 在没有挑衅情况下,有粗言及粗暴行为
3.2 能保持平和情绪
5 经常能保持平和情绪以维持良好就业活动表现
4 情绪甚少(约每月 1 次)不稳定,并能保持一般就业活动水平
3 情绪有时(约每星期 1 次)不稳定,但就业活动表现仍可接受
2 情绪较多(约每日 1 次)不稳定,并使就业活动表现有失水平
1 情绪经常(约每日数次)不稳定,并严重影响就业活动表现
4.1 乐意接受劝告并做出改善
5 经常乐意接受劝告,并积极做出改善
4 通常愿意听取劝告,在提醒后做出改善
3 接受劝告,但通常需较多提醒后方有改善
2 通常不听取劝告,无实际改善行动

1	通常对劝告做出反驳或经劝告后表现更差
4.2	沟通能力
5	经常能有效地与人沟通，能清楚表达自己的意见、感受及需要，能适当地回应别人的说话（包括声音清晰及说话清楚）
4	适当回应别人的说话，能表达自己的意见、感受及需要，有时需要对方澄清
3	表达自己的意思、感受及需要有一定困难，经常需要对方澄清
2	不能清楚表达自己的意见，感受及需要，别人难明白其意思（如说话含糊，咬字不清）
1	默不作声/词不达意/语无伦次
4.3	与人合作（能与人分工合作，集体完成就业活动）
5	经常（90%以上的情况）能做到
4	通常（70%～90%的情况）能做到
3	有时（51%～70%的情况）能做到
2	较少（30%～50%的情况）能做到
1	甚少（30%以下的情况）能做到
4.4	能与工友融洽地相处
5	经常能与工友融洽相处
4	能与大部份工友友善相处
3	很被动地与工友交往，只在接触时有简短的回应
2	有时与其他工友有磨擦，不易为部份工友所接受
1	经常与别人争执，很难为别人所接受
4.5	能保持令人满意的个人卫生及仪表（面部及皮肤清洁、头发清洁整齐、衣服整洁、指甲清洁等）
5	经常能保持令人满意的个人卫生及仪表
4	通常能保持令人满意的个人卫生及衣着，可存在一两处可改善者
3	个人卫生及衣着尚可接受，有两三处可改善者
2	个人卫生及衣着不大整洁，有多处须改善者，不易为人所接受
1	经常个人卫生欠佳或衣着不整洁，难为别人所接受

就业评价有如下几个优点：首先，障碍者在真实自然的就业活动环境下参与就业活动，使评价者观察到障碍者对环境的反应，以及环境对障碍者的反应，提高了就业预测的准确性；其次，提供个人自我表现的机会，按时汇报就业活动，并响应督导；第三，现场督导员可以补充评价者对个人就业前景的判断；第四，节约了评价的设备成本支出；第五，就业活动督导的积极建议有助于将障碍者安置到有类似职位的用人单位。

缺点包括：第一，社区内很少有就业评价的机会；第二，就业活动场所中的督导可能不愿花时间评价，甚至可能把障碍者当作廉价的帮手；第三，评价就业活动表现的标准化程序可能没有实用性；第四，不成熟的就业评价可能加剧人对社区就业活动的恐惧和焦虑；第五，非常耗时。

四、就业环境的评价

就业环境的评价是指为了使障碍者能够达到就业的目的，对影响其就业的环境侧面进行客观的评价。包括职场环境、社区生活环境以及职业生活环境。

（一）职场环境

职场由多个环境侧面组成，包括物理环境、技术环境、组织环境、心理社会环境、经济环境以及职场外的环境。

物理环境是指障碍者就业所需要的物理性条件和限制,如工作时需要的操作空间的大小;工作环境的照明条件;是否需要换气;需要的清洁程度;如何进行保洁;是否需要音响设备;是否有振动即振动的程度;是否有温度和湿度的要求,如何控制;工作环境是否具有危险性,具有多大程度的危险性,需要什么样的防护措施;工作中使用的材料、工具等是否环保,有没有毒性,需要的保护措施;操作的机械设备有没有限制、注意事项以及禁忌等。

技术环境是指为了工作成果或产品而形成的系统化的手段和技术。但是即使是相同的工作内容,生产相同的产品,形成的技术环境也是有很大区别的。所以在技术层面需要有一定的精确度和正确率,需要障碍者在生产过程中熟练使用工具、器械和仪器等。另外,还要具备对工作的责任心,掌握工作中使用的材料、装置、仪器等的相关知识和使用方法等。最为基础的是全身肌力、手的使用、对于紧张的忍耐程度等身心机能的耐久性。

个人组织能力和心理社会方面是障碍者就业能力的一部分,为了完成工作,障碍者有意识、有计划地建立相应的组织结构,规定各个部分的工作内容,明确每一个人发挥的作用,并在工作和生产过程中善于协调等能力是障碍者在工作过程中复杂的执行能力的体现。职场内每一个人之间因为工作相互联系,即使是做同样的工作,每一个人的价值观和行为规范也是不同的,这需要障碍者具备和这些人建立和谐人际关系的能力。另外,除了障碍者本身的技能以外,社会对障碍者能力的认同,消除偏见,让障碍者得到相应的报酬是障碍者安心就业,发挥自己能力,为社会创造价值的基本条件。

在职场中障碍者作为其中一员和其他人员一样应具备以下三个条件:其一,职务范围内,在工作内容和性质相同的情况下,相互沟通后不会产生任何障碍或是困惑;其二,与所有人一样要具备一定的资质、技术经验以及能力,了解作业内容,了解自己担当的责任;其三,同样的职务,担当的责任种类和程度是一样的。

但是障碍者毕竟是有障碍的人,所以对其是否能够适应职场的活动特性,就业内容、使用的机械、就业环境等是否需要改善以及如何改善等,需要明确地详细地进行观察、测量和阐述。

(二)社区生活环境

障碍者就业并适应某一项工作,准确地掌握职场以外的生活环境是十分必要的。因为职场和职场以外的生活环境是密不可分的整体,他们相互依存,互为基础。所以障碍者的住宅是否根据障碍者的障碍进行了改造;在社区的出行、购物等是否方便;是否能够得到来自家庭和社区在人力和物力上的支持与帮助;在福祉制度上是否能够及时得到相关的信息和解释说明,并在一定程度上能够灵活运用福祉制度;是否能够和其他人一样参与一些社区的业余活动等都属于社区生活环境的范畴。

(三)职业生活环境

职业生活环境是指围绕障碍者所提供的就业指导中心、福利工厂以及就业咨询与培训等与障碍者就业相关的就业服务机构。职业生活环境应根据障碍者的志向、能力、资质等判断障碍者应在什么样的职场就业,以及从事什么样的职务或工作,同时判断障碍者是否具备技术革新的能力和潜力,能否开发出新的职业等。此外,还要调查障碍者是如何了解社会福利制度及其变化的,是否有相关服务机关担当这样的工作,障碍者是否能及时适当的利用这些福利和制度等。

现在，就业形式不拘一格，也会有障碍者由于种种原因可能会选择在家中就业，特别是现代社会，伴随着网络的发展，在自家内就业，成为自主创业的一种形式。通过网络完成就业，达到为社会贡献得到相应报酬的目的，对于有些障碍者可能会是十分便利的就业方式。

（四）评价结果的整理与总结

障碍者就业评价最终要将障碍者的重要问题进行分解，并进行测量分析，然后对障碍者的就业选择进行综合性判断。在这个过程中既有因子分析又有综合性分析。因子分析方法是根据每一个障碍者的特性或是评价因子进行个别测量分析；综合性分析方法是根据障碍者的综合性能力，将其放到一个特定的场合，设定活动课题，观察、分析障碍者完成课题的能力。应该强调的是必须从考虑客观和主观两方面对障碍者进行职业评价。障碍者经常会有"我想做什么"或是"我的事情自己能够做"等语言出现，这些表现都是主观性的职业评价。相反的，作业治疗师根据收集和评价的结果，经常会有"就这个经历来说，这个工作是可能的"或是"因为有一定的障碍，组装性的工作完成困难"等判断性言语，这些为客观性的职业评价。所以在评价中，作业治疗师既要将评价从主观向客观上诱导，又要将客观带回到主观上来。从主观到客观是对障碍者就业的希望和目标进行检查和因素分析，并明确障碍因素；从客观返回到主观是指在评价中，有时会使用难以理解的专业用语来描述评价内容、信息以及障碍因素，为了使障碍者能够理解并接受，转换方法和手段对障碍者进行解释。

1. 如何进行评价后的具体分析　评价结束后，将评价结果进行汇总、整理后，做出正确的解读、合理的解释，发掘评价结果背后的信息，还原障碍者的真实面貌十分重要。并以此对下一步职业康复提出建议，供障碍者和为障碍者提供服务的作业治疗师参考，作为制订适合障碍者的职业康复计划的依据。作业治疗师在分析评价结果时，不仅要分析障碍者的信息，还要结合障碍者所处的环境因素进行分析，包括环境中的障碍，障碍者可利用的社会资源。还应注意评价结果是否能够与前期障碍者的基本资料相互印证，不一致的地方需要进一步通过面谈或评价进行探究。必须谨慎对待对结果的解释。

结果分析应对障碍者的优势、限制和喜好进行分析。优势包括障碍者的特长，所处的环境中有哪些有助于达成康复目标的因素；限制则代表与障碍有关的特质；喜好代表障碍者的兴趣和需求。从这三方面进行组织评价，有助于职业康复计划的制订和实施。

分析障碍者个人的优势与限制后，作业治疗师要据此假设选择可能适合障碍者的工作环境。这个过程务必谨慎，因为这个假设是根据评价结果做出的，如果评价结果有偏差，则可能误导障碍者的职业计划，导致无法实现职业目标。因此，当新的信息与假设不一致时，就要对其加以验证，并修正假设。

根据评价结果分析，提出与障碍者目标一致的工作环境，预测障碍者在该环境中的障碍和限制，并提出若干个解决这些障碍和限制的方法。预测实施介入策略后，障碍者在工作环境中的表现，判断能否达到职业目标，同时考虑各个策略的实际成本，包括资金、时间和精力等。

2. 关于评价报告　评价报告意味着对障碍者的职业评价基本完成，它是障碍者就业的根本依据，作业治疗师可以根据这一评价结果为障碍者客观地选择适合的就业内容。

职业评价报告的内容包括：

(1)障碍者的基本信息　包括姓名、年龄、住址、社会生活史、教育背景、工作经历、疾病和障碍名称、障碍程度、自己的兴趣和爱好、家庭成员情况以及在家中的社会和经济地位等。

(2)职业评价的目的　重点是尊重障碍者的决定，满足障碍者就业要求，为障碍者就业提供客观的理论支持，使障碍者根据自己的实际情况选择自己满意的工作，满足自己精神上和心理上的需求。但是作业治疗师要有目的地进行适当的引导，使障碍者能够客观地选择职业内容。

(3)评价结果摘要与解释　评价报告应重点列出有关障碍者的身体检查、心理测试、工作行为、潜在的就业环境等评价结果，指出与障碍者就业相关的优势、限制以及职业潜能，并对结果做出必要的解释。此部分内容也是针对评价前的疑问给出的答案。

(4)对职业康复服务的建议　这是评价报告中最重要的部分。根据障碍者的职业兴趣、自身的优势和限制，提出适合障碍者的潜在职业目标，并预期实现该目标所需的服务。

评价报告应以提供客观的评价结果为基础，避免掺杂评价人员的主观观察误差，影响他人的判断。

五、补充评价技术

补充评价技术是在作业治疗师的评价计划之外针对某些具体问题的评价。一般情况下，补充评价技术是在对障碍者进行评价和康复治疗过程中发现了新的问题或出现了新的治疗训练方法和理论时，由于可能会影响到障碍者的康复治疗效果，作业治疗师会考虑进行的针对性的补充评价，以判断这些新出现的问题或是新的技术和理论对障碍者的康复治疗效果的作用和影响。当然，进行补充评价的理由和补充评价的方法、结果，需要作业治疗师进行必要的、合理的解释和说明。

在就业援助的过程中，补充评价技术应用得比较频繁，一般在以下几种情况下必须进行补充评价。

1. 由于作业治疗师的评价计划不完善，在对障碍者进行评价过程中发现某些问题未被列入评价计划内容中时，需要进行补充评价并进行解释说明。这种情况一般在经验不足的作业治疗师的工作中比较多。随着工作经验的不断增加，这种现象会逐渐减少。但是，有时有经验的作业治疗师也会出现对障碍者制订的评价计划不完善，这需要作业治疗师在就业援助过程中不要过于依赖经验，减少偏见现象的发生。

2. 障碍者在接受就业援助过程中自身情况发生了比较大的变化，作业治疗师又缺少对障碍者在身心方面的某一方面或是某些方面的了解和掌握，阻碍了就业援助计划的实施，或是障碍者自身的变化已经影响就业援助计划的进行时，需要进行补充性的评价，以便掌握障碍者的实际就业能力和影响就业援助活动的因素。这样的补充性评价在就业援助活动中比较常见，主要是由于障碍者的评价训练环境和实际就业的职场环境不一致造成的。障碍者可能会表现出身体和精神心理两方面的变化比较突出，其中既有可能是向上的积极一面的变化，也有可能是相反的负面的变化，此时需要对障碍者在精神心理和身体上进行针对性的补充性评价。

3. 就业职场环境的变化带来的障碍者适应能力的变化，会影响到就业援助活动。有的障碍者是通过针对职场就业的内容和环境进行强化训练以后才进入实际职场就业的，有的则是直接进入职场进行适应性的就业援助活动。无论是哪一种情况，职场环境的变化都会直接影响障碍者的就业能力和职场的适应能力。甚至对有些具有精神疾患的障碍者就职能力可能会出现致命性的影响。所以一旦职场环境有了变化，有时甚至是微小的变化，作业治疗师都要根据障碍者的情况进行补充性的评价，以便制订新的援助计划，维持障碍者的就业活动。

4. 医疗和科技的发展带来了康复治疗技术的突飞猛进。作业治疗师对于新出现的评价技术、治疗技术的引进和使用，首先要考虑的是此技术是否适用于自己负责的障碍者，需要在了解和掌握新技术的同时，根据要求重新对障碍者进行相关内容和问题的评价。对于首先使用新的评价和治疗技术的作业治疗师，新技术的利与弊、适用于什么样的障碍和障碍者、具体的使用和说明以及对评价和结果的解释和说明是必要的。所以在就业援助的过程中，新技术的使用和评价属于就业援助活动中途引进的评价技术，归属于补充评价技术。

第二节　就业援助计划的建立和方法

障碍者的就业评价提出问题的方式与临床作业治疗评价提出问题的方式一致，根据国际生活机能分类(International Classification of Functioning，Disability and Health：ICF)把握障碍者的生活状态和能力。如图2－30所示。在ICF中将障碍者的健康状态分为身心机能和身体构造、活动、参加三个不同层面，而整体的健康状态又和障碍者所处的环境因素和个人因素有着密不可分的关系。根据ICF进行的评价，最后结果强调的是障碍者的生活能力水平，而不是以障碍者具有的障碍作为焦点，强调障碍者的弱势面。就业能力的评价也是要根据ICF将障碍者就业能力的各个侧面进行分析和解释，以此为依据对障碍者在就业方面给予援助。

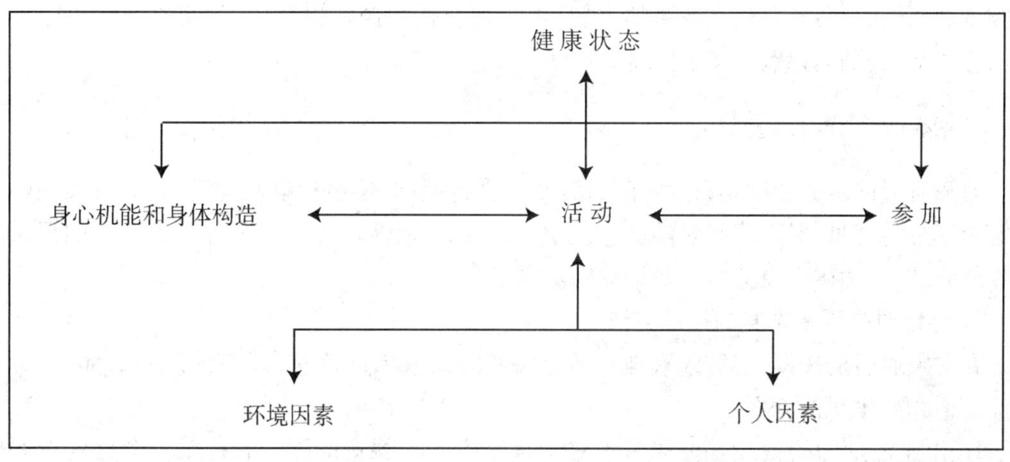

图2－30　ICF的因子构成与相互关系

一、如何建立障碍者的就业援助计划

作业治疗师首要的任务是将在评价中得到的障碍者的所有信息,特别是障碍者的现状和需要进行整理,然后,对给障碍者进行什么样的援助、建立什么样的援助和治疗计划进行充分的讨论,反复论证,最终制订具体的援助计划。随后将具体的援助计划向障碍者逐一说明,并将其中相关的有利点和不利点进行一一解释说明,让其在充分理解的基础上和作业治疗师一起共同商议,决定援助计划的细节。

制订就业援助计划的过程中最重要的是尊重障碍者本人的决定。作业治疗师在障碍者本人决定的过程中可以给予合理的建议和适当指导。但是,要注意的是双方都不要以障碍者生活中存在的困难作为就业援助的视点。对于障碍者的就业援助计划,要具有一定的挑战性,使障碍者在自己最大能力的基础上发挥出更大的创造性,这样能够开发障碍者的潜能,增加障碍者为社会做贡献的信心,这一点对障碍者的就业尤为重要。

当然也会存在许多问题,作业治疗师与障碍者的意见不一致时,作业治疗师要尊重障碍者自己的决定。最好的解决途径就是根据障碍者的选择和需要,为其提供相应的体验场所,让其在实践中进行客观的判断,并和作业治疗师一起讨论体验结果,找到问题的原因,最后达成一致。

一般情况下,在援助计划建立过程中,作业治疗师向障碍者提供体验场所,对障碍者决定自己的就业内容和方向具有积极的帮助作用。在某些情况下,障碍者可能要反复进行体验,与作业治疗师反复进行商讨,才能做出自己的判断,但是无论如何对障碍者来说都是一个决定自己就业意愿最好的且最客观的解决方式。

还要明确指出的是,在援助计划的建立过程中,每一个已经决定的内容都不是最终性的,如果在某个阶段障碍者的某个体验开发了障碍者更高水平的机能,挖掘出了新的潜能,具备了新的能力,作业治疗师有必要根据障碍者的要求和现实能力,与障碍者一起再次进行讨论,修改就业目标和援助计划。

向障碍者提供和说明的具体治疗计划应该包括:治疗、教育和训练的必要性;障碍与功能改善需要的时间;康复治疗的具体内容;有无社会性资源可以利用;作业治疗师对以上这些内容要征求障碍者意见,需要障碍者确认并同意签字。

二、就业援助方法

对障碍者的就业援助不只要对障碍者本人进行援助,还包括就业环境的调整;关注障碍者家族成员的意见;对于障碍者的就业、家庭成员以及就业环境的要求等各个方面的记录与报告的整理;对障碍者就业援助效果的判定等。

(一)针对障碍者本身的援助方法

在对障碍者的援助上,健康管理对于障碍者是比较大的课题,其中包括两大部分,身体机能方面和心理机能方面。

1. 作业治疗师的治疗　健康管理对于每一个要求就业的障碍者都是一个比较重要的课题,所以作业治疗师首先需要对障碍者进行自我健康管理的内容进行详细整理,必要的情况下要和障碍者的临床主管医师取得联系,掌握障碍者的疾病和障碍的具体情况。这对障碍者在就业活动中的身体健康情况的把握具有很大的帮助。如障碍者的疾病是否稳定,每天的就业活动过程中,对自己的身体和疾病需要什么程度的关注;是否需要服药,服药的时间以及药物的种类自己是否能够把握,所服药物是否具有副作用;在身体出现不舒服时,是否能够及时发现并能够请求他人的帮助;每天能够就业的时间,每周或每月在职场工作的时间;是否需要定时去医院复诊,具体复诊时间,复诊的间隔以及时间的长短等。

对于患有精神障碍的障碍者,在职场中除了以上内容外还要了解引起障碍者身体不适的原因,造成精神症状恶化的因素,障碍者是否能够把握自身情绪的变化,当感觉到心情和身体不舒服时是否愿意让同一职场的人了解自己的障碍,并在必要时主动寻求别人的帮助。

在对障碍者进行援助的初期,作业治疗师首先要进行的是帮助障碍者加强自我健康管理的意识,使障碍者在职场就业活动中形成比较固定的活动规律,在能够关注自己身体健康状况的基础上履行职责。对在援助活动中不能及时适应的障碍者,作业治疗师要及时掌握其不能适应,产生心理变化的原因,对其进行疏导,帮助障碍者及时适应,确保援助活动的顺利进行。

如果障碍者在履行自己的职责过程中能够独立地对自己的健康进行合理管理,那么就可以让其向实际职场进行平稳过渡。

2. 对障碍者的教育　有相当一部分的障碍者在障碍之后,职业能力和职业内容都会发生比较大的变化,即使康复后回归原来职场,由于障碍的存在,在身体或心理上,就业能力多少都会有一些改变,也需要重新进行职务试行的评价与教育。所以作业治疗师需要使障碍者掌握一定的就业应聘能力。

作业治疗师对障碍者最基本的就业教育,首先是指导障碍者如何利用职业介绍所、职业指导中心以及招聘广告;其次是确认障碍者是否能够书写个人简历和职业履历,要让障碍者掌握并学会个人简历和职业履历的书写方法;第三是让障碍者掌握与就业场所电话联络的方法以及参加职业招聘时的面试技巧等,甚至需要为障碍者提供反复练习的援助。

3. 对障碍者实施训练　对障碍者进行训练,针对的是障碍者的技能而不是疾病,主要目的是使障碍者获得比较稳定的就业生活,所以需要在障碍者就业前掌握一些必要的技能,为此作业治疗师要详细了解障碍者基本的就业活动习惯、人际关系、交流能力、日常生活管理能力、自己健康的管理能力等,这些在障碍者申请就业援助之前,作业治师在临床治疗时虽然已经纳入作业治疗计划,并且加以实施,使障碍者在身体.身心机能,活动能力以及社会参加能力上具有相当程度的自理和自立能力,但是有的障碍者还是需要进一步的强化训练,以应对今后的就业活动。但是,对于有就业要求的障碍者,这些并不是就业的最困难和最重要的问题,重要的是要将视点放在障碍者进行就业活动时如何对其进行援助,援助的内容与援助的程度等问题上。

为了障碍者就业能力的获得,作业治疗师常用的是对其进行相应就业能力的训练,在获得一定的技能以后,再让其进行一系列的就业训练,最后安排障碍者进入职场,进行实际职场的就业活动,对就业期间出现的问题作业治疗师随时进行各个方面的调整。但是经常会出现的问题是,先前通过相应就业训练得到的技能,在实际就业场所中应用仍然比较困难,大多数是因为环境变化产生的影响,所以作业治疗师要改变先训练再就业的理念,让障碍者在就业的过程中接受援助,在实际的就业场所让障碍者直接掌握各种应对技能。这样就解决了障碍者在实际就业场所应用困难的问题。

4. 与其他相关单位的协调　障碍者在医院或其它设施内进行治疗和训练的环境是有一定的限制的,所以无论是临床医院中的作业治疗师还是设施的中的作业治疗师,根据障碍者的就业意愿,要积极地与职业指导中心的作业治疗师联系,争取让障碍者能够尽早的接受职业技能的训练,适应就业生活和职业环境。必要的情况下,可以根据我国有关障碍者就业的法律规定,联系相关的法律机关在法律层面上进行援助。

(二)环境调整

为了使障碍者能够获得长时间的持续性的就业,从就业开始对雇用职场的随访十分重要,在障碍者和职场之间作业治疗师会起到桥梁的作用,使障碍者能够及时得到作业治疗师的援助,逐渐适应职场环境,更早地获得长期就业的机会。

随访通常采用职场访问或电话联络的方式。一般情况下,在障碍者进行就业面谈时,作业治疗师就可以向职场的负责人事先进行说明和预约,今后在需要进行职场访问或是电话联络了解障碍者就业情况时就会比较方便,不会遭到拒绝。对于职场方面,由于有了预约,也会精心准备,提供关于障碍者就业活动的更客观全面的信息,以收到较好的随访结果。

职场访问应在障碍者需要调整的必要时期及时进行。通常情况下,根据对障碍者的评价结果和综合性的判断,可以预先推算出障碍者在就业过程的什么时候需要得到援助,什么时候需要进行环境的调整。如果到了需要调整时期再做决定,可能会错失调整的最佳时机,对障碍者的就业造成不可挽回的损失。

一般情况下,作业治疗师会与职场方面约定,在障碍者就业的第一天、第三天、两到三天以及第三个月左右进行职场访问。这需要事先得到职场负责人的许可,与他们直接见面,了解障碍者就业期间与其他职员和领导之间的关系,障碍者在职场对各种事情的处理能力和应急能力,处理得是否得当等。同时作业治疗师在职场访问时可以和障碍者直接面谈,听取障碍者在职场就业的感受,观察障碍者的就业行为,注意其表情等细微变化,必要的情况下可以对障碍者进行实际就业能力的指导,直接指出其就业方面的问题并指导其掌握解决问题的方法。

除此之外,在有可能的情况下,作业治疗师可以多接触与障碍者一同供职的其他就业人员,多角度收集障碍者在职场就业活动的信息并进行分析,在障碍者就业过程中的问题表面化之前,对障碍者的心理环境、物理环境以及职场环境进行适当的调整,让障碍者更快更好地适应就业活动,获得持久的就业能力和就业机会。

应该注意的是作业治疗师进行职场访问时,最重要的不是职场访问技术和相关知识掌握得多与少,而是对障碍者就业场所的相关领导与职员存有的感激之心。在我国,虽然在法律上已经有关于雇用障碍者就业的相关法律法规,甚至对雇用障碍者的企事业单位给予一定的奖励和弥补,但是由于在障碍者就业问题上还存在着各种各样的偏见,致使障碍者在就业种类和就业环境上存在着非常大的阻碍。障碍者就业多依赖于社会的热心与关怀,也依赖于障碍者与就业相关人员建立良好的人际交流关系,所以作业治疗师需要其他相关人员的支援与协助,这一点对障碍者就业活动和作业治疗师的援助活动是相当重要的。

(三)与障碍者家人的沟通

障碍者的就业基础是日常生活安定,只有日常生活安定才能够保障障碍者就业活动的完整性和可持续性，保障障碍者的就业质量，从而提高障碍者及其家人的生活质量。障碍者的日常生活离不开障碍者的双亲和配偶等家人的理解和帮助。障碍者作为家中的焦点人物，家人会给他们时时刻刻的关心与帮助。作业治疗师要保持与障碍者家人的联系，确定联系时间与联系方式，相互之间共享障碍者在家中和在职场各种活动的信息情报。了解障碍者在不同场合下的精神心理和行为状态，进行综合判断和分析，可以为障碍者的就业活动和适应就业环境等提供具有参考价值的信息。首先，根据障碍者的具体情况，对于障碍者在就业活动中将要发生或是有可能发生的问题进行预测，并准备解决预案，这对于障碍者的就业是十分重要的，可以防止障碍者在不明原因的情况下突然停止就业活动或是辞职。作为职场的经营者或是就业援助者，对障碍者就业援助的政策与规定要在障碍者进入职场履行职责之前向障碍者和家人进行解释和说明，并要确认得到他们的同意。对于障碍者和家人的意见，甚至是提出的一些特殊的要求要给予重视。如果不注重听取障碍者和家人的意见和建议，很有可能会使障碍者在就业活动中的某个环节出现问题，甚至会导致就业活动的失败。其次，要与障碍者家人保持联系和协作。当障碍者存在智力障碍或是精神障碍时，他们的日常生活可能会出现不同程度的变化，有可能每天的状态都是不同的。作为家人，如果障碍者的日常生活发生变化，这些变化产生的原因和程度等都应该及时与职场的援助者和作业治疗师进行联系，使他们能够及时了解和掌握障碍者的状况，并找出对应的处理措施。在职场中由于各种因素的影响，人们的情绪变化会经常发生，普通人可以自己进行适当的身体和心理的调整，有效约束自己，使自己适应职场环境和日常生活。但是障碍者对于外界和内在原因带来的情绪变化不能够及时和准确地调整，在就业活动中遇到困难时，需要周围相关人员的援助，使障碍者建立起有规律的日常生活和就业生活，提高他们处理某些困难和问题的基本能力。特别是让障碍者的家人提供障碍者的各种活动信息，如睡眠情况、睡眠周期、食欲及食欲的变化、每天说话量的多少与说话的内容、表情的变化、疲劳程度、对于职场行为的印象与描述等。使作业治疗师和职场的负责人对障碍者的变化及时做出调整计划。否则这些情况可能会成为障碍者精神问题的“恶化因子”，导致障碍者精神心理出现严重的问题。第三，要重视就业活动的过程，从障碍者家人的角度出发，即便障碍者已经就业，如果不能稳定和持久地就业，也会使障碍者的家人产生不满和担心。他们的担心不是能不能就业，而是能不能长时间就业和有稳定的收入，使障碍者在一定程度上自立。所以作业治疗师不能够只重视对障碍者最后就业结果的评价，重要的是障碍者的就业活动过程。就业过程中障碍者的优势和劣势是作业治疗师首先要掌握的，特别是对劣势的掌控和援助也是障碍者就业活动成败的一个关键，否则障碍者是不会得到完整而持续的就业机会的。

当障碍者具有就业欲望时，就业活动对障碍者就会成为一个实实在在的挑战，因为障碍者就业要克服各种各样的困难才能够获得就业能力和机会。作业治疗师要对障碍者达到就业目的而做出的努力进行评价，对障碍者在这个就业过程中所有的优点和不足甚至是缺点，需要和相关人员甚至家人一起详细地分析，并进行解释，研究讨论解决问题的途径，使对障碍者的就业援助更具有实际操作性，增加障碍者对就业活动的信心。相反，只重视就业援助结果的评价，会忽略障碍者为了就业而努力的过程中的利点和非利点，不能够充分解决就业援助中障碍者出现的实际问题，更严重的是会直接遗漏掉影响障碍者在就业活动中需要援助的关键性问题。这会导致障碍者出现对就业产生畏惧感，最终导致就业援助活动的失败。

(四)记录与报告

对障碍者的记录和报告不仅是指障碍者就业活动中的报告,应该包括从疾病发生开始的各个阶段的记录和评价以及与治疗相关所有的内容。障碍者从开始出现疾病进入医院进行治疗到就业活动,可能会经过多个医疗机关和就业单位的治疗和援助,将所有相关治疗人员和援助者的具体记录报告都集中在一起是不太实际的。每一个相关的治疗和担当的援助人员在障碍者转诊或是结束治疗时都会给出治疗结果、康复目标的判断和修改意见,其中也会包括就业目标,今后障碍者继续接受治疗和援助时,相关人员可进行参考,这一点十分重要。但是什么样的记录对障碍者就业活动是最为重要的呢?需要援助障碍者就业活动的作业治疗师和职场的负责人慎重地考虑。另外任何与障碍者就业相关人员的评价以及记录报告都不可能完整地记录、报告障碍者的所有的问题,需要作业治疗师综合障碍者所有的信息进行判断,这样之前各个阶段担当治疗的相关者的记录、报告和总结就比较重要了。

关于障碍者就业活动记录和报告的基本要求同其他康复治疗的记录和报告的内容一样,包括对障碍者基本状态、康复治疗目标(就业目标)、障碍者在住院期间及在其他设施内的治疗训练和就业活动的过程与结果、在治疗训练过程中变化的过程以及康复目标变化的过程等。首先,障碍者的基本状态是根据国际生活机能分类(ICF)对障碍者进行的生活能力的评价和判断,其结果既可以参考其他部门的相关人员对障碍者的评价结果,也可以再次对障碍者进行评价再次进行确认,其中要注意的是尊重障碍者本人的意愿,以其生活能力水平为视点,客观地进行评价,出具评价记录报告,避免强调障碍者的障碍。其次,作业治疗师要了解和掌握障碍者就业活动中的目的和需要。障碍者就业活动中,作业治疗师的援助计划也和临床治疗中作业治疗师的治疗程序是一样的,通过短期目标的实现和积累,最终达到对目标职业的熟悉和掌握,最后达到就业的目的。对障碍者在就业活动中各个短期目标的完成过程要详细地加以记录,包括出现的问题和解决方法以及最后就业目标达成情况以及障碍者在其间的行为表现等。其中要求作业治疗师的记录要按照时间顺序和问题发生的顺序进行记录,并要求关注障碍者在就业活动中经常反复出现的问题。需要对障碍者难以解决的问题给予特殊的援助时,援助的内容、方法、时间以及效果,在记录报告中需要明确加以记录、说明。第三,在障碍者在实现就业目标的过程中,对障碍者的援助目标的变化和修正,有必要进行详细的记录,其中包括了障碍者在各个职场环境的表现,从中可以判断障碍者适应各种职场的环境变化和自我调整能力,便于作业治疗师制订下一步的治疗目标。有必要时还可以根据记录判断障碍者的就业目标是否适合障碍者本人的就业能力。如果需要对障碍者进行就业目标的修改,需要得到障碍者本人和家人的认同,作业治疗师必须将就业目标修正的原因,是否得到障碍者和家人的同意、被修正的目标内容以及作业治疗师对于援助内容的修改等要详细地记录和说明。

(五)援助效果的判断

通过障碍者自己的选择再加上作业治疗师的援助,障碍者及其家人、作业治疗师及其他相关人员期待的结果要符合三个基本条件:首先,障碍者最终获得的就业能力,能否维持障碍者以及家人的日常生活,使自己和家人的生活质量得到改善和提高。其次,通过就业活动,障碍者在心理上是否得到了满足,是否能够得到职场以及社会的承认,获得他人的尊重,障碍者能够获得与普通人一样的社会地位。第三,障碍者获得的就业能力和技能是否能够发挥他(她)的个性，在就业活动中是否具有满足感；是否能够发挥自己的潜能，开发新的技术和能力，提高自己的综合实力，在职场环境以及社会上得到更高的地位。

（吴葵　孙知寒　颜如秀　杨舒涵）

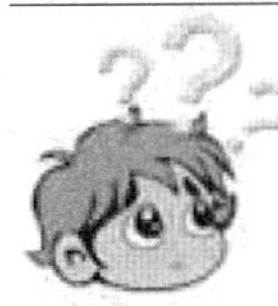

思考题

1. 作业治疗师通过与障碍者进行面谈能够了解到哪些相关内容？注意事项有哪些？
2. 观察是如何分类的？
3. 如何减少观察过程中的误差，保证观察结果的客观性？
4. 配戴肩胛带、上肢和前臂假肢的障碍者进行作业课题操作详细的评价标准是什么？
5. 手在日常生活活动中的使用上有哪些特点？
6. 韦氏成人智力量表包括哪些内容？
7. 对障碍者进行就业满意度调查和疲劳程度调查具有什么样的意义？
8. 一般职业适应性检查(GATB)包括哪些内容？
9. 职业能力评价中常用的微塔法包括哪些具体内容？
10. 微塔法具有哪些优势与缺点？
11. 就业职场环境评价的目的和内容是什么？
12. 如何对障碍者建立就业援助计划？
13. 对障碍者进行的就业援助包括哪些内容？

第三章　对身体障碍者的就业援助

学习目标

1. 重点掌握对身体障碍者在机能和就业能力上的各种评价、准确判断身体障碍者在日常生活活动中的自立程度、明确早期治疗早期康复的原则。

2. 掌握从急性期开始的对身体障碍者就业援助的手段和促进改善身体障碍者适应职场环境的方法。

3. 了解职场环境调整的过程和障碍者适应职场环境的过程。

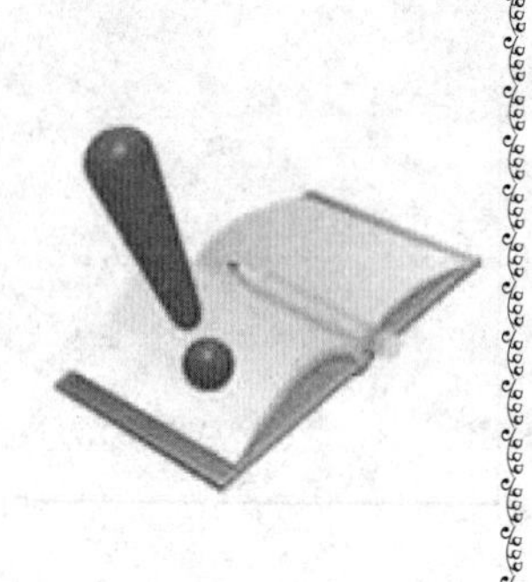

从本章开始将着重介绍作业治疗师对将来涉及到就业活动能力的不同障碍者进行的就业援助,其中包括身体障碍者、精神分裂障碍者、抑郁障碍者、高级脑功能障碍者以及智力障碍者等。针对每一类型障碍者的障碍特点和作业治疗师在就业援助活动中的评价、技能训练、职场环境调整等进行了较详细的描述,其中包括对每一类障碍者在接受就业援助过程中的每一个治疗训练阶段的注意事项和出现紧急情况时的应对措施。

身体障碍者包括视力障碍、言语障碍、听力障碍、肢体障碍、身体内部障碍等五大部分。

视力障碍者也被称为视力障碍,是由于各种原因造成的视觉器官或是大脑的视觉中枢的结构或功能损伤导致的双眼不同程度的视力损伤、视野狭窄,甚至是视力或视野功能完全丧失的现象。这些情况很有可能导致视力障碍者失去学习和参与就业活动的能力。造成视力障碍的原因可分为先天性原因和后天性原因两大部分。先天性的原因包括遗传、胎儿期的因素、近亲结婚以及其他的因素。后天性的原因包括全身或是视觉器官本身的疾病、外伤、心理因素等。

言语障碍是由于各种原因导致的不同程度的言语困难(经治疗一年以上不愈或病程超过两年者),言语障碍者不能或是难以进行正常的语言交流活动。造成言语障碍的原因比较复杂,除了听力障碍以外,智力发育迟缓、儿童孤独症、脑瘫患者言语环境不当、中枢性神经疾患、脑外伤等都可能引起言语障碍。根据造成的原因不同,言语障碍的种类也不同,其中包括听力异常带来的言语障碍、语言发育迟缓、失语、构音和发音障碍、口吃等。

听力障碍是由于某种原因造成双耳听力丧失或是听力下降,听不到或听不清周围环境的声音造成人与人之间的言语交流困难。造成听力障碍的原因既有先天性的也有后天性的。先天性原因包括父母近亲结婚、胎儿期母亲受到病毒侵袭、产伤等。后天性原因是营养缺乏、病毒感染、抗生素等药物的使用、外伤等。

肢体障碍是指人体运动系统的结构和功能损伤，或是四肢躯干瘫痪畸形，引起的人体运动功能不同程度的丧失而导致活动与参与受限的现象。其中包括上下肢因疾病或发育异常带来的缺失、畸形以及各种功能障碍，脊柱因伤病和异常发育造成的畸形和脊髓功能障碍，周围和中枢神经系统疾病或是发育异常带来的躯干和四肢功能障碍等。

另外，还有一类被称为身体内部障碍，是指除中枢神经系统以外的身体内部组织疾患（如心脏、肾脏、呼吸器官、肠以及免疫系统疾患等）长期不愈带来的各种障碍，一般中老年人较多。

根据2006年调查统计的结果，我国现有障碍者总数为8296万人，占我国总人口的6.34%。其中视力障碍者1233万人，占14.86%；言语障碍者127万人，占1.53%；肢体障碍者2412万人，占29.07%；精神障碍者614万人，占7.4%；智力障碍者554万人，占6.68%；听力障碍2004万人，占24.16%。

第一节　身体障碍者的特征

由于身体障碍者包括视力障碍、言语障碍、听力障碍、肢体障碍以及身体内部障碍，范围比较广，每一类障碍者又有自己具体的分类，所以作业治疗师详细掌握这些障碍者的特征也是比较繁琐和困难的。下面将对每一类障碍者的临床特征和障碍特点分别进行详细的叙述。

一、视力障碍者的临床特征和障碍特点

（一）视力障碍者的临床特征

首先，我们可以将在日常生活中见到的视力障碍者分为两大类：一类是盲人，盲人是指在日常生活中通过眼睛什么都看不到，观察不到，造成在生活上十分困难的人。其中，有的人是完全失明成为全盲，而有的人可能只会存在少许的光感。另一类是低视力障碍者，低视力障碍者一般是指双眼的矫正视力在0.1以下，可以完成一定的日常生活活动，但还是存在不同程度的日常生活困难。常见的引起低视力的疾病有白内障、糖尿病、夜盲症等。第三类就是视野障碍。视野障碍者可能会出现视野的幅度变得狭窄，形成视野缺损，也有的在视野中局部出现暗点；再有就是偏盲，是指障碍者视野的1/4或一半出现缺损等，常见的如脑垂体瘤造成的两耳侧的半侧偏盲，脑血管障碍带来的同侧偏盲以及围绕着视神经交叉部位血管动脉硬化带来的鼻侧偏盲等。

（二）视力障碍者的障碍特点

具有视力障碍的人由于看不到外界，缺失从外界通过眼睛带来的信息和刺激，对外界不能够进行准确的判断。日常生活中最常见的障碍就是步行时不能够准确地判断自己面前的障碍物，碰到障碍物容易跌倒；不能够通过眼睛判断方向，经常出现方向的判断性错误。视力障碍者最好的弥补方式就是依赖自己的听觉和触觉，盲人可以使用盲文和声音作为交流的手段，使用盲杖步行；低视力障碍者需要使用放大镜，增加照明的亮度弥补视力的不足。不论是盲人还是低视力障碍者，在每天的身边活动、家事的处理活动以及外出的学习和就业

活动中无不充满着障碍和危险,造成活动与参与的困难。还应该强调的是先天性的视力障碍和后天性的视力障碍有着本质的不同。先天性的视力障碍完全靠声音和触压觉等对外界环境实现认知,而后天形成的视力低下通过语言的说明能够在大脑中形成印象,完成对外界环境的认知。

二、言语障碍者的临床特征和障碍特点

(一)言语障碍者的临床特征

言语障碍者根据形成的原因可以分为三大类:一类是由脑血管障碍和脑外伤等造成的失语,其中可以分为感觉性失语、运动性失语以及混合性失语。第二类是由于发音器官的形态构造和运动发生异常造成的构音障碍,如先天发育畸形,外伤造成的口腔、鼻、牙齿的形态变化以及脑中风等中枢神经障碍。另外,还有比较常见的口吃,口吃是说话时字音重复或是词句中断的现象,是一种习惯性的语言缺陷,原因在于遗传、神经生理发育、心理压力以及言语行为等多种因素,属于言语障碍中的语言失调的范畴。这些障碍者常常在与人交流时会出现恐惧心理,不愿意与人交流。其中许多口吃者会由于悲观的心理和消极的情绪使口吃的现象越来越严重,甚至"与世隔绝",出现社交性恐惧症。

(二)言语障碍者的障碍特点

有发音困难,但是没有言语理解问题的言语障碍者通过书写和文字板可以进行一般性的交流活动,甚至可以通过一些专门的手机应用软件利用手机和普通人进行交流。但是言语理解和表出困难的言语障碍者有文字的读写困难,与他人进行交流时必须使用一些辅助性的代偿手段,比如卡片等。声带等发音器官损伤造成的言语障碍,可以通过手术和使用声带发音法进行训练,让言语障碍者掌握最基本的交流能力。口吃的言语障碍者需要在心情放松的情况下进行交流性活动,同时可以使用一些手势、表情等身体性的语言帮助自己表达思想和感觉。

三、听力障碍者的临床特征和障碍特点

(一)听力障碍者的临床特征

听力障碍是指听觉系统的任何部分,即从外耳、中耳、内耳到神经传导路和听觉中枢之间任何一部分出现异常而导致听力不同程度减退的现象,常常被称为耳聋,但是实际上只有两耳均不能听到任何声音才能够称为耳聋;只出现听力受损,没有达到聋的程度的听力障碍,只能称为听力减退。

正常人最小听觉范围为0~25dB,轻度听力障碍的范围在26dB~40dB,中度听力障碍的范围在41dB~55dB,重度听力障碍的范围在56dB~70dB,极重度听力障碍的范围在71dB以上。

(二)听力障碍者的障碍特点

听力障碍者的障碍程度因障碍形成时所处的正常语言的形成时期的不同,而有着质的不同。在3岁之前,也就是语言学习高峰期之前造成的听力障碍,会使障碍者的声音言语学习出现困难,甚至完全不能获得声音性言语能力,同时也会影响到发音器官的正常发育。与这样的听力障碍者进行交流时,一般使用手语,同时使用视觉进行的代偿不能够缺

少。语言能力获得以后出现的听力障碍，对于发音器官和声音性言语影响不是很明显，但是在家庭和社会环境中因为受到听力障碍的影响，听力障碍者容易被孤立，引发心理性的问题。

四、肢体障碍者的临床特征和障碍特点

（一）肢体障碍者的临床特征

肢体障碍者是指由于人体的上下肢以及躯干的运动机能障碍而造成的肢体运动不自由或是不随意的人，俗称为肢体瘫痪障碍者。所谓的瘫痪是指支配肢体运动的神经系统处于麻痹状态，不能够支配相应的肌肉、肌肉群以及感觉，所以也会被称为运动麻痹和感觉麻痹。我们经常见到的瘫痪有四肢瘫、双瘫、偏瘫以及单肢瘫。四肢瘫中常见的有高位脊髓损伤、双重性偏瘫、脑外伤以及脑瘫。他们通常不能够随意支配和利用自己的肢体。双瘫常见的有胸腰段以下的脊髓损伤、截瘫型脑瘫、脊髓空洞症等，这些障碍者双手和双上肢不存在因为瘫痪造成的运动机能障碍，在躯干比较稳定的前提下可以完成和普通人一样精细的难度较大的活动。偏瘫常见于中枢神经损伤，如脑卒中、脑外伤、偏瘫型脑瘫等。障碍者一般是一侧上下肢的运动与感觉处于瘫痪状态。单肢瘫是指障碍者一个肢体出现运动和感觉的异常或瘫痪，在实际临床诊断中并不常见，多见于轻度的脑卒中、脑外伤、脑瘫以及一些周围神经损伤的障碍者身上。

（二）肢体障碍者的障碍特点

将运动机能障碍进行综合性的分析，肢体障碍者常见的机能障碍有由于中枢性和周围性神经损伤带来的肌张力的亢进或低下；由于骨、肌肉、韧带出现的障碍带来的关节活动度的受限，使关节不能够充分地进行屈伸和伸展运动；由于肌肉和神经的障碍带来的肌力的低下和肌萎缩，而且病程多为进行性；由于中枢神经障碍造成的一系列的不随意运动、协调性运动和精细活动低下；四肢和躯干变形以及出现部分性或全部性肢体的缺损。通过具体的分析，我们认识到中枢性的神经损伤，如脑卒中、脑外伤等由于受伤的部位和范围不同可能会给障碍者带来不同程度的感觉运动瘫痪、平衡机能障碍、意识障碍、咽下障碍、言语障碍、认知障碍等。脊髓损伤障碍者由于脊髓损伤节段不同，它们的运动和感觉瘫痪的程度和高度也不同，高位颈髓损伤障碍者四肢和躯干的肌肉感觉都可能出现瘫痪，低位脊髓损伤的障碍者只有双下肢出现运动和感觉的瘫痪，所以脊髓损伤障碍者由于损伤部位不同，他们的残存能力也明显不同，日常生活会存在非常大的区别。但是无论如何以上这些障碍者中，它们的障碍相对会渐渐趋于稳定，一旦进行康复治疗，获得的自理和自立能力会长时间持有，并可以维持终生。但是有些身体障碍者的障碍随着自己疾病的变化会出现极为不稳定的状态，如肌萎缩性侧索硬化（ALS）的障碍者双手会出现不同程度的乏力、僵硬，手掌内侧肌肉出现比较快的萎缩现象，而且多发于男性，病情进展较快，成恶性趋势，运动和生活能力渐渐减弱消失，最后死亡。还有风湿性关节炎也是进行性的疾患，其中女性比较多，障碍者的日常生活能力随着病情的加重也会逐渐降低，病情不断的恶化，这些障碍的不稳定、障碍程度不断加重成了障碍者就业活动最大的阻碍，有的障碍者甚至只是维持、延续生命的问题。

在肢体障碍者中比较特殊的两类是截肢障碍者和脑瘫障碍者。截肢障碍者无论是上肢

的截肢还是双下肢的截肢，在不配戴假肢的情况下完成日常生活活动，对多数障碍者是比较困难的，参与职场就业活动的截肢障碍者必进行穿戴假肢前后针对性的一系列肌力和操作性的训练和作业课题的操作活动，如截肢残端的塑形训练、残存肌力的强化训练、关节活动度的训练以及穿戴假肢后的各项实用性训练。穿戴假肢进行各种操作性的活动时，必须严格要求截肢障碍者达到使用假肢进行作业操作的标准条件（见表2-3,2-4）。脑瘫障碍者的情况比较复杂，由于他们从出生开始就伴随着异常的运动模式，而且这种异常的运动模式将伴随他们一生，我们看到的异常性运动模式和生活方式对脑瘫障碍者来说，就像是我们普通人看自己的活动方式一样，他们已经适应了自己的障碍和运动模式。有时作为作业治疗师，往往会从临床治疗的角度出发，让脑瘫障碍者学习一些我们认为的正常的、稳定的或是标准的运动模式和生活技能，反而会使脑瘫障碍者的活动能力和生活能力大大减低，所以作业治疗师或是其他援助者最慎重的事情就是不要轻易去改变脑瘫障碍者的运动姿势、活动能力以及日常习惯，以避免使他们的日常生活活动能力减退，自立能力下降。

五、身体内部障碍者的临床特征和障碍特点

（一）身体内部障碍者的临床特征

身体内部障碍者是指由于内脏器官和免疫功能疾患使日常生活活动出现显著障碍的人。如有心脏、肾脏、呼吸系统、排泄系统、直肠和小肠以及免疫系统疾患的人等。引起心脏功能障碍的疾患有心脏本身疾患，如半膜闭锁不全、室间隔缺损等，还有包括动脉硬化等血管系统的疾患。引起肾脏功能障碍的原因有肾脏本身的疾患，如慢性肾小球肾炎、肾盂肾炎等引起的肾脏本身功能下降，还有由于糖尿病、痛风、红斑狼疮等代谢性疾患带来的继发性的肾脏机能障碍。呼吸器官障碍的原因常见的有气管和支气管炎、哮喘、肺气肿等肺部本身疾患，还包括由于多发性硬化症、肌萎缩性侧索硬化症、进行性肌萎缩等神经以及肌肉性疾患、脑肿瘤、脑卒中等带来的由于呼吸中枢受累造成的障碍。排泄系统障碍的原因包括膀胱癌、尿道癌、前列腺癌等膀胱尿道疾患。小肠和直肠障碍的原因包括先天性的小肠闭锁、直肠癌、克罗恩氏病等必须要进行部分组织切除的疾患等。免疫系统障碍主要是指艾滋病（也被称为获得性免疫缺陷综合征）带来的障碍。另外还包括中枢神经系统疾患带来的脑中风、帕金森、脊髓损伤、脊柱裂等疾患。

（二）身体内部障碍者的障碍特点

引起身体内部组织疾病的原因繁多，身体内部障碍者，其障碍情况和障碍的表现形式与其它的障碍者存在明显的差异。在我国，由于具有内部疾患的人并没有划分到障碍者的行列中，他们身上存在的障碍在就业活动中还没有得到应有的重视。但是在医学发展极其迅速的今天，虽然身体内部障碍者在肢体运动和发育上与普通人几乎没有什么差异，但是由于疾病，使身体内部障碍者对职场环境适应能力和它们自身的感觉、耐久力、持续能力以及活动效率等都会在就业过程中对身体障碍者本人和职场方面产生比较大的影响。

具有心脏功能障碍的障碍者，经常会出现心悸、胸痛、紫癜、浮肿等症状。具有肾脏功能障碍的障碍者，开始不会出现明显的症状，但是到了后期，肾脏功能渐渐降低，会给障碍者带来缺血性心功能不全、高血压、肺水肿、感知觉障碍以及痉挛等现象，最后甚至会危及生命。呼吸系统障碍者经常会出现心悸、紫癜、咳嗽、多痰、喘息等现象，进一步严重的会危及心脏，

造成心功能不全等。无论是心脏功能障碍还是肾脏功能障碍或者是呼吸系统功能障碍,障碍者在日常生活活动和就业过程中由于疲劳、负担过重、职业环境等原因都有可能出现身体不适或引发身体内部疾患,以至于危及生命。

排泄系统障碍者最常见的是因排尿障碍需要进行导尿管的插管且留置的问题,还有的障碍者由于尿道障碍,需要进行腹壁造瘘,留置导尿管排尿以及需要配戴集尿器,给排泄系统障碍者在生活和就业过程中带来极大的不方便。而小肠和直肠障碍者为了能够将大便排出体外,也需要在腹壁上进行造瘘,形成人工肛门,但是由于没有排便的调整能力,所以需要装着集便器,这给他们在日常生活和就业过程中也带来了极大的不方便。

艾滋病主要是由于受到艾滋病病毒的破坏,使人体对威胁生命的各种病原体丧失了抵抗能力。具有艾滋病的人可能在数年到数十年内没有任何症状,以后会由于免疫系统功能的渐渐下降和消失,造成各种复合型的感染,最后导致他们死亡。

第二节　评　价

对身体障碍者的就业活动援助的评价,仍然要遵循作业治疗的基本原则,首先身体障碍者和作业治疗师可以进行面谈。作业治疗师通过面谈可以了解和掌握他们的主诉、病史、家庭情况以及居住情况,并对与身体障碍者就业援助相关的情况和信息进行详细的了解和掌握,然后再进行比较客观的评价,制订就业援助计划。

一、与身体障碍者进行面谈

面谈的最主要形式是作业治疗师倾听身体障碍者的口头叙述,从中找到他们的问题所在。但是作业治疗师在和身体障碍者面谈之前必须先阅读关于就业援助对象的一切材料了解所有的相关信息,可以事先确认通过面谈需要了解和掌握的主要内容。

在和身体障碍者面谈时,要考虑如何才能够比较快地得到他们的信任,建立起相互之间信任的人际关系,使身体障碍者放松自己的紧张情绪,客观地表述自己的希望和要求以及生活和就业方面的能力,所以面谈开始不要急于得到想要掌握和了解的内容,以免造成身体障碍者不必要的紧张。而对于面谈和观察到的问题和结果,作业治疗师要有比较客观合理的解释。所以面谈除了要了解和掌握问题,还要通过面谈找到问题的答案。

(一)主诉

一般情况下,通过面谈,我们可以了解到身体障碍者和他们的家属对于就业的希望和要求。面谈的过程中,主要是倾听身体障碍者本人和家属的主诉,中间作业治疗师可以将准备好的需要了解的问题在适当的时间,以适当的询问形式提出,让身体障碍者根据作业治疗师提供的主线进行叙述,延续谈话内容。作业治疗师通过听取身体障碍者的叙述和自己的判断,随时提出问题,如"你有什么困难?",也可以直接问"你想要做什么?"等。如果回答"不知道",可以更加直接明确地向他们询问"是不是在就业活动上遇到困难了?","原来在什么样的职场就业？从事什么样的就业内容?","就业活动上遇到过的困难和原因是什么"等。身体障碍者的回答也包括家属的考虑,但大多是从自己存在的障碍方面去考虑,只有比较少的身体障碍者和家属会考虑到职场方面的就业环境,作为就业援助活动的作业治疗师,此时应该加以注意的是通过身体障碍者的叙述,了解身体障碍者曾经就业的职场方面的环境,掌握他们在这一方面的信息和疑问,因为身体障碍者对于职场的适应既有职场环境的问题也有身体障碍者自身障碍的问题,这两方面都是作业治疗师就业援助活动的重点内容。

有时在面谈时,身体障碍者的主诉和希望与家属的希望不一致,常常会见到身体障碍者本人强烈的要求希望复职参加就业活动,而家属则会认为已经快要到退休的年龄了,安安静静地在家中悠闲地生活就可以了,没有必要再回到职场继续就业。相反,有的障碍者自己认为"自己是一个障碍者,所以没有能力再参加就业活动了",而家属时常会从家中的经济方面考虑"如果不出去就业活动,家中生活将比较困难,所以要参与一些力所能及的就业活动"等。所以在和身体障碍者进行面谈过程中,尽可能地确认障碍者本人以及家属双方的要求和希望,对就业援助计划内容的构成以及身体障碍者就业的成功与否起着决定性的作用。

(二)病史

虽然在和身体障碍者进行面谈之前,有的作业治疗师已经做了一定的准备,对身体障碍者各个方面进行了信息的收集,但是身体障碍者自己对病史是否认知需要进行详细的确认,以保证将来作业治疗师的就业援助计划内容的制订和实施。了解这一部分的内容时,可以直接问身体障碍者,"什么时候在什么地方发病的?","发病时是什么样的症状?","在医院接受了什么样的治疗?"等。如果以上这些内容,身体障碍者自己不知道或是不清楚,那么他们就有可能执着于自己在功能上的恢复。当这种情况出现时,身体障碍者往往不愿意进入就业活动的恢复,他们对开发代偿性手段和就业援助活动不愿意接受,或存在抵触情绪。有这样表现的身体障碍者实际是处于对自己的障碍不能受容的心理阶段。

(三)既往史与合并症

了解和掌握身体障碍者的既往史与合并症,可以对身体障碍者在今后的就业援助活动和在职场就业时的安全和健康方面进行有效的管理,保证就业援助活动和职场就业的安全性和持续性。所以要对身体障碍者本人或家人进行询问了解,掌握除主要疾患以外,是否进行过其他疾患的治疗,是什么样的疾患,是否记得疾患的名称,是否现在还在继续进行治疗,效果怎么样等。另外还要确认现在是否具有其他的合并症,具体的名称,有什么样的症状等。有必要时需要作业治疗师在面谈之后,和身体障碍者的主管医师进行再一次的确认,以便得到更准确的信息和情报。当然最有效的就是详细阅读身体障碍者以前入院治疗的记录。

(四)身体障碍者家庭和家庭结构

了解身体障碍者的家庭和家庭结构,可以确认他们参加就业援助活动以及今后的职场就业过程中的是否能够得到援助以及援助的程度。如了解家庭住址和住宅的结构,可以知道身体障碍者从自己的住宅到就业的职场之间的距离,这中间是否需要上下楼梯;通勤距离对身体障碍者是否合适,是否需要援助者,具体在什么时间和位置接受什么样的援助;身体障碍者的家庭都有什么人,经常和谁住一起,家庭成员中能够给他帮助的人有多少,具体能给他什么样的帮助;在家中由谁来承担家务,身体障碍者在家中的移动是否方便,是否进行过住宅改造,现在的家屋结构对身体障碍者的就业活动是否存在不便的地方,是否需要进行调整和改造等。

(五)身体障碍者的就业能力

一般在职场就业,需要满足职场方面的就业条件和要求,具体包括身体障碍者的概况、对就业的希望和要求、职业生活的维持能力、移动能力、社会生活能力、手和手指机能、姿势与姿势的保持以及耐久力、收集情报信息和传达能力、理解和学习能力等。

1. 身体障碍者的概况

(1)年龄 一般职场将就业者的年龄划分为几个阶段,即19岁以下、20~34岁、35~44岁、45~54岁、55岁以上。根据年龄的划分,可以将障碍者的劳动能力进行简单粗略的判断,众所周知,年龄越大就业的空间就会越来越狭窄。当然从结晶性的知识层次来讲,年龄越大知识的沉淀和经验就越丰富。

(2)就业经验 关于就业经验,作业治疗师需要向身体障碍者了解他的就业经历,包括小时工和临时性的就业在内。了解的内容不止是曾经就业的业务名称,更应该了解在就业期间身体障碍者学习到了什么样的机能或是技能;喜欢什么样的就业内容,就业活动一共持续了多长的时间;辞职的原因是什么;在就业期间最不喜欢是什么,就业过程中是否经常出错;自己和周围的同事以及领导的关系如何等。由此作业治疗师可以判断身体障碍者在以往就业活动中的优势和在一些具体方面存在的问题,为以后的就业援助提供重要的支持和帮助。对于没有就业经验的身体障碍者,作业治疗师需要了解他们在自家的生活状态和在社区生活中参与社区活动的情况,这两方面是否自立,综合地反映了身体障碍者将来就业活动的基础。

(3)驾驶车辆 现在能否驾驶汽车对于求职者来说已经是一种技能,许多职场招聘新人时已经将是否具有驾照和驾龄作为一项技能条件,所以身体障碍者自己是否具有驾照和驾驶车辆的能力,会成为影响到他们求职选择的范围和空间。在身体障碍者中,脊髓损伤障碍者和偏瘫障碍者驾驶时需要对车辆进行不同程度的改造,身体内部障碍者在具有足够耐久力的情况下,不会因影响自己已经具备的驾驶技术和能力。

(4)各种资格与证书 除了驾驶执照以外,许多身体障碍者在具有障碍之前就已经有了各种职业和技术资格,但是在具有障碍之后,有的资格需要再次进行确认,特别是由于身体障碍受到影响的技术能力。无论有无资格和证书,身体障碍者通过就业能力的训练取得相关的就业资格和证书,会加大就业活动的空间和范围。作业治疗师为身体障碍者制订就业援助计划时,必须要考虑的是使身体障碍者具备与其身体条件和技能相适应的职业技能。

(5)就业技能 确认身体障碍者在没有障碍之前是否接受过职业培训或是职业适应性的训练,接受过什么样的培训,得到了什么样的经验,现在对曾经接受过的培训内容是否还有记忆等。如果没有接受过任何的职业培训,要征求身体障碍者意见,确认其现在是否愿意接受职业培训,以便有利于将来的职场就业活动。

2. 身体障碍者的就业愿望

(1)对于就业活动的关心程度 作业治疗师要明确的是身体障碍者是否能够理解就业活动对自己的意义。能不能从现实出发考虑自己的就业意愿。如果身体障碍者对自己的就业活动存在不现实的期待和要求,作业治疗师需要给予一定的帮助,使他们能够从自己的实际条件出发考虑就业活动。也有的身体障碍者对于自己是否能够就业不是十分关心，也许是由于他们自己存在障碍，自信心不足，也许是由于没有经济上的压力。有时只是出于对身体障碍者的担心，家属希望他们能够就业，而身体障碍者自己的惰性比较强，不愿意参加就业活动。无论什么原因，作业治疗师从身体障碍者的自立能力和将来的身心状态的发展出发，都要为他们提供各种各样的就业信息和情报，提高他们对就业活动的兴趣和自信心。同时也要向他们提供各项检查结果，使他们认识到自己身体具有的实际功能水平，以便于身体障碍者对自己障碍和能力的认知，促进他们积极考虑和选择自己就业活动的内容与方向。

（2）本人的希望　如果身体障碍者对自己的就业活动有具体的目标，根据他们的需要，作业治疗师要为他们建立就业援助计划，并在计划实施的过程中确认身体障碍者各项行为表现，修正或增减就业援助计划中不适当的部分，确保身体障碍者能够掌握更实际的符合他们自己的就业技能。如果有复职的希望和要求，作业治疗师首先需要和身体障碍者先前就业的职场方面进行联系和协商，了解职场方面的意见和要求，这是非常重要的步骤，可以使身体障碍者在作业治疗师的援助下制订复职的援助计划。如果身体障碍者具备复职的条件而且希望复职，作业治疗师也要和职场方面保持密切的联系，确保身体障碍者复职援助计划的实施，并努力得到职场方面的配合与支持，关键时可以和职场方面进行协商，对身体障碍者的就业环境进行调整。

（3）就业情报的获取　身体障碍者如果有积极的就业期望，就会寻找各种招聘信息，了解其中的就业内容、待遇、培训等。这些信息的来源不只是通过与他人交流来获得，通过广播、报纸、杂志、图书等也可以获得各种招聘和求人信息。有时障碍者本人会亲自去招聘的职场，直接获取该职场的求人信息等。作业治疗师需要确认身体障碍者获得就业信息的途径，并鼓励他们从多种途径获取更多的招聘信息，使他们能够获得自己感兴趣的职业，从另一个角度出发就业情报的获取途径，可以反映身体障碍者解决问题的能力。

（4）维持生活的基本收入　作业治疗师有必要了解身体障碍者需要多少收入才能够维持他们基本的日常生活，确认这些收入的来源，到目前为止的收入在多大程度上才能满足他们的基本生活等。由此判断通过就业援助活动，身体障碍者获得的就业活动得到的报酬是否能够使自己在生活上和家庭经济收入上得到一定的改善，提高自己在家庭生活中的作用和社会地位。作业治疗师了解此因素，关系到身体障碍者是否能够通过在职场的就业活动得到心理上的满足。

3. 身体障碍者就业活动的维持能力

（1）身边活动的自立程度　如果身体障碍者的身边活动能力低下，就业愿望实现起来就比较困难，甚至不可能实现。从职场方面考虑，如果身体障碍者身边活动能够自立，那么职场方面的负担就会减少许多，甚至为零。从身体障碍者自身考虑，身边活动的自立，可以增强自信，维持自尊，促进自己和职场中相关人员的交流和就业活动效率。所以在进行就业援助活动中，作业治疗师要确认身体障碍者身边活动的自立程度，并在就业援助计划中注明是否需要对他们的身边活动进行强化训练。身边活动包括进食动作（是否会使用筷子和勺子，是否能够利用杯子喝水等），如厕动作（大小便前后的处理活动），更衣动作（裤子、衬衫、鞋等的穿脱活动），个人卫生动作（洗脸、刷牙、整理头发、剪指甲等），洗浴动作等，另外还包括身体障碍者的交流方式、移动方法以及交通工具的使用等。作业治疗师对上述内容要逐一进行确认,以确保将来职场中身体障碍者生活活动的自立。有的身体障碍者在完成动作的过程中可能需要自助具,有的可能需要调整洗面台的高度等,作业治疗师都要进行详细的记录和说明,必要的情况下需要职场方面进行环境的调整,甚至是对职场结构进行改造。

(2)症状的变化　这里所指的症状的变化不只是身体障碍者身体上的,还包括心理和行为上的变化。作业治疗师根据身体障碍者的疾患和障碍进行判断,同时也可以通过与身体障碍者本人及家属面谈,确认身体障碍者的症状是否稳定。如果是不断发展恶化,那么确认发展的速度是快还是慢。明确掌握在职场环境中什么样的因素会影响到身体障碍者的症状,如职场环境的照明、湿度、温度、气味、粉尘以及就业的人数等,主要的目的是避开造成身体障碍者症状恶化的环境,延长他们的持续就业时间,满足他们就业的愿望。

(3)医疗措施　作业治疗师要掌握身体障碍者是否定期要去医院进行检查和诊断,如果需要,要了解去医院的频率和每一次需要的时间以及需要乘坐什么样的交通工具,路上需要花费多长时间等。如果身体障碍者需要在就业活动过程中服药,要确认服药的种类、时间和方法,便于在就业活动中对身体障碍者的健康和安全进行管理。

(4)在医疗面上的自我管理　如果身体障碍者的主管医师在服药等医疗措施上有要求,身体障碍者本人是否能够遵守,不能遵守的情况下是否需要别人的帮助,如何进行帮助等,都需要作业治疗师进行确认。有的身体障碍者每天要分几个时间段服药,服药的种类比较多,自己又很难记清楚,这时就需要他人的帮助,最小的帮助就是提醒身体障碍者到时间吃药了。

(5)自己健康的管理　除了医疗方面的自我管理能力需要确认以外,在健康方面,身体障碍者是否具有自我管理的能力,也需要作业治疗师的确认,如他们是否能够注意预防感冒、是否能够自觉地进行清洁性活动等普通的健康管理意识。

(6)体力　身体障碍者进入职场就业,一个直接的问题就是他们的体力,如他们内部器官的机能,基本的运动能力、肌肉的力量、耐久力等等。作业治疗师对以上内容进行确认之前,必须明确的是身体障碍者是在完成通勤过程的基础上进入职场就业的,所以身体障碍者日常生活中的体力分配比较重要,如果通勤过程会花费身体障碍者的大部分的体力,作业治疗师就要考虑通勤所需要的时间和体力是否适合身体障碍者,是否需要调整身体障碍者的就业场所和就业内容等。

(7)每天就业活动的时间　身体障碍者一旦进入一般的职场就业,就意味着他要像普通人一样,在规定的时间内完成规定的就业活动的内容。通常职场的就业时间为7~8个小时。作业治疗师首先需要确认身体障碍者的身体是否具有坚持7~8个小时的耐久力,在此基础上有时可能还要确认是否具有加班和上夜班的能力。

(8)周围环境　身体障碍者的周围环境是指围绕在他们周围的人、社会援助制度以及职场方面的人际关系等。作业治疗师确认此项内容的目的是了解当身体障碍者遇到困难时可以通过谁得到什么样的、多大程度的援助;身体障碍者和家人是否充分理解和使用了国家的福利制度和社会的援助体系等;在就业的职场环境中,全体职员对身体障碍者是否可以理解和接纳,身体障碍者与其他职员以及上司之间是否能够建立比较融洽的人际关系等。具有就业经验的身体障碍者在和作业治疗师进行面谈时可以提供一些以往就业的经验,并向自己信赖的作业治疗师说出自己在以往就业时的感触甚至是不安。对于没有就业经验的身体障碍者,作业治疗师就要在评价的基础上为他们提供试验性的环境和信息情报,使他们亲身感受利用现有的家庭、社会等的援助体系和良好的人际关系的重要性。

我国对国家福利制度的利用和宣传并不充分,很多的人甚至包括从事康复专业的医疗技术人员和障碍者本人对这些福利制度都缺乏了解,再加上社会援助体系的不完善,在对障碍者的就业援助上目前还有比较大的空白。

4. 身体障碍者的移动能力

(1)外出能力　确认身体障碍者外出能力的目的是为了保证将来在就业活动中的通勤过程。首先作业治疗师要先选择一个与从身体障碍者的住宅到职场距离相等、方向相似的场所,尝试让他自己往返,观察他能否独立完成,并测定所需要的时间。这样的尝试可以多次进行,观察身体障碍者中途遇到突发事件的应对能力。如果身体障碍者不能独立进行,要观察和确认他们在什么时间和地点需要援助,以及援助的程度等。

(2)交通工具的利用能力　我们提倡让身体障碍者就近就业,这样对于他们既安全又能减少家庭和社会的负担,但是从身体障碍者角度出发,为了希望得到自己喜欢的职业和职场,有时不得不选择公共交通工具,进行长距离的通勤。作业治疗师在尊重身体障碍者的自我选择的前提下,要考虑他们使用什么样的交通工具最适合,并给予一定的建议和援助。但身体障碍者中日常生活活动能够完全自立的人,其通勤的过程就有可能独立,并能够保证通勤的时间。如自己驾驶汽车或是乘坐地铁、公共汽车等。日常生活活动不能够独立的身体障碍者,作业治疗师要在保证通勤时间的基础上考虑对其增加援助,并考虑援助量的大小。通常是利用社会性的援助体系,为身体障碍者提供固定时间和地点的援助,保证他们的通勤时间。

(3)平地移动能力　希望就业的身体障碍者,能否进行平地移动,不只是在家中的平地移动,更多地是指在公共场所是否具备平地移动的能力,比如在街道上、职场内的移动等,作业治疗师对于身体障碍者进行平地移动能力的观察和确认,主要是确保他们在职场就业活动的过程中避免跌倒,防止发生意外,并提高效率。如,盲人障碍者在必须使用盲杖的情况下才能在公共场所平地移动,作业治疗师需确认移动过程中是否能够熟练使用盲杖,确保其能够越过障碍物,不跌倒,准时完成自己的就业活动;脊髓损伤或是使用拐杖的身体障碍者在职场就业时,应确认他们需要多大的通过空间才能够安全地进行平地移动。职场内的地面上是否有需要清理的障碍物和比较危险的机械设备等都是作业治疗师在对身体障碍者进行就业援助活动开始之前必须确认的。对具有平面移动能力的身体障碍者还要进行强化性的适应性训练,让他们在接近实际场所的训练场地内熟练掌握这些技能,以保证就业援助活动中的平地移动安全性。

(4)上下台阶的能力　无论是外面的公共场所还是就业的职场内都有可能存在台阶,虽然现在许多公共场所配备了无障碍设施,但是人们是不可能做到面面俱到的。如在我国的低层建筑中一半是没有电梯的,上下必须使用楼梯和台阶,所以身体障碍者在外面的环境和职肠的环境中能否独立的上下台阶直接影响到了他们的生活和活动空间,如果在职场中上下台阶成为身体障碍者不可逾越的障碍,有可能会影响到他们对就业活动的信心,所以作业治疗师为了保障身体障碍者的移动安全和活动空间,需要与职场方面进行协调,对于上下台阶能力不充分的身体障碍者可以通过环境的改造,在墙壁上安装扶手和斜坡辅助身体障碍者的移动。虽然可以通过辅助手段对身体障碍者的移动能力进行弥补,但是在就业援助计划中对于身体障碍者上下楼梯能力的掌握和强化训练是必不可缺少的。

(5)步行能力　此项检查是针对盲人障碍者,在使用步行辅助(导盲犬、盲杖等)的情况下进行观察确认,如使用盲杖时,盲人障碍者对于前进方向和步行距离的判断能力,通过利用当前的声音、触觉、嗅觉、温度觉以及湿度等是否能够理解和判断当前的地理位置和环境,并在此基础上有效地步行前进等。使用导盲犬的盲人障碍者相对于使用盲杖的盲人障碍者步行时的负担会小一些。但是如果导盲犬进入职场,可能会给职场带来不安的和紧张,影响职场正常的环境和秩序,所以在职场就业的盲人障碍者,在就业活动中一般会使用盲杖。

5. 身体障碍者课题的执行能力

(1)一般性课题的执行能力　是指日常生活和就业过程中指定性课题的执行能力,包括以下14项能力,需要作业治疗师进行确认:a. 能够随时注意课题进展的情况,准备所需要的工具。b. 能够结合发生的错误和事故,对课题进展情况进行报告。c. 课题进展过程中既能注意安全,又能够遵守各种器械的使用方法。d. 课题执行过程中效率没有忽高忽低的现象。e. 失败越来越少,准确性越来越高。f. 如果能够习惯就可以期待课题执行的效率和准确性的提高。g. 课题的执行过程中既专心又努力。h. 已经决定了要做的事情即使在没有指示的情况下也能够去做。i. 即使自己心神不宁也不会受到周围环境的影响。j. 课题执行过程中接收到新的指示时可能会转移视线,但手的操作活动不会停。k. 在有问题不理解的情况下能够自己主动寻找答案。l. 在被别人注意的情况下能够坦然地继续课题的操作。m. 自己努力了,但还是不会的情况下能够坦然地接受别人的帮助。n. 自己的希望没有实现时,不用自己的障碍为自己辩解。以上14项内容,能够反映身体障碍者在就业活动中,在保证安全的基础上,能够客观地处理和完成自己的就业内容以及发现问题和处理问题的能力,综合性地反映了身体障碍者在就业活动中的自立程度。

(2)社会生活执行能力　社会生活的执行能力也是在日常生活和就业过程中反映出来的,同样包括14项内容,需要作业治疗师进行明确的确认:a. 需要休息或是晚到的情况下,身体障碍者本人或是监护人能够提前请假并说明。b. 能在遵守时间和规则的基础上进行活动。c. 能够养成良好的生活习惯。d. 不具有反社会的行为问题。e. 能够做到不让自己业余生活影响到第二天的生活和就业活动。f. 可以控制自己,不让琐碎的事情影响到自己的情绪和心情。g. 不做任性的事情。h. 能够和朋友一起活动。i. 不做使别人困惑的事情。j. 即使是对初次见面的陌生人也会有礼貌地打招呼。k. 注意仪表,不穿奇装异服。l. 能够判断危险的场所和状况,并能自己保护自己。m. 在金钱的管理方面,金钱的支出能够符合自己的收入。n. 当有疑问向别人询问时,必要的情况下能够出具书面手续。社会性课题的执行能力,反映的是身体障碍者在日常生活中建立和处理人际关系的能力和适当维持自己参与社会生活的能力,与身体障碍者的课题执行能力相辅相成,是判断身体障碍者能否进入职场,具有就业能力的重要的内容。

6. 身体障碍者手的机能　对身体障碍者手机能的检查和确认主要是考虑到就业过程的就业活动效率。作业治疗师的目的是让身体障碍者的就业活动效率尽可能地接近普通人的效率。检查确认内容包括以下几项:

(1)手指的活动 身体障碍者的就业活动终究是要通过手来完成的,作业治疗师对身体障碍者手机能的判断和确认,包括手的抓握、指尖捏、插入的动作、拧瓶盖等动作。在不分左右手的前提下,不限时间和手指的使用方法。可以使用假肢和假手,但是不可以使用自助具。检查确认项目有以下六个内容:a. 自如地握放直径10cm左右的瓶子,确认在握住瓶子时不出现往下滑落的现象,如图3-1。b. 自如握放高尔夫球大小的球,将球充分握在手掌内,不能出现两指捏的动作,如图3-2。但如果穿戴的是假肢可以使用两指夹的动作。c. 两指自如地将桌子上的铅笔拿起再放下,注意桌子上只放置一支铅笔,使用的手指不限,如图3-3。d. 用两只手指将桌子上的大头针拿起再放下,注意使用的手指不限,桌子上的大头针只限一根,如图3-4。e. 左手拿圆珠笔,右手拿笔帽,让圆珠笔插入笔帽中,如图3-5。注意的是用利手拿笔帽,非利手拿圆珠笔,身体不要倚靠桌子,双侧前臂也不要放在桌子上。f. 分解组装圆珠笔。用利手拿着笔头部分,非利手拿笔杆部分将圆珠笔拧开拿出笔芯,再将圆珠笔组装上,如图2-28和2-29。注意身体不能倚靠桌子,双侧前臂不能放在桌子上。

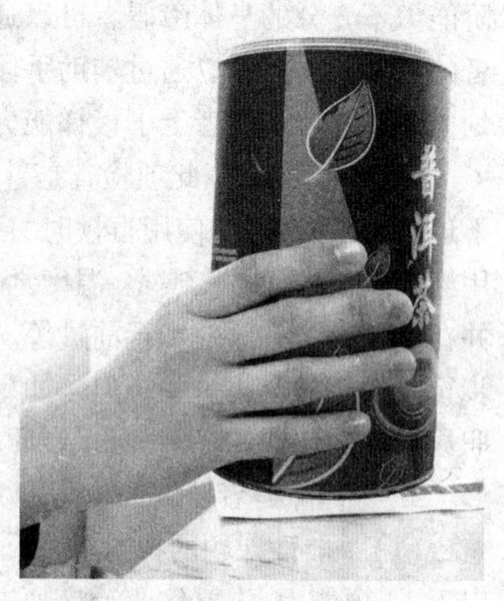

图3-1 手握直径10cm的瓶子

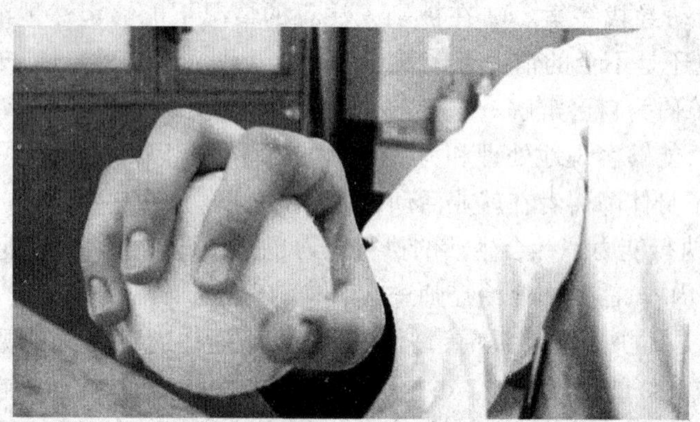

图3-2 手握高尔夫球

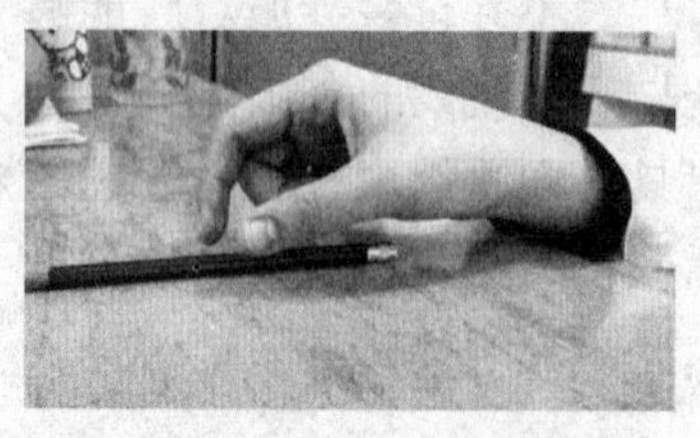

A

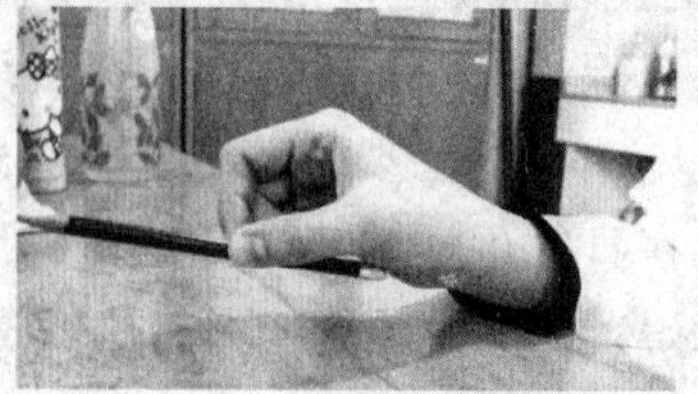

B

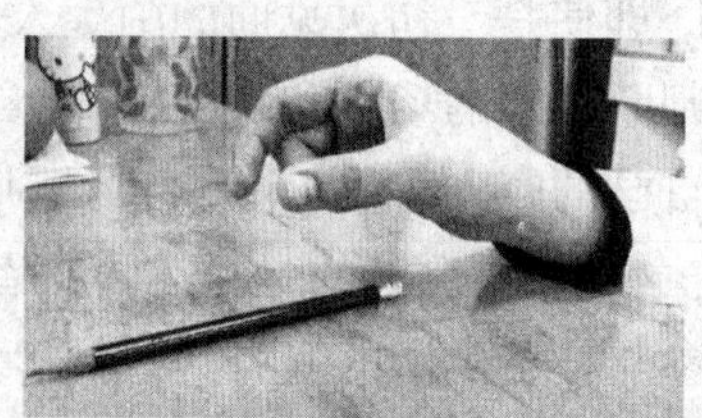

C

图3-3 手持放铅笔

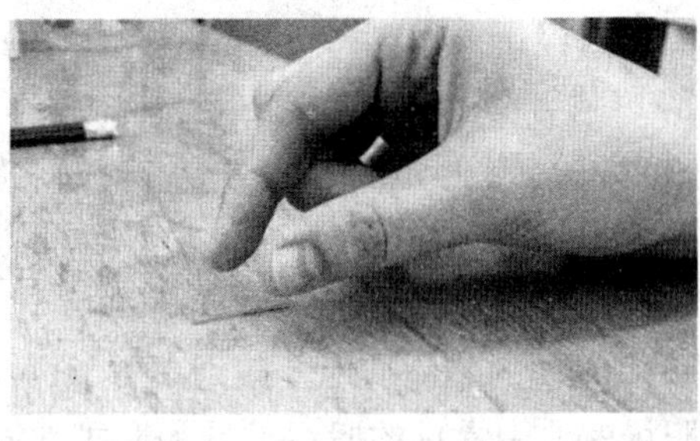
A

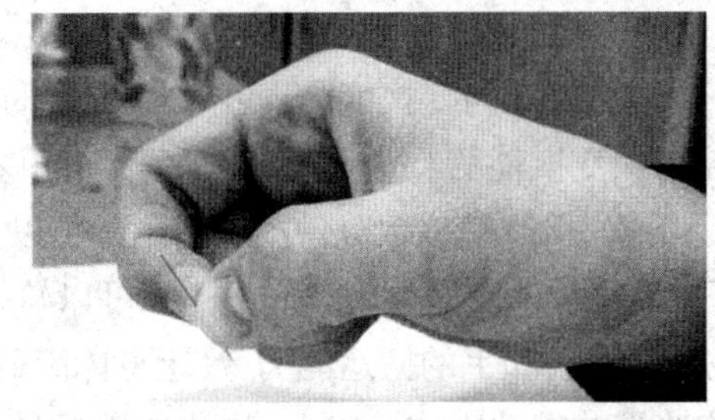
B

图 3-4　手指尖的精细活动:取大头针

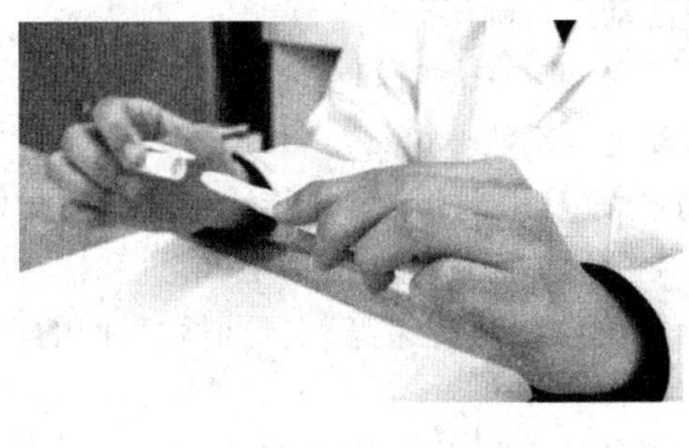
A

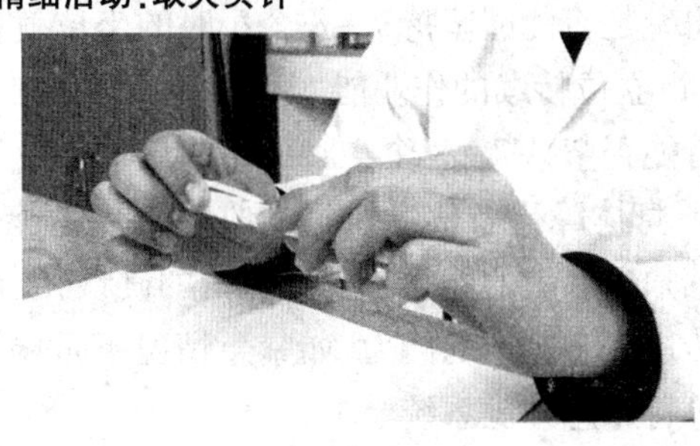
B

图 3-5　双手协调性活动

(2)手指的运动速度　作业治疗师在观察身体障碍者手活动的同时,要注意测量在保证正确率的基础上手指的运动速度,如 1 分钟能够完成多少,失败率是多少等。

(3)肩肘以及前臂的动作　为了能够确认身体障碍者的双上肢的活动能力和控制的空间范围,作业治疗师首先要知道他们的双上肢各个关节准确的活动范围,以及他们两侧上肢上下左右的够取范围,值得注意的是两侧上肢左右方向的够取范围是存在差异的。这些活动能力的检查和确认是为了身体障碍者进行就业活动时操作空间的环境布置做准备。

(4)肩肘和前臂的运动速度　在对身体障碍者的肩肘以及前臂的动作进行检查时,作业治疗师还要对他们肩肘以及前臂运动正确性以及运动的速度给予判断,如与普通人相比或是与健侧相比运动的方向是否正确,有没有代偿性活动,运动的速度是否缓慢等。为了减少代偿性的活动,应要求身体障碍者保持姿势稳定的状态。

(5)双手的精细活动和协调性活动　精细活动和协调性活动在运动过程中是同时存在的,所以作业治疗师对身体障碍者双上肢的动作和速度进行检查时就能够观察和判断了,如上述圆珠笔的分解组装过程,观察身体障碍者的双手是否因出现振颤,造成分解和组装动作不准确和不能够快速完成,甚至是不能够完成等。这可以说明身体障碍者的协调性和精细活动是否出现问题。还可以通过让身体障碍者进行木钉课题的操作,利用观察插入和拔出木钉动作的准确性和速度以及失败的次数进行判断。

(6)上肢肌力　要想达到普通就业状态,身体障碍者的一侧上肢的肌力应该能够维持将 2 kg 的重物举过头顶保持 1 分钟的水平。进行检查时身体障碍者应保持座位。

7. 身体障碍者的姿势和耐力　姿势的保持和变换以及耐久力都是职场就业活动中必要的基础性的身体条件,作为就业准备的一部分,作业治疗师首先要了解身体障碍者的姿势控制、姿势变换和他们身体的耐久力。包括以下 4 项内容：

(1)姿势控制与变换能力　身体障碍者的姿势控制与变换能力，主要指身体中枢部位的姿势控制和变换能力，包括：a. 双膝跪位能够保持数分钟，但是要求双手不扶任何物体。b. 双手不扶，单膝跪位数分钟。c. 坐位（可以轮椅坐位）脸趴在桌子上。d. 坐位（可以轮椅坐位）上半身可以左右旋转。e. 坐位（可以轮椅坐位）用脚尖拾起眼前地上的东西。

(2)双上肢和手的搬运能力　让身体障碍者将 10 kg 的物体从地上搬到桌子上，并在桌子上能够推拉挪动物体。10 kg 物体的搬运是在职场就业中常见的搬运重量和形式。

(3)坐位持续的作业能力　在包括短时间休息、姿势变换的时间在内，作业治疗师对身体障碍者是否能够坚持 7～8 个小时的坐位就业活动进行确认。

(4)立位持续的作业能力　包括短时间坐下来休息和午休时间在内，作业治疗师对身体障碍者能否坚持 7～8 个小时的站立位的作业活动进行确认。

8. 身体障碍者信息情报的收集与传达能力　信息情报的收集与传达主要是对身体障碍者感知觉系统的能力和交流能力的确认，在日常生活和职场就业活动中，信息和情报的收集和传递属于基本的能力，如紧急情况下危险信号的发现与传递等，主要是靠我们的视觉、听觉等特殊感知觉系统。

(1)视觉机能　作业治疗师要判断身体障碍者的视力障碍程度，如身体障碍者本人的视力是全盲还是视力低下，是否有怕光的现象，还是视力只是轻度的缺损等等，作业治疗师必须考虑的是根据身体障碍者的视力障碍程度判断他适合什么样的职场就业活动，需要进行什么样的准备，如适合身体障碍者使用的眼镜、就业环境的调整、特殊自助用具的准备和应用等。

(2)视觉辨别文字的能力　对身体障碍者视觉辨别文字能力进行检查时用的检查道具最好是报纸上经常出现的文字和内容，让他们读取 10 个以上的文字，确认是否流利准确。可以对身体障碍者进行多次不同内容的检查和确认。有时根据身体障碍者的障碍和年龄不同需要准备一些自助具，如眼镜、放大镜等。如果文字阅读出现障碍，在职场就业活动中的文字性的指示、说明、通知等，身体障碍者就不能够理解，情报信息的转达和传递就不能完成。作业治疗师和身体障碍者在进行就业内容的选择上就要慎重，必要的情况下可以让其他的援助者代读和传达，也可以利用录音等设备代替完成传达的工作。

(3)听觉机能　对有听力障碍的身体障碍者首先确认其是否使用助听器，并判断听力障碍的严重程度。如果 3 岁以前出现听力障碍，作业治疗师就要判断并确认其发音性言语究竟能够掌握多少；3 岁以后，即语言发育高峰以后出现听力障碍的，其语言的表达能力受的影响不会太大，可以进行一般性的语言交流，作业治疗师对听力障碍者的就业活动内容和职场环境不须慎重考虑。必要的情况下，对听力障碍者就业的职场需要进行职场环境的调整，并准备必要的自助具，如电子屏幕等。

(4)交流能力　对听觉和视觉具有功能障碍的身体障碍者，判断其利用声音和言语机能能够传达多少内容，什么样的内容，能不能准确地传达，对作业治疗师是一个比较困难的事情。有时不需要借助临床专业医师的检查结果进行判断，但是作业治疗师必须确认这些身体障碍者的交流手段，如使用手语、唇语及文字交流等。实际职场中要重视对具有听力障碍者的安全性教育，作业治疗师在就业援助计划中可以尝试使用电子显示代替声音对视力障碍者和言语障碍者进行提示的传达方式。

(5)文字书写方式　众所周知利用文字、数字以及符号是比较常见的表述方式,但是需要一定程度的手的运动机能和视觉机能。所以作业治疗师必须要确认身体障碍者的书写能力受到什么障碍的影响,受影响的程度如何,需要什么样的自助具来代偿。有的身体障碍者可以用自己的口和脚代替手来书写,也可以看作具有文字书写能力。还有的身体障碍者已经习惯了使用电脑进行书写和交流,作业治疗师要确认他们使用电脑写字的速度,确认在10分钟内能够输入多少文字,也就是输入文字的速度。再有就是虽然身体障碍者具有书写的能力,但是其书写的文章的语义、语法构成是否基本准确需要进行确认,否则会在传达和转达信息时给他人带来理解困难。

9. 身体障碍者的理解和学习能力　理解和学习能力包括对言语的理解、表出、读解、书写以及对数字的处理能力。

(1)言语理解能力　言语理解能力是身体障碍者在和他人交流说话时,对说话内容的理解程度。包括能否听懂命令和指示并按照要求去做等,需要作业治疗师进行确认。对于具有听力障碍和言语障碍的障碍者需要确认其听力障碍发生的时间。另外需要注意的是受教育程度、生活环境的地区差异等不同,对言语理解也存在着明显的差异。作业治疗师在进行确认和检查时对以上内容要十分注意。

(2)表出能力　表出能力是将自己思考的结果和意见在大脑中进行统合,用说话的形式表达出来。有时即使身体障碍者具有充分的理解能力,也不能适当地将自己的思考结果和意见用语言表达出来,甚至完全没有表达出来的能力,如一些失语症的脑卒中障碍者等。当作业治疗师与身体障碍者进行交流得不到自己满意的答案和结果时,需要对他们存在的问题进行确认,明确是因为理解能力的问题,还是由于表出能力的问题造成的交流障碍。所以对表出能力有问题的身体障碍者,他们在职场就业活动中存在的问题不同,就业内容和对职场环境的适应上也会出现比较大的差异。当然对他们进行的就业援助计划也就不同。

(3)读解能力　读解能力是将大众性新闻内容的报纸、杂志等出示给身体障碍者,让他们阅读文章并进行理解,观察和确认他们花费了多长时间,能不能理解,能理解多少内容等。要注意的是文章不要太长,作业治疗师可以对看完内容的身体障碍者就文章的内容进行提问,掌握和确认他们的理解程度。文章的专业性不要太强,同时也要注意身体障碍者受教育的程度和成长环境,这些因素都会影响身体障碍者的读解能力。

(4)书写能力　首先是基本的书写能力,了解身体障碍者是否会写自己的名字、书信以及日记等,作业治疗师可以就一个比较普通的话题让身体障碍者用文字描述出来,然后确认中间是否存在错字、别字以及语法错误,除此之外,作业治疗师的重点是确认身体障碍者通过文字书写是否能够把事情基本叙述清楚,并被别人读懂。

(5)数字处理能力　这里的数字处理能力包括对钟表的认知、金钱的计算、数数、加减乘除简单的笔算等。这些都是日常生活中最常用的数字处理能力,有时甚至是人们生活的中心内容。身体障碍者中能够进行数字处理和不能够进行数字处理的人在职场就业时的条件差距比较大。作业治疗师对在数字处理方面存在障碍的身体障碍者,其数字的处理问题和训练要列入评价计划和就业援助计划,可以对他们进行简单的数字概念的形成训练,也可以在将来的就业过程中向他们提供和使用一些在数量上能够进行固定的自助具，使他们便于计数，准确地完成就业活动。

二、对身体障碍者的客观性评价

通过与身体障碍者面谈，作业治疗师可以了解到身体障碍者对于自身疾患和障碍的认知和家属对身体障碍者就业的理解、意见以及希望，同时也获得了详细的与身体障碍者就业相关的就业的希望、维持就业活动的能力、移动能力、执行能力、姿势的控制、精细活动能力、交流活动能力以及理解学习能力的信息和情报。这些对作业治疗师的就业援助计划的构筑非常重要，但是一些有关就业活动需要的客观的评价结果不能够通过面谈得到，而客观的评价指标也是决定作业治疗师援助计划的另一大参考因素。所谓客观性评价结果，是指通过测量和测定得到的数据性的评价结果，而这些数据是身体障碍者就业的职场方面最关心的指标。通过客观性的评价结果，职场方面可以直接判断身体障碍者的机能和能力水平以及实际操作能力。这些客观性的评价包括身体障碍者的生命体征、双上肢的力量、手的精细活动能力等。

（一）生命体征

临床医学中，血压、脉搏、呼吸、体温被称为“四大生命体征”，近年来有一些学者提出疼痛也应该作为生命体征之一，应该称作“五大生命体征”。但是不管现在的争议有没有结果，疼痛对于身体障碍者，特别是对身体内部障碍者具有非常大的意义，是判断身体状态的一个比较客观的体征。

身体障碍者的生命体征属于健康管理的重要的内容，如脑血管病、心血管病、肾病等障碍者因病休息后再次复职，对于职场方面会带来比较大的压力和心理负担，他们担心的是身体障碍者的疾病会不会复发，会不会给职场方面的管理带来责任等，多数的情况下来自于临床主管医师的证明可以打消职场方面的一些顾虑。从作业治疗师就业援助的角度出发，在援助身体障碍者就业活动的同时，与主管医师和身体障碍者的家属建立良好的互动关系，对他们的生命体征进行有规律的监测和观察是非常有必要又具有实用性意义的，以此为基础，要安排身体障碍者定期到医院进行身体机能的检查和功能的测试。掌握客观的生命体征，了解有关疾病的各项检查结果，对职场方面、家属以及作业治疗师在保证身体障碍者的生命安全方面具有重要的意义。

（二）双上肢的力量

不管身体障碍者在职场从事的是什么样的就业活动，也不管是在什么姿势下从事就业活动，其双上肢的活动能力和力量是保证就业活动的基础。作业治疗师在对身体障碍者的就业援助活动中，对于他们双上肢机能状态的掌握包括双侧上肢的肩关节、肘关节、腕关节以及手指各个肌群的肌力。检查肌肉力量的手段是使用徒手肌力检查法，可以得到肩关节屈曲、伸展、内收、外展、旋转，肘关节屈曲、伸展，前臂旋转，腕关节屈曲、伸展，手指关节屈曲、伸展、对指的肌肉力量。值得注意的是在进行徒手肌力检查时，应始终由一个人完成，这样可以减少人为的误差，避免给身体障碍者和职场方面带来不必要的误解。

还有对双侧上肢和手的实用性力量的检查，在临床作业治疗学中，如果一个人的徒手肌力检查，上肢和手的各部分肌力在 3 级以上，也就是在不加任何阻力的情况下，抗重力能够进行全部关节活动范围的运动,那么整个上肢就具备最基本的实用性。但是人体的双上肢和手指要在抗重力的情况下用于课题操作的,不管操作物体的轻与重,双上肢要克服自己肢体的重量和操作物体的重量才能完成课题的操作,所以身体障碍者进入一般职场就业要具备与普通人一样的双上肢的力量,徒手肌力检查最好能够达到5级的标准,即抗最大阻力保持姿势不变的水平。另外还有两个比较常用的双上肢的力量,一个就是在前面的就业能力检查中已经出现的,一侧的上肢能够上举2 kg的物体保持数分钟;另一个是提起10 kg的重物放到桌子上,并在桌子上可以推拉移动。手和手指的实用性力量包括手的握力和手指的捏力,检查方法是使用握力计和捏力计(图3-6,7)。通常职场方面希望身体障碍者手的握力在20 kg以上。握力的检查一般是在同样的肢位下检查3次取平均值。捏力的检查通常是检查拇指和其他4个手指之间的力量,也是个查3次取平均值。

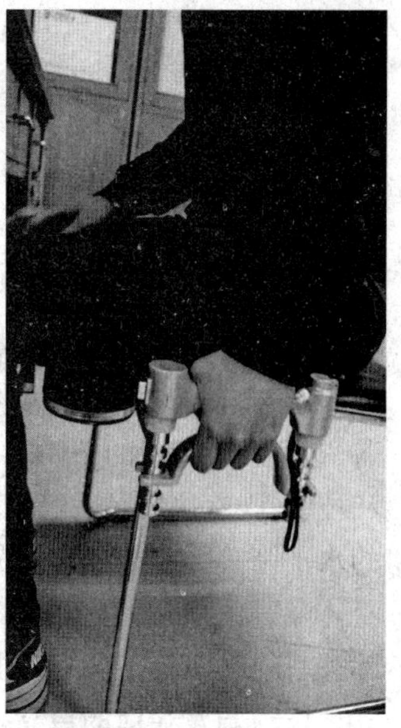

图3-6 握力计测试

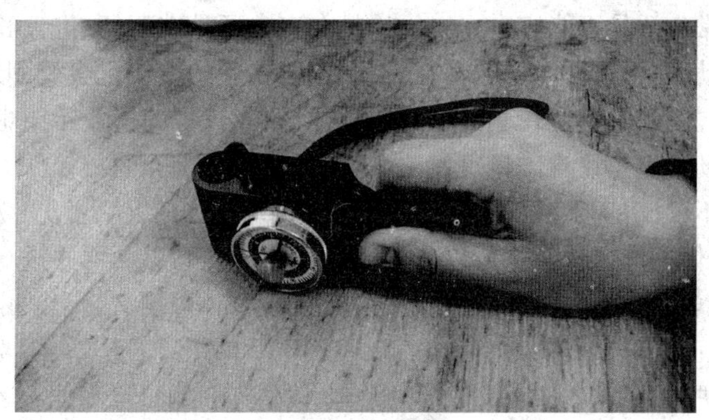

图3-7 捏力计测试

(三)上肢综合性的精细活动能力

职场中就业除了双上肢和手的力量以外,最多的就是精细活动,精细能力的检查使用最多、临床作业治疗中最常用的是简易上肢机能检查(STEF)。简易上肢机能检查的内容既有比较粗大的手的抓握活动,又有非常精细的手指指尖捏的活动。满分是100分,得分越高,上肢的精细活动能力就越高。另外,在进行检查的过程中,由于每一个操作的检查道具的大小和动作空间的幅度不同,要求被检查上肢的各个关节甚至躯干都要有相应的动作协调能力,否则就会影响身体障碍者上肢和手的精细活动能力的发挥,造成检查总成绩的下降。在对身体障碍者进行就业援助活动的实际过程中,无论是作业治疗师还是职场方面只要关注一下身体障碍者的简易上肢机能检查的结果,就能够大致判断出他们上肢的活动情况和精细活动能力水平。甚至有的职场会以这些客观性的评价结果作为根据,决定身体障碍者在职场中的就业内容。

第三节　对身体障碍者的就业援助

一、就业前的准备活动

现在有一部分的身体障碍者选择了自己经营的家中就业模式,但是还有大部分的身体障碍者希望得到在职场中的一般性就业机会,这就需要身体障碍者进行一系列就业前的准备,达到一般就业的条件。而就业的职场方面首先考虑的是身体障碍者具有什么样的能力和技能,既然选择在一般职场就业身体障碍者的自立程度如何,能不能达到一般普通人就业的水平等。所以当将要进入职场就业时,作业治疗师对身体障碍者的援助计划的实施是让身体障碍者完成就业活动的一切准备。如日常生活的自立、通勤能力、维持性的耐久力、人际关系的处理能力以及就业必要的技能和资格等。

(一)日常生活的自立

身体障碍者的日常生活活动有两方面,一个是在家中的日常生活是不是能够自立,另一个是在职场的日常生活是否能够自立。无论是在家中还是在职场,进食和排泄都是维持人们生命必须的活动,如果进食和排泄存在问题,职场就业的工作也会受到影响,甚至不能够就业,即使在家中能够完成,但在职场完成困难,身体障碍者的就业希望也比较渺茫。所以作业治疗师的援助首先是让身体障碍者在家中的日常生活完全自立。

在饮食方面不仅仅是能够自己进食,还要学会调理自己的食物种类,保持健康和营养的饮食,维持自己身体的健康状态。所以身体障碍者要具备购买食物并进行料理的能力。此外,进食完成后要学会收拾和整理,在职场的午餐需要身体障碍者自己决定食物的种类和数量,进食后需要自己自觉地收拾和整理,更有的职场没有专门的食堂,需要身体障碍者将食物带回就业场所进食,更需要进食完成后的整理,以便不影响自己和他人后续的就业活动。

如果在自己家中洗脸、刷牙、排泄、剪指甲等清洁活动都不能独立完成的话,在职场生活中也会遇到大的问题。排泄后处理不当或是不能够自己处理,长时间不入浴清洗、不刷牙的身体障碍者在自我清洁方面具有缺陷,可能会造成周围人的困惑,使他们对自己敬而远之。此外还有更衣动作,职场生活中比较常见的更衣活动就是每天上下班更换工作服,要求身体障碍者不但要能自己穿脱衣服,还需要在一定的时间内完成。因此独立的更衣活动、排泄活动、清洁活动以及整理能力在职场就业中也是常见的和必须具备的基本能力。

不只是以上这些身边性的日常生活活动,交流活动和移乘移动能力也是一样,如电话的接听与应答、便签的书写、书信的拆封和阅读理解等的交流能力以及必要的移动能力等。其中移动的形式和环境对身体障碍者影响比较大。有的身体障碍者,其住宅经过改造,安装和使用了各种不同的自助具,在家中生活上可能没有多大的障碍,但是到了职场,职场通道的宽窄和长短、台阶的有无、扶手的有无等都可能对身体障碍者造成比较大的影响,如果有,身体障碍者的就业活动就能够继续,如果没有,可能就不能继续就业活动。当然在作业治疗师的援助计划中包括职场环境的调整,但是职场方面是不可能为了身体障碍者进行大量的环境改造的,因为这需要投入大量的人力、物力以及金钱,所以只有在职场和身体障碍者双方相互适应的条件下进行适当调整，采用双方都能够接受的方式。所以身体障碍者在职场就业时日常生活自立是关键，家中的日常生活能够自立是职场日常生活自立的基础和先决条件。众所周知，在一般职场就业的身体障碍者需要与普通人一样，职场方面也不会安排援助者对他们进行特殊的关照，所以在家和职场中的生活中都能够自己独立的身体障碍者既能得到薪水比较高的就业机会，又能够得到家人和职场等各方面的尊重。如果在家中能够完全自立，在职场可能由于些许环境的原因身体障碍者稍有困难时，作业治疗师可以通过与职场方面协商调整职场环境，增加自助用具等方法使身体障碍者完全自立，他们的就业活动仍然可以进行，只是可能会受到一些职场环境限制，就业时的活动空间和职业选择的范围也会变得狭窄。表 3－1 为身体障碍者的日常生活自立程度自查表。其检查内容比较全面，障碍者可以根据其中包括的内容进行自我评价，掌握自己的日常生活水平，判断自己对职场的适应程度。

表 3－1　日常生活自立程度自查表

1. 健康管理	知道大家均摊的方法和意义
每天能够注意进行适当的运动	4. 居住
生病时能够向医师说明自己的症状	知道如何安装和使用辅助用具
在安全的情况下知道如何处置紧急状况	就住宅改造向家人和户主商量过
对自己的嗜好能够适当地调整	知道住宅改造相关的各种援助制度
进食时会考虑到自己的营养平衡	选择住地时知道什么是主要的标准
会调整药物的量和服用方式	（公共交通、环境、租金、轮椅使用等）
能够和医师预约准时去医院	租借场合下是否知道首付金的必要性
自己进行刷牙、洗脸、更换衣服、洗澡等	知道如何获得水、电、煤气、电话的使用
能够适当地睡眠	了解各种公营住宅的优先入住制度
能够进行休息与活动的调整	了解带有家庭护理性的住宅
2. 自信且自己决定	5. 一般家事
有自己的人生目标	能进行屋内的扫除
即使有障碍也认为自己什么都可以做	知道垃圾分类
有生活的信念	有想学习的心情
存在重要选择时能自己决定选择什么	知道利用社区一般性的设施
能够冷静处理任何问题	（图书馆、电影院、美术馆等）
能够说出自己最重要的 3 种东西	根据自己的旅行计划去旅行
考虑过自己想如何生存	能根据现实状况选择交通手段
不惧怕恐惧总是将其作为挑战	6. 食事
有自己未来的梦想	能够煮饭
3. 金钱的使用方法	炒菜煮菜均可
是否知道 1000 元能够买什么，买多少	会做拿手的菜
是否知道自己收入用在了什么地方	利用眼前食材能做简单的饭菜
自己是否知道银行帐户的出入情况	能安全地使用厨房的刀具
自己管理银行卡和印章等重要物品	知道在厨房准备适应自己障碍的用具
因为有月供所以知道什么东西可以买	（防滑垫、切片器等）
没有冲动性的购买行为	做食物时能注意卫生
家中有帐本记录大小花销的情况	知道袋装食品、冷冻食品的料理方法

续表

知道选择添加剂少的食物	曾经查找过日常生活用具辅助具制度
使用洗涤剂时会注意不引起污染	有过投票的经历(有投票证)
考虑营养和经济方面的平衡制作菜单	知道交通费用的优惠制度
能够分辨腐败的食物	(公交、地铁、高速、飞机、出租等)
7. 社交和交流	10. 介助
能和首次见面的人说话	明确自己在什么方面需要介助
不隐瞒想法,有正直的说得来的朋友	知道一天需要多少小时的介助
利用书信、电话、礼物维持与朋友来往	根据介助内容能选择介助者
通过商谈说出自己的意见	向介助者交待使其理解有效利用时间
能根据现场的状况注意自己的说话方式	能整理衣物
仪表得体	看了商店广告能去买东西
注意倾听别人讲话不打断	能和店员边交流边买东西
知道自己的表情态度不影响别人心情	当物品有瑕疵时可以自己去退换
能注意不同时间和场合的礼仪	看日期和色泽能分辨出新旧物品
(邻居、亲戚、职场等)	知道洗衣机的使用方法(洗涤、脱水等)
知道在公共场所保持安静	知道烘干机的使用方法
知道婚礼和葬礼等场合的说话态度	知道投币自动洗衣机的使用方法
能遵守约定	店员推销时能判断自己不需要的东西
8. 时间的使用	紧急状态下能够叫消防车和急救车
建立每天的生活计划,按计划行事	11. 就业
对每天的生活感到充实	想通过就业获得收入
每天参加体育活动	知道自己的就业兴趣和能力
总是有兴趣	去过职业安置所等机构
不受介助者的情绪左右	考虑过障碍者的劳动内容
知道怎么消除与介助者之间的矛盾	不考虑金钱也要做一些有意义的活动
在为对方考虑的情况下依赖介助者	曾经为了取得就业资格而努力
注意对介助者的礼貌	12. 差别与运动
曾经因为不满意辞掉介助者	非常知道熟悉其他有障碍的人
9. 权利和情报	明确什么是障碍者的差别
知道到哪里了解自己的权利和义务	还知道一些其他的差别
(法律咨询处、各种障碍者服务中心等)	不要以为是障碍者而感到难为情
曾经利用过上述的设施	参加障碍者的运动
知道了解养老金、津贴、生活保障金等	不参加运动但是也有关心
知道养老金、津贴等是否需要交税	

(摘自:岩崎テル子ら,2006,標準作業療法学作業療法評価学)

(二)通勤能力

职场就业的一个基本要求就是要准时到达职场,即要保证通勤能力。现在社会发展比较快,通勤的方法多种多样,职场离家比较近的可以徒步,步行能力有障碍的可以利用轮椅等辅助器具,职场离家比较远的可以采用自驾车、公共交通。有的身体障碍者在自驾车和公共交通的利用上都存在不便,但是当职场的环境和就业活动既能够发挥自己的能力和技能,又能得到比较丰厚的报酬以及职场方面各个方面的尊重时，身体障碍者往往会做出肯定的选择。如果身体障碍者能够得到家人或是社会援助组织的援助，保证通勤时间，准时到达职场就业，并准时返回自家，就能保证就业活动的稳定性，长期从事自己喜欢的工作。当然由于现在电子网络技术迅猛发展，许多身体障碍者会选择在家就业，但是这些人毕竟只是一部分，大部分的身体障碍者还是必须要走出家门和普通人一样面对社会，所以在作业治疗师的援助计划中必须明确身体障碍者通勤的能力、通勤的方法、是否需要援助、需要什么样的援助，如果出现意外事件是否有应对的方法，有没有备用的援助者和援助方式，联系方式等。

但是，现在我国的这种社会援助体制并不完善，身体障碍者的就业，一般还只是在自己居住的社区中寻找就业的机会，作业治疗师的治疗活动还只是停留在急性期的医院，以治疗为主，专业分工不系统，使得职业关联活动现在还是一个空白。再加上社会和职场对身体障碍者存在的许许多多的偏见，使得他们在一般职场就业上自信心不足，造成无论是家属、身体障碍者自己，甚至康复治疗的专业人员，都很少考虑到身体障碍者的兴趣和喜欢的就业内容，期待着在不久的将来能够得到明显的改变，完善我国社会支援体系。

（三）持续性的耐久力

身体的耐久力是许许多多身体障碍者就业时面临的实际性问题。无论是身体障碍还是内部障碍，由于长时间的在家休养，再加上自己存在的障碍，障碍者对职场的环境和氛围可能会出现不适应的感觉，再加上身体上确实出现的耐久力下降的问题，许多身体障碍者会怀疑自己在职场就业的耐久力，没有信心。但是如果选择一般职场就业，就必须与普通入职的人一样遵守职场方面的规章与制度，坚持每天 8 小时的就业时间，其中包括少许的休息时间和午餐时间，但通勤时间不包括在内。一般社会性的准则是每个人每天要工作 8 个小时，才能够拿到固定的月薪，在此基础上的加班、夜班或其他交替性的就业活动，根据规定会给予相应的报酬，也许有时会对身体障碍者带来不小的诱惑。但是一切还是能不能坚持的问题。

所以可以确定的是，不论是什么样的身体障碍者进入一般职场就业必须具有每天持续 8 小时就业的能力，甚至 8 小时以上持续性能力。在作业治疗师的就业活动援助计划中，身体障碍者的耐久力，应该作为他们适应职场环境的一个重要的组成部分，不管是从体力的角度还是从心理适应能力的角度出发，要想让身体障碍者具备一般职场的就业能力，在就业前的准备活动中持续性和耐久力应该作为一个必须具备的条件进行确认，并列入详细的援助计划中加以重视，进行强化性的训练。因为身体障碍者的耐久力和日常生活的自立以及通勤时间是保障身体障碍者职场就业最为基础的条件。作为就业的准备性训练，在训练室的耐久力的训练和实际职场就业过程中的耐久力具有较大的差别。在训练室强化训练时属于适应性的训练，往往为了使身体障碍者进行强化训练时不感觉到枯燥无趣，作业治疗师在训练过程中会提供不同的作业课题，转移注意视线的训练内容，避免身体障碍者对训练内容产生厌倦的情绪，但是身体障碍者在职场中的就业活动很有可能在持续保持一个姿势的状态下进行操作活动，虽然根据《劳动保护法》，每 2 ~ 3 个小时可以休息 15 分钟左右，还是有许多的身体障碍者由于不适应这样的就业环境从一开始就放弃了。作业治疗师为了解决这种问题，首先要了解身体障碍者希望的就业活动的性质，向身体障碍者提供类似于实际职场环境的训练内容，使身体障碍者对自己将来的就业活动内容有具体的认识和心理准备，以加大身体障碍者就业活动的成功率，并保障他们就业的耐久力和持续性。

（四）人际关系的处理能力

现在只有一个人完成整体工作的职场几乎是不存在的，在一般职场就业的身体障碍者必须明白这一点，明确集体成员之间相互协调完成就业活动的意义，如何成为一个合格的职员，完成自己承担的任务，有一大部分的因素取决于自己和同事、领导、下属等之间的关系和相互合作。在职场就业的集体中，不管你年龄、性别、学历的高低、技能水平的高低都需要相互的尊重和交流，保持融洽的职场人际关系是集体成功的基础。特别是针对身体障碍者，由于他们自身的障碍和社会对他们的偏见，很容易使身体障碍者产生自卑感，使他们与集体之间产生隔阂。作业治疗师的就业援助计划在培养身体障碍者维持和处理人际关系的问题上，应该有意识地为身体障碍者创造在集体中生活的模拟环境，如采用小组式的活动小组，共同执行同一课题，分担不同责任。开始之前需进行详细说明，让身体障碍者知道自己担当的课题内容，处于哪个步骤，和自己前后的小组成员如何衔接和沟通等。同时需要明确的是，每个身体障碍者如果在课题进行过程中出现什么困难，遇到什么问题，需要利用集体的智慧去解决，对于最后课题的完成情况和最后的成品，也需要由小组成员一起进行评价，作业治疗师的作用是引导各位身体障碍者，客观地发表关于课题的完成情况以及最终作品的评价，其中可以细致到担当每一阶段课题的身体障碍者在操作课题过程中处理问题的方法，具体指出优点与不足是十分重要的，让身体障碍者明确自己需要努力的具体方向，以及明确与他人之间相互协调相互帮助的重要性。由于是客观的评价，作业治疗师要引导身体障碍者学会接受来自于他人的见解，用于畅谈和发表自己的意见和建议 ，对于培养他们将来与同事和领导之间建立良好的人际关系具有引导性的意义。除了训练之外，作业治疗师可以设计一些集体性的娱乐活动，鼓励身体障碍者克服自己的困难，参加集体活动。集体活动中既要鼓励身体障碍者发挥各个方面的能力尽可能地自立，又要鼓励其他人对在困难中的身体障碍者进行援助。使身体障碍者学会在遇到困难时既要有自己独立的一面又要学会如何对待来自于他人的帮助。具有娱乐性的集体活动是调节人际关系的良方妙药。对刚进入职场的身体障碍者，作业治疗师在为他们进行职场环境调整的基础上可以鼓励他们努力在就业过程中表现自己，发挥自己在职场中的作用，同时还要鼓励身体障碍者积极参与职场和同事组织的各种余暇活动，增进以同事之间的感情，与他们保持良好的人际关系。还没有职场目标的身体障碍者参加社区活动也是改善自己处理人与人之间关系的比较好的形式。

（五）必要的知识技能和资格

身体障碍者中有许多人在拥有障碍之前就已经通过学习和测试，具有了各种职业性的资格，如会计、厨师、教师、电焊工、翻译等。而且有的身体障碍者就业时间相当长，具有非常丰富的就业经验。

在以上 4 项就业准备活动中，作业治疗师都能够给予充分的援助，使身体障碍者达到职场就业的要求。但是在身体障碍者的知识、技能以及资格上，作业治疗师能发挥的作用很少，因为这些是由身体障碍者曾经受的教育经过、职业技术的学习资格、时间的积累等自身条件决定的。职场就业成功往往是由于身体障碍者具有的特殊技能和资格，所以鼓励他们充分利用自己具有的技能、经验以及资格寻找机会，对身体障碍者来说是比较明智的选择。作业治疗师应做的是充分掌握身体障碍者的具体情况，根据他们的期望和要求以及职业经验和资格，提供各种招聘信息和求人广告，并根据身体障碍者个人的要求与职业援助咨询中心和职场进行联系接洽。还要为身体障碍者提供适当的辅助用具和自助具,帮助他们有效利用当前的社会援助体制和社会性资源,发挥自己的技能,提高他们就业活动的信心,并保障身体障碍者就业活动的持续性。

二、就业活动的援助

"早期治疗早期康复"是现在康复医学的理念,"早期治疗"最重要的目的是预防继发症状的出现,如关节的挛缩和变形等,从而减少住院时间,促进早期康复。"早期康复"的意思是不管疾病本身能否恢复,尽快让身体障碍者在日常生活中自立,并接受作业治疗师的就业援助,实现身体障碍者复职或是就业的希望,使他们自己在经济上、家庭生活和社会生活中得到充分的满足。所以从"早期治疗早期康复"的观点上看,身体障碍者发病入院,从急性期开始的一系列的康复治疗影响着他们今后与就业或复职相关的一切因素。所以就业援助活动不是从康复治疗的恢复期或是维持期开始的,而是从入院的急性期开始。虽然康复过程的跨度比较大,但是从身体障碍者的恢复过程看,早期治疗和康复与将来的就业活动只不过是身体障碍者一段人生中的两个端点,有的身体障碍者的恢复过程前后相连。所以作业治疗师应该从疾病的开始,就通过评价考虑身体障碍者将来的恢复目标,这跟作业治疗目标的设定原理是一致的。

(一)急性期的就业援助

在急性期,作业治疗师的主要任务是在身体障碍者生命体征保持稳定的基础上,预防继发障碍的出现,保持身体障碍者的肢体活动机能,鼓励他们自己完成日常生活活动,如进食活动,姿势的转换等。保持残存的肢体机能和能力,并对家属进行康复知识和介助的原则性教育,可以使身体障碍者和家属理解康复治疗的实质和意义,对身体障碍者进行科学的介助,避免使其产生过度的依赖,导致废用性症候群的出现而造成住院时间延长等。事实是预防继发障碍的出现和保持肢体机能是同样重要的。另一面是促进机能障碍的恢复,如果机能障碍恢复的可能性比较低,作业治疗师就必须考虑开发身体障碍者的代偿机能,以弥补失去的部分肢体机能。但此时有可能出现身体障碍者对障碍不能够受容,将康复治疗的视点总是停留在肢体机能的恢复上。从心理学和作业治疗学的角度出发,作业治疗师必须在身体障碍者接受自己存在障碍的前提下才能够进行下一步的康复治疗,使他们理解和接受最终康复治疗的目标。所以这一时期作业治疗师和临床主管医师对身体障碍者和家属的康复知识以及疾病本质的教育尤为重要。

如果能够在急性期就开始让身体障碍者进入身边活动的训练,是比较理想的急性期治疗效果,这样在预防继发障碍和全力改善机能障碍的同时,可以初步判断身体障碍者最终在就业能力上的恢复程度。在身体障碍者急性期的作业治疗内容中植入就业或是复职的概念也是非常重要的一步,虽然此时期让身体障碍者和家属接受就业或是复职的理念非常的困难,但是重点是让身体障碍者了解到,有许多的身体障碍者即使是在有障碍的前提下也能够像普通人一样进入职场就业。

(二)恢复期的就业援助

恢复期作业治疗师的援助以身体障碍者的日常生活自立为主,以身体障碍者在自家的日常生活中完全自立作为目标,因为这是职场就业的基本条件之一。无论身边性的活动、移动性的活动、交流性的活动以及管理、购物、利用交通工具等的活动，都要列入此时的治疗援助计划中。不管此时身体障碍者住在医院还是已经出院回家，作业治疗师为了能够使他们尽早进入职场就业，必须全面关注他们的日常生活自立能力。要注意的是很多身体障碍者在住院期间日常生活完全能够自立，不需要他人的介助，但是出院回到家里，日常生活活动能力就会出现下降，原因在于医院中的设施往往都是无障碍设施。所以为了职场就业，身体障碍者在自家和社区生活的自立才是最重要的，为此从就业的角度出发，作业治疗师对身体障碍者的日常生活活动能力的评价，不仅限于医院内的评价，在家中和社区的日常生活活动能力的评价更为重要。必要的情况下作业治疗师还要对身体障碍者的住宅进行评价和改造，使身体障碍者在家中和社会日常生活上与普通人一样自立。

到了恢复期，作业治疗师在保障身体障碍者的日常生活自立以外，还要注意对身体障碍者耐久力的强化训练。由于急性期许多身体障碍者卧床时间比较长，进入恢复期休息时卧床早已形成了习惯。作业治疗师需要注意观察的是身体障碍者一天的生活规律，在康复治疗以外的时间，为了避免身体障碍者过多卧床，增强身体的耐久性，可以为他们安排一些课题性娱乐活动，延长坐轮椅或是立位移动的时间，让身体障碍者在每一天的日常生活上形成一定的规律，为将来的就业活动做准备。

恢复期和急性期一样，使身体障碍者在大脑中形成就业或是复职的概念仍然有比较多的困难，但是作业治疗师在身体障碍者出院时必须向他们提供国家和社会的一些就业援助措施，援助内容，具体设施的地点等。同时可以定期组织他们回到医院和其他身体障碍者一起交流出院回家后的家中和社区生活以及职场就业的经验和感想，由此可能会帮助身体障碍者认识到就业的重要性，使他们对就业产生兴趣和希望，认识到就业活动对自己、家人以及社会的重要性。通过这种交流的形式，身体障碍者可以得到来自于多方面的信息情报和在职场就业的心得体会，从而改变身体障碍者对职场就业活动的看法。同时也能够直接得到职场的招聘信息情报，为身体障碍者就业活动的选择提供一条比较直接的途径。通常情况下，作业治疗师可以和身体障碍者一同参与交流，也可让他们自己参加，之后可以询问交流的感想。当然是否参与职场就业和就业活动的形式是由身体障碍者自己和家人决定。作业治疗师的意见和提供的信息对于身体障碍者只是参考。如果身体障碍者此时具有职场就业的愿望，作业治疗师就要为他们提供就业能力评价和就业援助计划并实施。

（三）维持期的就业援助

在医院的康复治疗属于临床性康复治疗，进入维持期，身体障碍者回归家庭和社会将以社会性康复和职业关联活动为主，三者加起来才能称为综合性的康复，而通过就业活动改善身体障碍者的生活质量是康复治疗的最高目标。

但是，身体障碍者在维持期的早期还要以延续恢复期耐久性的强化训练，在上午 9 时到下午 4 时集中进行，以适应今后的职场就业活动。在维持期能够自己完成日常生活活动的身体障碍者，尽可能让他们独立进行，但是为了防止跌倒等意外事故的发生，保证他们的安全，在家中生活的身体障碍者开始进行独立日常生活活动训练时，家属最好在旁边进行保护性的监视，确认其能够真正独立的、熟练的完成日常生活活动动作。同时并行的是对身体障碍者的通勤能力的援助活动，大多数身体障碍者的通勤活动能力训练是在维持期开始进行，作业治疗师可以利用从身体障碍者自家到职场之间的距离，为身体障碍者提供对往返通勤过程的耐久性、适应性的训练。确认身体障碍者通勤的手段(如公交、地铁、出租车等),时间(往返两方面),援助(援助内容、援助地点、援助者、相互之间的联系方式等)以及遇到突发事件(出现的地点、事件内容)的应对能力等。还有的身体障碍者可以通过家人的接送或是自驾车完成通勤,对这样的身体障碍者首先考虑的是向车内移乘的问题,如脊髓损伤障碍者从轮椅上向车内的移乘,特别是高位损伤者利用公共交通相对比较困难,开发其自驾车的能力是解决通勤比较实际的途径。但是自驾车时向驾驶室内移乘的方式和轮椅收起的方式需要根据脊髓损伤者自身的活动能力和操作空间的大小进行特殊的训练,也可以开发一些适合身体障者的自助具,而车体的构造更需要进行改造,以适用于高位脊髓损伤障碍者的能力。除了脊髓损伤障碍者还有偏瘫障碍者、两侧上肢或是两侧下肢瘫痪的障碍者等都可以根据自身的能力选择自驾车的方式通勤(视力障碍者和听力障碍者在驾驶车辆上是有严格规定的,最好的方式是选择自驾车以外的交通方式)。作业治疗师在其中的作用就是针对每一个身体障碍者的能力进行准确的评价和判断。为能够使他们达到自己驾车的目的,作业治疗师的援助计划中要有详细的针对每一个障碍者的训练内容,如移乘、肌力强化、自助具和辅助具的制作和提供以及使用训练。其中还包括提供车辆的改造建议,但是需要经过正规部门的培训获得驾驶证书以后才能自己驾驶,作业治疗师在这方面的作用是微乎其微。目前我国对于身体障碍者驾驶车辆的规定已经制定完成,并且有的身体障碍者已经具有了驾驶资格,但是我国现在为身体障碍者进行的车辆改造技术还不是非常成熟,还不能够满足更多身体障碍者的要求,如果身体障碍者的出行手段和出行方式不断得到改善,那么他们就业的种类和职场的选择范围就能够扩大。

通勤方式的获得有两种情况存在,一个是在训练场地进行训练,一个是在真实的通勤路途上进行训练。所谓的训练用场地指的是训练用距离和通勤距离相等的训练场,虽然有时训练场地也是实际能够通行的街道,但不要认为在训练场地通过了通勤方式的训练就具备了到实际就业场所通勤的能力,因为训练场所的地理环境与实际通勤途中的地理环境完全不同,身体障碍者不仅仅是能否通过的问题,还有要记住利用途中经过的地理环境进行判断以及应对突发性的问题(如交通工具的换乘、如厕等个人需要、接受援助的地点和时间、购物、公用电话的使用等),所以无论如何都要让身体障碍者熟悉掌握实际通勤路途的地理环境,即使是在训练用场地已经非常熟练地掌握了各种通勤方式的身体障碍者,也必须要在真实的通勤路途上进行实用性的通勤方式的训练,以便身体障碍者更好地利用通勤路途的环境。训练的结果以身体障碍者能够熟练换乘通勤中的交通工具,保证通勤时间,熟练掌握通勤路途中的各种服务设施为目标。自驾车的身体障碍者也要在真实的通勤途中进行反复训练,熟练掌握和利用通勤途中的环境,遵守交通规则。

另外,通勤途中情况的变化是不能够进行预测的,作业治疗师的援助计划不仅要让身体障碍者适应比较宽松的通勤环境,还要让他们适应比较拥挤的通勤环境。不管是利用公共交通还是自驾车的身体障碍者都要在两种环境下进行训练,学会掌握通勤环境变化的规律,并准确判断,灵活有效的利用通勤时段环境的变化。

三、对身体障碍者就业的援助和注意事项

对身体障碍者实施就业援助的注意事项包括两方面:一方面是基本的注意事项;另一方

面是根据障碍者的种类和程度不同要留意的内容。

在最基本的注意事项中,首先,根据身体障碍者的个人适应能力和特点以及就业的技能水平考虑他的就业,作业治疗师要积极进行职业领域的开发,必要的情况下进行职场环境的改善。其次,为了让身体障碍者能够长久地保持就业状态,作业治疗师和社会援助机构要为他们提供继续教育和训练的机会。使他们通过一段时间的训练和再学习,适应在新的形势下,科学技术的快速发展带来的就业环境和就业内容的不断变化,由此也可以开发身体障碍者自己的技术潜力,在就业岗位上展现出他们自己的优势。第三,身体障碍者和普通人一样就业,他们所享受的待遇和机遇应该相同,作业治疗师在身体障碍者就业之前可以和职场方面商谈,提供相关的信息,为身体障碍者在就业活动中创造一个良好的就业环境,帮助职场方面把握身体障碍者在就业活动中的状态,使他们在职场的就业活动与普通人一样能够得到肯定,并得到提升的机会。第四,身体障碍者虽然与普通人一样在相同职场就业,但是在安全管理方面,因为身体障碍的存在,需要职场方面根据身体障碍者障碍程度的不同加以重视。除了职场环境的调整以外,必要时可以制定一些相应的政策规定,如定期的健康检查、加强劳动时间和休息时间的管理等。第五,减少对身体障碍者的偏见促进人类社会对身体障碍者的理解,我们一直以来要求作业治疗师制订就业援助计划,让身体障碍者做好就业准备,努力适应职场环境和处理好人际关系,但是职场方面对身体障碍者的理解和接纳,对身体障碍者就业活动的成功与否也起着至关重要的作用,这不仅仅限于职场方面的领导层,职场所有相关人员对身体障碍者就业的支持和理解,可以使身体障碍者能够保持长久性就业,拥有在就业活动中发挥自己能力的动力。第六,保证身体障碍者就业权利。实际环境中身体障碍者是否能够长久地在职场就业,依靠减少和消除对他们的偏见和对身体障碍者的怜悯和同情心来维持是不符合社会环境发展规律的,所以各个国家都出台了有关企业职场雇用身体障碍者就业的相关法律和法规,我国也是一样,虽然有些方面不完善,但是根据法律规定身体障碍者进入职场就业是他们的权利,职场方面雇用身体障碍者就业是承担着国家义务的,并且根据国家规定是有一定程度优惠的。作业治疗师的一项重要任务就是让身体障碍者充分了解和利用有关的法律法规,保证自己进入职场就业和在就业活动上的权利,只有这样才能够使自己拥有稳定的收入和就业环境。如果受到了虐待、无原因的解雇、随意增加不平等劳动条件等,身体障碍者可以根据我国的法律规定去解决问题。

根据障碍者的种类和程度不同,要留意的内容分别是有视力障碍、听力言语障碍、肢体瘫痪、身体内部障碍、重度身体障碍的障碍者在就业活动中要注意的事项。首先,视力障碍者就业的场所需要有足够的移动空间,如果同一个职场就业的有多个视力障碍者,需要为他们准备特殊的职场环境,考虑开发适合视力障碍者的就业活动并提供必要的辅助设备,有必要的情况下,要在职场为视力障碍者的就业配备援助(最好是作业治疗的专业人员)和管理人员,形成有效的援助体系,在安全的就业环境之下,保证视力障碍者就业活动的顺利进行。其次,对听力言语障碍者,作业治疗师在就业援助中要着重考虑他们的特殊性,在提供职场信息和情报的同时,必须了解职场方面是否能够为听力言语障碍者调整就业环境,准备并提供便于信息传达的环境和手段,如电子显示屏等,使听力言语障碍者能够看到并理解被传达的信息。如果职场中听力言语障碍者比较多,也可以考虑增加若干名会使用手语的援助者,在职场内建立起有效的援助体系,保证职场内正常就业活动的进行。第三,对于肢体障碍者就业活动，首先要考虑他们在通勤和就业过程中，在使用辅助用具的条件下（如使用轮椅、拐杖、步行器等）有一个比较容易通行的环境，必要的情况下作业治疗师可以根据肢体障碍者的身体条件和职场方面进行协商，提出环境的调整和改造的意见，如安装扶手，消除台阶等。同时还要注意的是避免肢体障碍者在就业活动中出现疲劳，就业内容不宜过于复杂和沉重，必要的情况下可以适当的休息，可以考虑使用一些减轻负担的简单的机械，减少疲劳的出现和加重。第四，为身体内部障碍者提供的职场和就业活动必须要具有医疗机构出具的可以就业的诊断证明，在职场的就业活动不宜过重，职场方面要具备对身体内部障碍者的健康监督体制，如健康观察员制度等，一旦出现紧急情况，要具备基本的应对能力。

（吴葵）

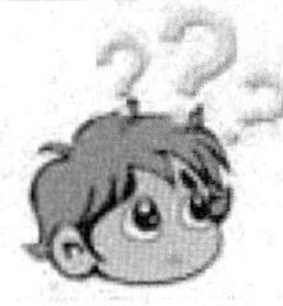

思考题

1. 身体障碍者包括哪些？各类身体障碍者的主要临床症状和障碍特征是什么？
2. 对身体障碍者就业能力的评价包括哪些方面的内容？
3. 对身体障碍者手机能的评价包括哪些内容？
4. 对身体障碍者执行能力的评价包括哪些内容？
5. 对身体障碍者客观能力的评价主要包括哪些内容？
6. 身体障碍者就业前的准备性活动包括哪些内容？
7. 自立生活自我检查包括哪些方面的内容？
8. 对身体障碍者的不同时期实施就业援助的原则和内容有哪些？
9. 对身体障碍者实施就业援助时的注意事项有哪些？

第四章　对认知障碍者的就业援助

学习目标

1. 重点掌握认知障碍者的障碍特征和在其就业能力的评价中使用的重要的评价以及不同年龄的认知障碍者就业援助的特点。

2. 掌握对认知障碍者就业援助的具体方法。

3. 了解认知障碍者家人对障碍者就业活动的影响，重视认知障碍者家人的作用。

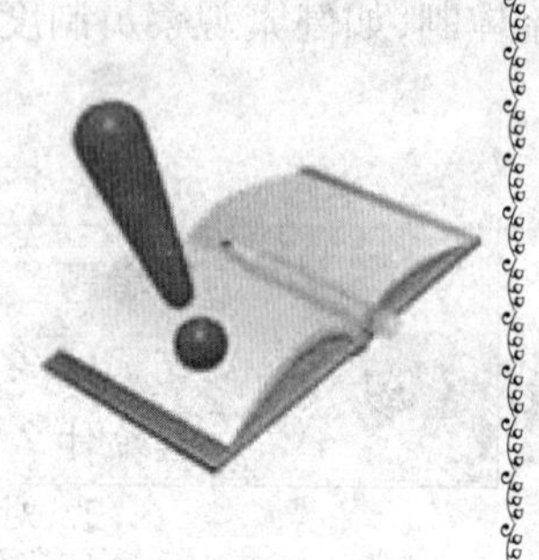

随着我国居民生活水平的不断提高，人均寿命不断延长。医学水平的不断进步，使许多脑血管病、脑外伤等患者能够生存下来。但是随之而来的不只是我们常见的运动功能障碍，还可能会有认知能力的障碍。目前，我国关于认知障碍者的人数还没有确切的统计数字，但据统计，日本现在有800万左右的认知障碍者，平均每15人就有一个患认知障碍的人。根据推测我国30年以后65岁以上的人口将占到总人口的1/4，和现在日本人口的结构一样，可想而知到时我国的认知障碍者的人口比例。所以认知障碍者的日常生活活动能力的自立和自律将是我们未来不可回避的课题。

第一节　认知障碍的定义和特征

认知障碍也被称为高级脑功能障碍。认知是指人脑接受各种信息，进行加工处理转换成内在的心理和精神活动，获得知识和应用知识的过程。这个过程需要大脑的注意、记忆、言语、社会行为、执行以及判断等能力的统合作用才能完成。认知障碍是指上述的认知能力中的一项或多项出现问题，使个人日常生活活动能力下降的现象。

一、认知障碍者的临床特征

（一）注意障碍

认知障碍者会出现做什么事都是心不在焉的样子，总是出错，同一空间同时进行两件事时会出现混乱，甚至中止，不能够继续完成。

（二）记忆障碍

认知障碍者记不住东西存放的位置，也记不住发生的另外的事情，没有指示或命令的情况下什么都不会做,甚至对反复进行几次的同样的事情总是有疑问。

(三)执行能力障碍

认知障碍者做事没有计划,甚至在没有命令的情况下不能够做任何事情,或是说话没谱、故弄玄虚,但是什么都干不成。

(四)半侧空间忽略

眼睛能看到自己的左侧,但是对左侧的人或物处于无视的状态。

(五)病识失认

病识失认的障碍者不能够正确认识自己具有的障碍,说话和做事总是表现得好像没有障碍似的。

(六)依赖性

依赖性属于退行性的行为,经常会出现一些明显像孩子一样天真的行为。

(七)欲求控制能力低下

欲求控制能力低下的障碍者不能够忍耐,没有节制,想要的东西不能控制,不只是吃、喝,在金钱上也是没有止境地使用。

(八)情绪控制困难

情绪控制困难表现为不分场合、没有理由地哭闹、笑、发脾气,有时可能稍有些刺激就情感大爆发。

(九)对人关系技能笨拙

在处理对人关系时不能站在对方的立场考虑问题,与他人甚至家人都不能形成良好的人际关系。

(十)固执

比较固执的认知障碍者容易拘泥于一件事情,不容易改变处理方式,也可能会总是重复同样一件事情。

(十一)活动不积极

活动不积极的认知障碍者自己什么都不做,如果别人不说就不能做任何事情,只是愣愣地呆着。

(十二)抑郁

抑郁认知障碍者常会出现持续性的郁闷忧愁状态,什么也不做,通过反复询问才能够明白做什么的症状。

(十三)情感障碍

情感异常的认知障碍者会因一点点小事又哭又笑,自己想控制但控制困难。

二、认知障碍者的障碍特点

无论任何原因造成的脑损伤,会使脑损伤障碍者身体运动和认知功能等方面出现不同程度的障碍。如果肢体上没有出现麻痹,造成运动能力障碍,而且在行为上彬彬有礼、语言流畅,就很难发现脑损伤障碍者存在的任何问题。如果脑损伤障碍者出现认知障碍,即使没有肢体的瘫痪,将来在日常生活和职场生活中也会出现各种各样的障碍。

(一)记忆障碍

一般情况下脑损伤造成的记忆障碍,属于前向性的记忆障碍,也被称为"健忘",记忆障碍者对于新发生的事情记不住,失去了学习的能力。在就业过程中记不住工作的内容和程序,甚至记不全指示和命令,需要反复询问才能完成工作。严重者可能会给职场造成损失。

(二)注意障碍

有注意障碍的人有的不能够持续集中精力,就业活动中的持续性差,有的选择和分配困难,如不能从抽屉中找到必要的物品,有的不能够边接电话边做记录。还有的人出现综合性的注意障碍,如购物时计算应付的金额等等。注意障碍者的记忆能力往往处于低下状态,学习能力下降,甚至是"零"。

(三)执行困难

执行能力贯穿在我们的日常生活中。通过执行能力,我们可以把一日的生活活动和就业活动按照有限的顺序安排得井井有条,具有非常强的计划性和目的性。具有执行障碍的人,活动从何开始没有头绪。有的障碍者虽然能够口头说明生活和工作的顺序,但是实际操作过程中常常会出现很多困难,不知如何是好,此时如果没有明确的指示,整个人就处于停顿状态。

(四)病识认知障碍

障碍者缺乏对自己疾病和障碍的认识,和发病之前相比,对自己不明白的事情并不在意,即使对其就障碍的存在和危险性进行了详细的说明,障碍者自己也不会注意自己的障碍,言语和行为像是没有障碍的人似的。

(五)社会行为障碍

认知障碍者一旦出现情绪控制障碍,就可能因为一些不起眼的小事而大吵大闹,甚至会出现暴力行为。有的认知障碍者可能由于自己的欲求得不到满足就会出现一些反社会的行为,如偷盗、骚扰他人等。还有的障碍者拘泥于某一件事情的想法很难有所改变,甚至强迫他人认同。自己什么都不做,整个人就会停顿,处于长时间的持续性的抑郁状态,将来就会什么都干不了。

像以上这些由于认知问题带来的障碍,会很容易给障碍者在职场就业活动中带来烦恼,如和同事产生纠纷,甚至出现事故等,持续发生的情况下会影响障碍者与同事之间的人际关系,更严重的会影响障碍者的社会信誉,使障碍者处于孤立状态,最后出现辞职的行为。

三、认知障碍者年龄背景的特点

在认知障碍者中,具有生产能力和经验的年龄较大的男性比较多。其中脑外伤的障碍者一般20岁左右的年轻人比较多,他们既没有多少社会经验又没有多少就业经验。在学生时代就受伤的脑外伤障碍者很难对就业活动产生印象,也缺乏金钱的概念,在家中,生活和经济等方面会得到充分援助,很容易形成被过度保护的状态。脑血管障碍者一般都处于50岁左右,积累了丰富的就业经验,可以洞察与就业活动相关的具体信息,在家中经常是经济收入的主要来源者,多数人还在负担着子女的学费和房子的贷款等,直接面对的是经济性的问题,但是如果是在职场在职时出现疾病导致的障碍,比较容易得到一些经济上的保障,如基本工资的保证以及今后就业场所的保障等。

第二节 就业能力的评价

关于认知障碍者就业能力的评价包括神经心理学检查、认知障碍者的自我认知以及对认知障碍者的行动观察和就业环境的分析。

一、神经心理学方面的检查

无论障碍处于急性期还是维持期，在神经心理学检查方法中，目前经常使用的是简易精神机能检查（MMSE）。从 MMSE 的检查结果可以得到被检查的障碍者在记忆、注意、计算、命名、理解、执行、结构等方面存在的问题。MMSE 被使用在障碍者作业治疗的各个阶段，是作业治疗计划是否能够实施的基础，所以在就业活动援助的过程中，作业治疗师也会利用此检查对障碍者是否存在认知障碍进行筛查和确认。其他常见的用于认知障碍者的神经心理学检查是韦氏成人智力量表（WAIS - RC），但是有的学者研究表明利用韦氏成人智力量表进行检查的结果的高低说明不了障碍者的就业能力。如检查结果在 120 分以上，其中智力指数（FIQ）高，言语指数（VIQ）高，而动作指数（PIQ）低的例子不少。也有的障碍者言语能力极强，但是就是不能够完成工作。所以对认知障碍者的检查不只是单纯的神经心理学检查，而是要进行行为动作记忆方面的检查，其结果应该注重表现障碍者作业活动能力。所以在众多的检查方法中最为突出的是 Rivermead 行为记忆检查（the Rivermead behavioral memory test，RBMT）。通过 RBMT 可以了解障碍者日常生活中的记忆状态，判断在日常生活中障碍者能够接收并保存什么样的信息。具体的检查内容见表 4 - 1。RBMT 是作业治疗师对认知障碍者就业活动评价中不可缺少的一项重要检查内容，直接反映的是障碍者的行为记忆，从更深层次考虑，可以判断障碍者注意的能力以及注意的转移和注意的容量等问题，这些对于障碍者的就业活动都是比较重要的机能，关系到障碍者就业的兴趣、报酬甚至是自尊和自信等。

表 4 - 1　Rivermead 行为记忆检查

检查项目	具体操作
姓名	出示照片要求障碍者记住其姓名，过一会儿再问照片上人的名字
随身携带物	借来障碍者随身携带的物品并隐藏起来，嘱咐障碍者检查完以后要回自己的携带物品
约定	准备 20 分钟后提问，设定闹铃，20 分钟一到看障碍者是否记得提问的事情
画	给出一幅画告诉障碍者并让其说出画的名称，过一会儿再次让障碍者说出画的名称
故事	让障碍者听短语故事，然后立刻让障碍者复述，过一会儿再次复述
照片	出示照片，让障碍者判断性别和年龄，过一会儿再次让障碍者确认
路线	在检查房间设定一定的路线，让障碍者边走边记，走完后立刻让障碍者按照刚才的路线再走一遍，过一会儿再让障碍者走一遍
要事	在上一项检查的途中设计某一要事的出现，提问障碍者对途中要事内容的记忆
时间和地点	让障碍者在检查房间找到当时的日历，说出时间和地点等

（摘自：岩崎テル子ら，2006，標準作業療法学作業療法評価学）

二、认知障碍者的自我认知

认知障碍者能否就业的另一个重要条件就是自己对自己障碍的了解程度，一般的规律是认知障碍者对自己障碍了解得越彻底，越容易找到克服自己障碍的方法，更容易适应职场的环境,实现持久性的就业。所以作业治疗师的评价不要只重视认知障碍者的神经心理性的检查结果和行为记忆的检查结果,在就业活动中最具危险性的问题是他们对于自己的障碍究竟能够了解和知道多少。比如脑外伤障碍者对自己存在的障碍没有感觉,就会意识不到认知训练的必要性,对回归社会和职场就业很容易就会形成明显的阻碍因素。表 4-2 反映的是认知障碍者对障碍的自我认知评价内容,进行检查时既要对认知障碍者实施此评价,也要向家属进行寻问评价,如果认知障碍者和家属回答这些问题时存在差异,说明认知障碍者的自我认知存在问题,需要作业治疗师进一步详细地检查和确认,综合性地进行判断。

表 4-2 对障碍的自我认知评价

评价标准:1. 不能 2. 非常困难 3. 能,但困难 4. 比较容易 5. 容易
1. 能否为自己准备食物?
2. 能自己更换衣服吗?
3. 洗漱上有什么问题?
4. 饭后能自己洗碗吗?
5. 能自己洗衣服吗?
6. 家庭财务管理有问题吗?
7. 能遵守约定的时间吗?
8. 在集体活动中能开始和他人一起聊天交流吗?
9. 累了或者厌烦时,还能继续工作吗?
10. 能想起昨天晚饭吃了什么吗?
11. 经常见到的人,能记住他们的名字吗?
12. 每天自己能记住多少日程安排?
13. 自己能记住必须要做的重要事情吗?
14. 如果必须开车时能开吗,会有问题吗?
15. 比较混乱需要帮助时,能找到帮忙的人吗?
16. 对意料之外的事情,能适当处理吗?
17. 和非常熟悉的人能一起讨论事情吗?
18. 能接受他人多大程度的批评?
19. 自己能控制悲伤情绪吗?
20. 和朋友在一起时,行为举止是否正当?
21. 能向他人展示出自己良好的心情吗?
22. 能参加多大程度的集体活动?
23. 能否意识到自己的言行让别人吃惊?
24. 能计划和安排每天的事情吗?
25. 能理解新的指令吗?
26. 每天都能发挥自己的作用吗?
27. 无论什么原因使你惊慌失措,自己能控制自己的情绪吗?
28. 能否保持自己的好心情?
29. 能否让自己的心情不受每天行为的影响?
30. 能否控制自己的笑容?

(摘自:平賀昭信ら,2009,職業関連活動学.)

三、对认知障碍者的行为观察和就业环境的分析

作业治疗师如果将评价环境设定在作业治疗室的作业操作台上,检查的内容也只是对认知障碍者本人的基本性评价。但是认知障碍者非常容易受到周围人和物理环境的影响。所以,以认知障碍者的就业活动为中心的评价,应该以认知障碍者人际关系的形成与维持,在职场就业时对职场和身边环境的适应,在日常生活和就业活动中的行为为中心进行观察、分析和总结。评价的具体内容应该包括对就业职场规则的遵守、就业活动中的欲望和态度、提出疑问和报告的方式方法、和其他就业人员的相互协调能力、心情是否能够安定且能够自己控制、是否有不适当的言行、是否能够准确地接收到指令和注意事项以及对于工作过程的控制等。值得注意的是认知障碍者的就业活动行为多种多样,要求作业治疗师要从多角度观察和分析并进行详细的描述记录,并对观察到的行为做出合理的解释,以便给予适当的援助。不能站在具有偏见的立场上去观察认知障碍者的行为。

四、认知障碍者的问题和需要

(一)障碍的发生和适应

认知障碍是在某一天突然出现的,障碍者的家属通常会认为脑损伤可能会危及到人的生命,虽然最后平稳的生存下来,但是也不能与受伤前一样和大家拥有同样的生活了。一直温和平稳的人变得越来越易怒,反复无常;做人踏实、讲究、认真的人也会变得对什么都不关心,不在乎了。障碍者和家人会认为从现在开始像以前那样的生活已经过去了,整个家庭所有的人都会变得困惑起来。随着对障碍的接受,认知障碍者和家人自尊的底线也被彻底颠覆了,被迫重新塑造自己的人生观、价值观。

具有病识失认的障碍者总是会拘泥于自己失去的能力,不知道利用自己现有的能力和来自于外界的援助构建自己新的生活方式,非常容易陷入生活困难的境地,而且固执于以前的学校和就业职场,但是认知障碍者现在的能力和以前可能相差很多,没有能力复学或者是复职,所以这样的障碍者会一次次尝到失败的结果。失败的经验越多,认知障碍者意欲和自尊心就会越来越低,很容易陷入抑郁和不安的状态。所以作业治疗师担负的责任就是面向认知障碍者和他的家人,对他们充分地进行评价,确切掌握认知障碍者的能力和需要以及障碍者家人的需要,对认知障碍者和家人给予适当的援助。如果援助拘泥于认知障碍者以前的就业能力和社会地位,让认知障碍者和家人产生过度的期待,那么作业治疗师对认知障碍者的援助活动失败的可能性会很大,使认知障碍者就业的可能性变得越来越小。所以真正有意义的是结合认知障碍者现在的能力,尝试着改变就业的方向和环境,有时为了体现认知障碍者的自我存在感,让他们自己选择职业的方向和内容是十分必要的。作业治疗师的作用不只是为了恢复认知障碍者失去的能力而进行训练,还要尽可能地扩大认知障碍者就业的范围和领域。所以普通人后来发病造成的认知障碍,障碍者周围的人,包括家人、作业治疗师等就业援助者了解他们的神经心理性的背景和障碍受容的特点在就业援助活动中非常重要。

第三节 对认知障碍者的家人和本人的援助

一、对认知障碍者家人的援助

和对认知障碍者本人的援助是一样的,对认知障碍者家人的关心也是非常重要的。实际上眼睛看不到的伤害和障碍对谁都不是容易理解的,但是当我们见到认知障碍者的家人时常常会感觉到他们的孤独感和闭塞感,所以最先应该进行的是减少他们的不安。对障碍者家人的援助不是专门的知识和技术就能够完全解决的,必须让他们与具有同样经历的家庭和障碍者见面交流,让他们相互支持,增强就业活动的信心,也可以使认知障者和家人重新整理自己的心情和情绪,对就业活动产生期待感。这种援助方法是对认知障碍者和家人直接性的心理支持。

二、福祉设施的利用

由于认知障碍者障碍的特殊性,除了极少数轻度认知障碍者能够进入一般职场就业以外,多数的认知障碍者都是在社区的福祉设施中就业,这种现象在发达国家也是一样,认知障碍者就业范围和领域随着科技的发展和进步越来越狭窄。

即使在社区福祉设施中就业,认知障碍者也要从头开始适应就业活动的节奏,以及对集体生活的适应。为了能够让障碍者尽快适应,作业治疗师的援助计划中少不了代偿性的生活手段。对于认知障碍者,代偿性的生活手段的利用价值比较高,通过社区生活活动,使认知障碍者建立就业似的生活节奏和方式,学会同寝的方法,以及如何与自己周围的人相处,更要学或如何遵守公共秩序和规则,以及时间的自我管理和分配等。适应社区福祉设施中的活动是认知障碍者就业活动的基础,也是其就业活动过程中的必要阶段。

三、就业前训练和援助

许多认知障碍者都会接受就业前的准备训练,但是能够接受认知障碍者的普通职场非常少。我国也是一样,多数的障碍者都集中在福利工厂就业,而其中以身体障碍者为主,能够接受认知障碍者的比较少。在发达国家,有对障碍者进行就业能力开发的学校,虽然没有专门针对认知障碍者的学校,但是轻度障碍者是完全可以进入学校进行职业技术学习的。许多作业治疗师现在开始提倡让认知障碍者进入实际的就业场所进行实地的评价,这样职场、就业环境以及障碍者可以相互适应,相互选择,障碍者就业活动的选择范围就会加大,这对那些具有轻度认知障碍的障碍者来说是一个不错的消息,可以避免就业活动评价中的一些不必要的偏见。

四、对认知障碍者的就业援助

对认知障碍者的就业援助可以分为急性期、恢复期和维持期以及社区四个阶段。

(一)援助方法的总论

认知障碍的症状多种多样,需要进行援助和指导的范围非常广泛。美国的研究学者认为对于长期需要指导的认知障碍者,要从复杂的神经心理学和心理社会性的问题进行分析,从长期的援助体制而言要以障碍者本人和家属为中心,各相关就业活动的援助者要与医院、社区、行政等部门密切联系,在认知障碍者本人同意接受援助的基础上进行就业活动的援助非常重要。

认知障碍者不同,就业活动的选择也不同,每一个障碍者在医院内不仅要在训练室承担运动功能训练,还要根据自己不同就业活动取向的选择,通过各种方式获取就业信息、选择职场,对此作业治疗师需要对每一个认知障碍者制订相应的就业援助计划,征得认知障碍者的同意可以避免就业援助的失败。

各个专业观察和评价障碍者的角度不同,围绕着认知障碍者的各个专业的援助者包括家人必须进行情报信息的交流和共享,以便更客观地对认知障碍者进行救治援助,避免对他们在就业活动方面出现偏见。还可以避免同意评价和援助项目的多人重复检查和收费的现象出现。

(二)医疗机构内的援助方法

从急性期到恢复期的过程中,要对临床上每一个症状采取针对性的治疗。这时期障碍者本人和家人强烈希望障碍者能恢复到以前的状态,难以接受能力的缺失和障碍的存在,这时根据残存能力和障碍制订的治疗计划,认知障碍者和家人都可能难以接受。需要各个专业治疗人员认真考虑应对措施。

针对认知障碍者对环境感知到的知觉刺激不会有适当的认识和行为,治疗计划首先应从认知障碍者的身边入手适当地寻找从环境带来的知觉情报,换言之就是寻找来自于环境的什么样的知觉刺激对认知障碍者产生了影响。其次,根据认知障碍者的具体障碍内容进行环境的调整,寻找实用性的代偿手段。第三,对实质性的认知障碍实施具体的康复治疗。

1. 身边的探索课题　人体的知觉系统作为对环境的注意方式,是基本的定位系统。如同重力对支持面的定位,一旦定位系统崩溃,知觉系统整体也就会被瓦解,知觉和行为之间习惯性的循环方式就会受到影响。在探寻支撑面时的重要条件是要在注意安定和身体过度紧张的基础上进行支撑场面的设定。另外,用于我们活动的运动课题更具实用性,可以将多数运动性的课题编入一系列的动作之中。所以通过提高对自己身体的认识,很容易就能抓住由环境带来的知觉性的情报和刺激,就可以结合行为活动进行分析和思考。

2. 代偿手段和环境的调整　认知障碍者难以从自己周围环境选择情报和信息产生反应和行动,很容易产生紧张不安以及混乱的感觉,所以对认知障碍者的环境进行调整十分必要。有的学者对环境的调整进行过比较详细的分析,首先,要限制听觉和视觉情报的摄入量;其次,要形成一定的行为模式,固定化;第三,要将复杂的作业活动进行分解,按照步骤和顺序依次完成,并给与适当的介助;第四,要注意减少认知障碍者的紧张和疲劳感;第五,要有头绪,按部就班地进行环境的调整和提供代偿手段;第六,提供的代偿手段和环境调整要适应认知障碍者,避免在实用上和适应上出现失败。所谓环境包括人的环境和物理环境。人的环境是围绕着认知障碍者的所有的人。物理环境是指计划安排的结构化和活动环境准备,其中将不必要的情报进行整理,明确应该立即行动的内容。对认知障碍者的感情控制和社会性的行为障碍,通过环境的调整也能够起到一定的作用。作为外在的代偿性手段,对于记忆障碍者可以利用便签、笔记以及手机作为代偿性手段。这些代偿性手段可以在一定程度上消除障碍者在生活中的不自由。作为作业治疗师应该注意的是如何为障碍者选择便利实用的代偿性手段。

3. 从医疗机构到社区　在医疗机构内进行康复，主要是针对各种症状展开的治疗，在生活方面会给予具体的援助，从此时开始障碍者的活动逐渐形成习惯的固定模式。住院期间的治疗训练是具有针对性目的的，社区生活将是以就业为主的活动，认知障碍者作为集体的一员进行活动。在人际关系的形成和社会性的障碍上，个体性的治疗和训练计划是不能完全解决的，只有在作业治疗师的援助下让障碍者在集体活动中进行训练才能够使其获得应有的能力。集体活动可以帮助认知障碍者和其他障碍者一起表明自己对某些事情的看法，易于促进认知障碍者的自我认知。

生活场面从医院转到了家中，认知障碍者会认识到从现在开始不能像普通人那样地生活了，需要他们正视自己的障碍，在生活中遇到许多不能顺利完成的事情立刻就会成为焦点，这时可以积极调整生活环境或使用代偿性手段，援助的方法与在医疗机构相同。这时即使认知障碍者本人或者家属不是十分努力也能够出现实际的活动，说明需要向认知障碍者提供更加现实的训练手段。

在这个时期的援助，需要促进障碍者的障碍收容，并加深与认知障碍者之间的关系，进一步理解认知障碍者。Ben-Yishay 将脑损伤障碍者适应能力的获得分为以下 5 个阶段：第一是自我认识与理解阶段；第二是治疗的适应性阶段；第三是代偿阶段；第四是收容阶段；第五是再统合阶段。此时障碍者本人会接受拥有障碍的现实，也就能判断脑损伤带来的各种各样的行为。

认知障碍者对障碍的受容通过以下活动判断：首先，对自己的障碍能保持平静的心态客观地诉说；第二，在日常生活中能够见到小小的惊喜，能见到认知障碍者的幽默和微笑的一面；第三，能够看到康复治疗带来的收获，感觉到自己生存的价值和意义；第四，自己感到具有价值感，开始参与和自己相关的重要的大事情的决定，并能表明自己的态度和立场。在认知障碍者对障碍的收容过程中，障碍者自己的认知起着非常重要的作用，并在这个过程中占据着主要的位置，对今后的就业援助和职场的就业活动具有重大的影响。

认知障碍者本人和其家人对于医疗援助的希望是治疗障碍，而对社区则希望能够构建平静和安逸的生活，这两方面具有本质的不同，但是平静和安逸的生活是以障碍者对自己障碍的收容为基础的。

4. 面向就业的援助　在就业开始的阶段可以利用一些福祉设施作为过渡，但是对认知障碍者在福祉设施中的表现和援助方法需要进行详细的说明。这个时期认知障碍者的生活环境从医院等医疗设施回到自己家中，容易感觉到重重的压力，需要较长时间去适应。这期间认知障碍者会出现不能够形成自己的生活节奏、不能够在约定的时间去医院复查、记不住从家到设施的移动手段等现象，所以对认知障碍者在作业治疗援助以外的生活活动进行援助和指导具有很大的必要性。另外关于人际关系和社会性障碍方面，在进入集体后还不熟悉之前，最好不要将视线从障碍者的身上移开，避免认知障碍者紧张不安。

关于作业治疗师的援助，首先要在事前进行设施内环境的调整，使物理性的环境和活动的安排形成固定结构，研究并提供代偿性的手段。

有研究者认为，对认知障碍者进行就业训练后，相比在小组活动中进行规范性的技能训练，根据认知障碍者本人的特点进行指导的效果更为显著。因为认知障碍者很容易受到物理性环境的影响，所以就业训练的环境接近真实的职场环境时会有明显的训练效果。就业指导可以为认知障碍者提供更具体的援助。首先是为了能顺利完成工作提供必要的技能指导（包括听从上级指示完成，养成良好的工作习惯，培养在职场工作中整理的能力，并养成有礼貌、书写报告以及和他人进行交流的能力）；其次是要促进对在职场就业的认知障碍者特性的理解（就认知障碍者的特性对职场的上司、同事等进行说明等）。在认知障碍者就业职场的援助真正开始之前，事先根据其障碍特征进行职场环境的调整和代偿方法提供的相关情报的准备和收集，致力于构建完整的、有条理的援助计划。如果有可能可以同时进行就业指导，并对认知障碍者进行就业活动分析和行为观察的评价。如果障碍者本人在职场就业活动比较轻松，也容易被其他同事所接受，并提供力所能及的援助。援助活动的目的不只是在认知障碍者就业时提供帮助，是让他们最终保持长久的职场就业，获得报酬和社会的尊重。

五、就业援助中的注意事项

认知障碍者对周围环境的刺激不能正确地认识和反应，所以环境的调整是必要的，应考虑让他们的就业环境固定化、保证他们在就业活动过程中安心。所有援助者对认知障碍者出现的问题，应该统一应对措施和援助目标。认知障碍者对于自己障碍的受容程度在很大程度上会影响环境的调整和代偿手段的导入，所以要向认知障碍者提供容易理解的援助措施和方法。在具体的就业援助活动中，作业治疗师等援助者的指示要简单明了，选择认知障碍者容易理解的言语和说话方式进行援助指导。对于容易受环境影响的认知障碍者，选择接近实际就业场所的训练环境，效果比较好。对于痉挛严重的认知障碍者要注意他们服用的药物和药物的副作用，药物的副作用会严重影响作业治疗活动的过程和效果。另外，对认知障碍者家人的援助可以直接影响认知障碍者本人的日常生活，使他们生活安定，在此基础上促使认知障碍者参与各种组织性活动具有非常重要的作用，可以改善认知障碍者人际关系的形成能力。

（陆晓曦　吴葵）

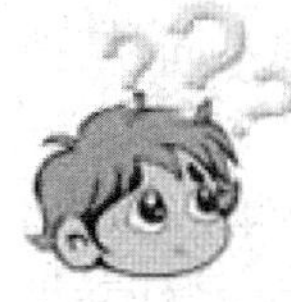

思考题

1. 认知障碍者具有哪些障碍特征？
2. 年龄背景对认知障碍者的就业活动具有什么样的意义？
3. 从神经生理学方面考虑认知障碍者就业应该进行哪些检查？
4. 认知障碍者进行自我障碍的认知评价具有什么样的意义？
5. 就业援助中对认知障碍者的行为观察和就业环境分析的内容包括哪些？
6. 对认知障碍者的家庭成员进行援助的意义。
7. 对认知障碍者和家人进行援助的具体方法有哪些？

第五章 对精神分裂障碍者的就业援助

学习目标

1. 重点掌握精神分裂障碍者的障碍特征以及在发病各个时期的障碍特点、对各个时期的精神分裂障碍者进行就业援助的内容。

2. 掌握作业治疗师对精神分裂障碍者进行就业援助需要具备的相应的能力。

3. 了解对精神分裂障碍者在就业活动过程中进行的精神和心理性的疏导技术。

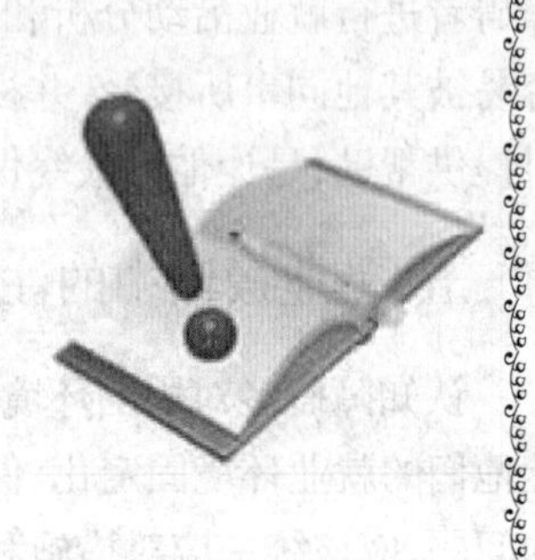

精神活动是人类大脑特有的功能之一。所谓精神是外界客观事物在人脑中的反映,因此人类精神活动既有物质基础,又是客观性的存在。我们常说的心理活动,就是精神的正常活动,属于心理学的范畴。精神活动不是静止的,它显示出来的是各种各样的活动行为。正常情况下,人类的精神活动和身体的各个组织器官的活动一样,既有自己的活动规律,又有具体的内容,包括认知活动、情感活动以及意志行为等。这些方面的活动相互密切联系,又能够完整统一,保持步调一致,构成了人整体健全的精神活动。

当精神活动出现异常,如感觉知觉异常、思维活动和思维内容异常、思维内容荒诞离奇、情感减弱或加强、意志明显减弱或加强等现象都会被称为精神异常。由于精神活动错综复杂,精神症状也会表现出多种多样,精神症状是精神活动的病理性现象,病理表现不同,精神疾病的种类就不同,其中精神分裂症是最常见也是最严重的精神疾病之一。

根据国际精神分裂症的试点调查(IPSS)资料,对 18 个国家 20 个中心,历时 20 多年的调查结果显示,在一般人群中,精神分裂症的发病率在 0.2‰~0.6‰左右。随着人类社会生活节奏的加快和社会竞争的不断加剧,我国的精神卫生问题也正在日益严重。20 世纪 80 年代,我国曾在全国 6 个大行政区、12 个单位进行了正规严格的科学调查,精神分裂症的总患病率为 5.96‰。近年公布的数字显示,我国现有精神分裂症患者 1600 万左右,其中精神分裂障碍者有 780 万左右,女性多于男性,女性的患病率为 7.03‰,男性的患病率为 4.33‰,发病年龄在 16 岁到 35 岁居多,大约占精神分裂症患者总数的 80% 左右,40 岁以后发病及少见。精神分裂症的发病原因至今还不明确。有的精神分裂障碍者的病情会反复发作,也有近 50% 以上的精神分裂障碍者的症状得到了缓解和恢复。

现在对精神分裂症的治疗主要依赖于药物和心理社会性的康复治疗。随着科学和社会的进步,人们认识到早期发现和早期治疗的重要性,通过早期发现和早期治疗,许多精神分裂障碍者在日常生活能力方面得到充分恢复。在日常生活上没有障碍的精神分裂症患者正在不断地增加,约占25%,他们往往能够通过就业,参与家庭和社会性的生活。由于精神分裂症的发病大多是在青年时期,他们中大部分都具有一定的就业和学习的经验,只是就业时间和学习时间短,经验相对普通人较少。

第一节　精神分裂症的症状和特点

一、精神分裂症的症状

精神分裂症是一种以思维障碍为主要症状,常见的精神性疾病,属于精神疾病中最常见的比较严重的一类疾病,发病人群多为15～30岁左右的年轻人和精神压力比较大的人群。主要的症状可以分为阳性症状和阴性症状。阳性症状包括幻觉、妄想、兴奋打闹、怪异行为、明显的思维联想异常、逻辑思维倒错等。一般阳性症状为主的精神分裂症被称为急性精神分裂症。阴性症状包括思维贫乏、情感淡漠、意志低下等。具有阴性症状的精神分裂症患者比较安静、配合、生活懒散、行为退缩、对任何人或事缺乏关心、没有兴趣和爱好、不愿主动参加社会活动、孤独、没有任何希望和要求。有的精神分裂症患者在早期充分表现出了各种阳性症状,然后向阴性症状过渡,但有的精神分裂症患者早期就表现出阴性症状。长时间处于阴性症状,虽然经过药物等必要的治疗还不容易缓解的精神分裂症患者,其病情比较严重,有的精神分裂症患者的阴性症状可能会持续数十年,所以也被称为"慢性精神分裂症",这些人由于在日常生活和就业上存在障碍,也被称为"精神分裂障碍者"。

研究显示,精神分裂症与人类的个性有着一定的联系。人的个性由兴趣、气质(也就是人们所说的脾气)以及性格构成,但是每一个人都不一样。个性属于每一个人的心理相貌,许多的研究指出,多数精神分裂症患者具有性格孤僻、内向、胆小怕事、过于敏感、好幻想等特点,因此人们将孤僻、内向、怕羞、敏感、不好交际、思维缺乏逻辑性或想入非非的性格特征称为分裂性人格,将这样的人群称为"精神分裂的易发人群"。

二、精神分裂症的病程

精神分裂症的症状比较复杂,多种多样,但是一般在临床治疗上将精神分裂症分为四个时期,即前兆期、急性期、稳定期以及恢复期。几乎所有的精神分裂症患者都会按照顺序经历这四个时期,但是有的患者即使已经进入到了稳定期或恢复期,如果遇到使其紧张和不安的诱发因素,病情就会倒退,回到急性期。

(一)前兆期

前兆期是指精神分裂症状出现急剧变化,在发病之前出现各种信号的时期,这种提示疾病恶化的信号被称为"恶化信号",这一时期虽然精神分裂症状没有明显出现,但是患者不能够入睡、对于某种特殊物体和声音以及光等变得敏感、焦虑的气氛越来越强烈、有时可能会出现幻听和幻视以及感觉增强等现象,这些都属于"恶化信号"。这一时期必须对这些"恶化信号"加以注意,及时让患者休息并对他们紧张不安的情绪及时适当地给予处理,并加以预防,防止症状加重。

(二) 急性期

如果不重视“恶化信号”的出现,加以适当的处理,患者就会变得过于觉醒、不安和紧张,有时会出现思维混乱,缺乏联想和逻辑性,做事没有目的性,对于无关紧要的事情过于纠缠并且纠缠不清。严重时他们的语言混乱,不容易理解,词汇之间没有联系性,出现明显的联想异常的思维内容。

有的患者会表现为妄想,对客观事物歪曲理解,明显与实际偏差较大,甚至荒诞离奇。其中关系妄想和被害妄想以及抑郁情绪是急性期比较常见的症状。而抑郁情绪可能会存在于精神分裂症的各个阶段,表现为愉快情绪缺乏,自我评价较低,悲观绝望伴有自杀倾向。

急性期的患者由于极度敏感、妄想、幻觉等原因容易产生对现实的歪曲、对感知觉的判断混乱、与周围人之间的交流变得越来越困难。多数患者此时意志性活动低下,决定性能力低下,不关心自己的工作和学业,甚至不修边幅,即使能够参加活动,也会在活动中突然中断,出现与当时环境不符的活动行为。研究表明,患者在症状出现之前,就已经出现了不同程度的认知问题,如注意力不集中、记忆力下降、叙述的问题难以理解、大脑对于外界刺激的反映和总结能力下降等。

(三) 稳定期

急性期的患者必须通过入院进行医学性的治疗,通过药物和各种刺激调整向稳定期过渡。稳定期的患者主要以阴性症状为主,感情淡漠、抑郁低下、睡眠过度、思维贫乏、意识活动缺乏,有的甚至不出门闷居在家。这一时期由于精神分裂障碍者使用抗精神病药物,精神分裂的症状已经消失,有的患者可能会出现与他人进行交流的愿望,但就是不知怎样才能够开始,认知功能也处于一个比较低的阶段, 这一时期,应该避免给精神分裂障碍者过度的刺激,避免使患者处于过度的觉醒状态,否则容易返回急性期。应该让患者得到适当的治疗,预防继发性障碍的出现,促进身体和精神障碍的恢复。

(四) 恢复期

处于恢复期的患者,精神分裂的症状渐渐开始消失,但是由于精神分裂症阴性症状带来的影响,患者在日常生活中会遇到许多的失败和挫折的事情,虽然如此,患者对于生活还是能够一步一步地建立起信心,可是由于经常遇到失败和挫折,患者建立起来的信心受到影响,自我效能感容易逐渐消失,所以这时需要作业治疗师及时地在日常生活上和就业活动方面给予援助,此时也是作业治疗师进行职业援助的最好时机。这一时期的援助最好是将对日常生活的援助和就业援助同时进行,主要的目的是巩固和强化日常生活活动的能力,保障就业活动的稳定性和持续性。

三、精神分裂障碍者的障碍特点

有关专家从认知的角度对精神分裂障碍者进行分析得出的结论指出,精神分裂障碍者对于外界的关注和注意的幅度变得非常狭小,在任何的环境和事物中,注意的分配都比较困难,所以精神分裂障碍者对与自身利益相关的情报和信息的选择和综合性分析也十分困难,甚至有的完全不能够进行自主选择。在对事务的处理上表现得极其偏激,统筹上十分困难。近年来,关于精神分裂障碍者认知能力的研究越来越多,许多的研究结果证明了精神分裂障碍者的认知能力与他们的记忆特别是言语性记忆、执行能力以及注意能力等有着直接的关系，这些认知能力的下降，使精神分裂障碍者的生活变得非常不方便，造成了非常大的困难。但是这些生活上的困难不只是精神分裂障碍者本身的障碍特性造成的，还要注意考虑到精神分裂障碍者生活的环境、他们存在的共同特点以及来自于社会的偏见，所以应该注意不能只关注精神分裂障碍者各自的独立的障碍特性，更要关注精神分裂障碍者共有的障碍特性，也就是将精神分裂障碍者普遍存在的问题作为作业治疗师援助的视点，将来在解决普遍存在的问题基础上再考虑各自独立的障碍特性。这些共同的障碍特点包括，对于周围环境、人或事物过于敏感；障碍的不稳定性以及在学习和生活上难以形成固定成熟的技术，这些障碍特点造成了精神分裂障碍者与其他障碍者在就业活动中的不同。

（一）过于敏感

精神分裂障碍者对于周围的事物过于敏感是因为神经传导物质多巴胺分泌过盛，造成了脑部的情报处理机能混乱的结果。其表现为对于周围环境感到紧张和不安，有时会变得异常焦虑，出现幻听甚至妄想。精神分裂障碍者常见的妄想是被害妄想，表现为常常会听到有人在责骂自己，进而认为责骂自己的人会加害自己。有时他们会突然感到非常害怕，认为周围的人和事总是与自己有关，从而产生恐怖心理，这使精神分裂障碍者总是缺乏安全感，再加上紧张和焦虑，精神分裂障碍者就会变得越来越孤立，别人难以理解，职场的就业活动既给自己也给他人带来非常大的困难。

有的精神分裂障碍者会出现自罪妄想和夸大妄想，他们对自己的行为和活动结果极力地贬低或是无限性地扩大自己微不足道的缺点，低估自己的能力，使自己容易产生罪恶感，再加上对于外界环境的不安和紧张，致使他们不会休息进行自我调整，适应生活的能力越来越低，生活空间也会越来越狭小。精神分裂障碍者的妄想表现得多种多样，如妒忌妄想、关系妄想等。妄想是导致精神分裂障碍者自杀的重要因素。

（二）精神分裂障碍的不稳定性

通常情况下精神分裂障碍者的发病过程是从前兆期、急性期、稳定期到恢复期，其中急性期是必需要入院进行治疗的。虽然有时精神分裂障碍者的某个症状期能够持续一段时间，但是从这整体的发病过程看，精神分裂障碍者的症状随着时间和进展会不断地减轻。但是精神分裂障碍者由于受到某种刺激，精神症状会突然加重，需要反复入院进行治疗。无论精神分裂障碍者处于哪一个阶段，一旦有“恶化信号”的出现，病情就有加重，有返回到急性期的可能，需要再次入院进行治疗。精神分裂障碍者这种反复入院治疗给他的就业活动带来了极大的影响，使他不能够持续地履行自己的职务，巩固已经建立起来的职场人际关系。此外，精神分裂障碍者本人总是存在“自己的病不会是恶化了吧”等类似的担心，使自己的信心渐渐减少。有的精神分裂障碍者即使是自己想做的事情，由于担心病情恶化，也会适当地进行控制，不能够充分发挥出自己的能力。所以精神分裂障碍的不稳定性给精神分裂障碍者带来了日常生活和就业活动的不稳定，容易使其生活陷入不安与困难。但是如果让精神分裂障碍者掌握应对紧张情绪的方法，并且根据作业治疗师的援助，适当的给予指导，就能够获得比较安定的日常生活。所以对出现紧张情绪需要援助的精神分裂障碍者，在关键时刻给予适当的援助，他们的生活是有可能变得轻松快乐的，对于精神分裂障碍者的就业活动也可以通过作业治疗师和职场方面适当的援助，使其就业处于良性循环的环境中，就业活动就有长久保持稳定的可能。

(三)熟练持久技能的保持困难

一般情况下,在某个环境中能够完成的比较熟练的技术能力,到了另外一个环境,同样的技术能力的发挥会变得不充分,甚至不能够发挥出来。这种现象在日常生活和职业生活中是比较多见的。有时我们会遇到精神分裂障碍者在作业治疗室不能够完成的事情,在职场就业活动中却能够顺利地完成。所以一个人想做什么和能够做什么是两个概念,人的能力发挥是受活动动机和诱导因素左右的,同时还会受到周围人的期待和鼓励、自己对环境的感受、自信的有无等影响,这些可能影响到精神分裂障碍者技术和能力的发挥。

精神分裂障碍者的认知障碍程度对技术和能力的学习以及熟练掌握影响较大已经得到很多研究者的证实。一般情况下,这种有认知障碍的精神分裂障碍者熟练掌握某种技能比较困难。但应该注意的是,作业治疗师在治疗室对精神分裂障碍者进行的技术评价结果和通过训练得到的某种技能,在实际的职场环境中可能会出现不能够充分发挥,甚至不能发挥的情况。所以对精神分裂障碍者在训练室中提供就业援助这种方式值得商榷,能否尽可能早地让精神分裂障碍者进入实际职场就业,在实际的就业环境中边就业边进行评价训练,作业治疗师根据精神分裂障碍者在职场就业活动的实际情况给予适当援助,使他们在实际就业活动中直接获得职业技能是近年来包括作业治疗师在内的相关专业人员倡导的新的就业援助理念。相对于在训练室中的就业活动的援助,直接进入就业场所进行的就业援助对精神分裂障碍者在职业技能的获得上,也许可以走一点"捷径"。

精神分裂障碍者由于存在不安和紧张,他们的持续的保持能力和集中能力等比健康时的自己可能要减少得多一些。但是他们还有许多的残存机能和技能,如果及时调整环境,适当地给予援助,精神分裂障碍者还是可以得到高质量生活的。这些观点也是近几年来,国外的作业治疗师和其他的相关治疗人员对精神分裂障碍者的生活活动行为进行综合性研究得出来的结论。但是也有的精神分裂障碍者由于失去了对生活的希望而带来的丧失感以及社会对于他们存在的偏见等原因,他们的生活变得越来越困难且复杂。

所以为了使精神分裂障碍者能够获得持久的生活和就业技能,必须减轻或消除他们的不安和紧张情绪。对于作业治疗师,这可能是一项比较复杂且细腻的作业课题,但对精神分裂障碍者来说,这可能会使他们获得相对持久的高质量日常生活。

第二节 精神分裂障碍者就业援助模式

近年关于精神分裂障碍者就业援助模式在不断地更新,其中康复 Recovery 模式、优势(strength)模式以及 place – then – train 模式最受瞩目。

一、康复 Recovery 模式

精神分裂障碍者就业的目的就是精神分裂障碍者本人的康复,即"recovery"。英文"recovery"本意为身体的复原、复苏、好转、康复。20 世纪 80 年代后期,在美国,对精神分裂障碍者就业活动的援助中,出现了康复 Recovery 模式,随后康复 Recovery 模式和概念开始盛行,这一概念对康复治疗领域具有革命性的作用,它使人们开始关注和思考在精神分裂障碍

治疗中康复治疗的真正意义和以什么样的方式进行援助才能够使精神分裂障碍者获得满意的生活方式。

康复 Recovery 模式的概念从出现到现在,许多专家和学者推出了他们自己的版本,其中被引用最多的是 Patricia E. Deegan 的概念。Patricia E. Deegan 的概念指出,康复 Recovery 模式不是疾病的恢复和治愈,对于精神分裂障碍者来说,要超越精神疾病带来的各种障碍、社会的偏见以及精神医疗弊病给精神分裂障碍者带来的障碍等,在其人生过程中注入新的元素,使他们享受和普通人一样的生活方式。其中精神疾患是否能够治愈并不是重点,重要的是康复 Recovery 模式的过程。康复 Recovery 模式过程就是让精神分裂障碍者对每一天的生活过程、生活方式、周围人的态度和看法、遇到的各种挑战等获得应对方式的过程。简单地说就是让精神分裂障碍者在拥有精神障碍的同时具备自立和自律的能力,享受和普通人一样的生活。

但是康复 Recovery 模式的过程并不是呈直线向上发展变化,也并非一帆风顺,而是反反复复被修正,甚至是反复重新开始,重新适应的过程,更是超越自我障碍重新获得生活能力和生活方式的过程,其价值在于可以重新构筑不同于之前的整体感觉,让精神分裂障碍者重新树立热爱生活的信念。最终结果是让精神分裂障碍者获得自己可以理解并可以掌控新的人生。

从旁观者的角度看,康复 Recovery 模式使精神分裂障碍者拥有了自己想要的生活,具有与普通人一样的生活方式,从事着与自己的能力和兴趣相符的职业,与朋友和邻居能够友好地、没有芥蒂地进行交流,和家人和朋友一起乐观地生活,感觉自己的人生具有实际意义等。其中医疗和福祉的意义不只是对疾病的治疗,提供适当援助让精神分裂障碍者为自己想要的生活而努力才是最重要的。这其中最能够体现康复 Recovery 模式,必须强调的关键性词汇是希望、自我决定权、自我责备以及新的利益关系的重新获得,而穿插其中的核心内容则是日常生活活动和职业活动。

二、优势(strength)模式

所谓优势是指精神分裂障碍者本人和其周围的环境的优势或长处。无论是过去还是现在,我们总是习惯将康复治疗的视点放在精神分裂障碍者存在的障碍和不能完成的事情上。作业治疗师的援助也习惯于去解决精神分裂障碍者存在的问题,由此制订治疗计划并加以实施,多以医学模式的观点出发,制订治疗计划和处理问题。正是因为以精神分裂障碍者存在的问题作为评价的焦点,所以评价内容中常常会出现"完全不会做"、"还是不能完成"等结果,而精神分裂障碍者自己的主诉常会有"我是一个不会活动的人"、"我是一个什么都做不了的人"等内容。无论是相关治疗人员的评价内容,还是精神分裂障碍者自己,以上的叙述都折射出了潜在的"偏见"意识,包括精神分裂障碍者对自己潜在的"偏见"意识。

但是,对精神分裂障碍者的就业援助活动需要的是他们现有的实际存在技能、能力和他们自己的信心以及环境对他们产生的有利因素,这些与我们以往对精神分裂障碍者评价的视点相反,但符合优势模式的概念,利用精神分裂障碍者自身和其周围环境的优势因素去开发精神分裂障碍者潜在的能力。

作业治疗师首要的任务是了解精神分裂障碍者的需要和目标,并使精神分裂障碍者明白要实现自己的愿望和目标,必须发挥自己的存在的技能优势以及学习如何利用自己周围的环境和人际关系、交通工具以及社会福利和法律法规制度。其次是让精神分裂障碍者体

会到通过发挥自己的能力，实现自己的愿望，可以使自己在心理和精神上得到满足感，完成立足于社会，得到社会的尊重，提高自己生活质量的愿望。

虽然精神分裂障碍者具有各种各样的障碍，但是在进行就业援助活动的过程中，作业治疗师应该围绕精神分裂障碍者本人能够做什么，具有什么样的技能和能力，具有什么样的魅力，遇到问题时的处理和应对方式，在什么样的环境下才能够将自己的就业优势发挥出来等进行细致的观察和评价。除此之外，还包括对精神分裂障碍者的生活和以往的就业经历和就业环境进行评价。

总之，如果精神分裂障碍者本人具有就业的愿望，那么他对就业就会抱有一定的信念，从作业治疗师的角度出发，根据优势模式概念，很容易就能够找到他们适合从事什么样的职业，在什么样的环境中能够更好地发挥自己的能力。

三、place－then－train 模式

无论是什么样的精神分裂障碍者，就业援助的模式一直是通过治疗使精神分裂障碍者的症状减轻或是消失，然后进入作业治疗室进行职业前的评价和一系列对应性的训练，使其具有一定的就业条件，再让他们进入实际职场进行就业活动。这种就业援助模式被称为“train－then－place 模式”。但是，现在的研究结果表明疾病的名称、精神症状的轻重程度、入院时间的长短、就业前训练的内容和技能等与精神分裂障碍者就业成功率之间没有太大的关系，而与就业率相关的因素只有精神分裂障碍者本人是否愿意就业以及就业的动机。所以，近年来“place－then－train 模式”的就业援助在国外得到了越来越多的作业治疗师的广泛使用和大力推广。所谓“place－then－train 模式”的就业援助是根据精神分裂障碍者本人的要求和希望，让他们自己选择，进入自己喜欢的职场就业，学习掌握履行职务必要的技术，作业治疗师和职场方面的援助者持续性地向精神分裂障碍者提供必要的援助。关于“train－then－place 模式”和“place－then－train 模式”两者的区别如表 5－1 所示。

表 5－1 train－then－place 模式和 place－then－train 模式的区别

	train－then－place 模式	place－then－train 模式
援助根据	医学模式	康复模式
对一般性就业的见解	易产生紧张和不安	重要的康复因素
成果的期待	悲观性	乐观性
基本准备内容	基本的生活习惯	不需要特殊准备
必要的评价内容	广泛性职业前的评价	职场需要的技术
评价视点	不能够完成的活动	能够完成的活动
职场的开发	以雇主的情况为主	以精神分裂障碍者的情况为主

（摘自：平賀昭信ら，2009，職業関連活動学）

到现在为止，援助活动的主流方式都是对精神分裂障碍者先进行阶段性的各种技术训练，不管是作业治疗师还是精神分裂障碍者本人对于在训练室进行训练的目的和意义几乎并不十分清楚，主要是因为训练的内容没有主要的方向，并且和精神分裂障碍者的需要和兴趣不能一致，既造成了精神分裂障碍者就业欲望的降低，同时也使精神分裂障碍者不能获得比较固定

的、成熟的、目的性的就业技能。除此之外,精神分裂障碍者进入实际就业职场以后,由于环境带来的变化和实际职场就业要求的技能与自己在训练室训练的内容以及之前的预测存在着差距,以及训练期间精神分裂障碍者的就业欲望和动力的不断下降等都是在"train - then - place"模式中经常出现的难以改变的现实性问题。有研究指出职业前评价和训练容易使精神分裂障碍者就业的欲望和努力降低,不停地寻找自己适合的就业场所和职业,会对精神分裂障碍者产生消极的影响。让精神分裂障碍者直接进入职场,使他们享受与普通人一样的就业环境,边就业边接受就业援助的"place - then - train 模式",作业治疗师可以在最小的限度、最短时间内,对精神分裂障碍者进行各个方面的就业能力评价。精神分裂障碍者也可以在实际就业场所找到适合自己的具体的就业内容。所以"place - then - train 模式"的就业援助方式对精神分裂障碍者具有时效性的作用,并能够节约能量,也可以让精神分裂障碍者掌握比较固定的、目标性的、熟练的就业技能。

但是如果精神分裂障碍者还没有条件接受"place - then - train 模式"的就业援助,现阶段只能够进行"train - then - place 模式"的就业援助时,实施援助的作业治疗师必须注意以下几点。

首先,如果精神分裂障碍者在训练室没有接受训练的积极性,或是训练的动力变得不足时,作业治疗师要努力向精神分裂障碍者说明训练内容的意义。必要的情况下根据精神分裂障碍者的情绪和心理状态,可以暂时中止训练或是考虑更换训练内容,使训练内容符合精神分裂障碍者自身的技能水平和兴趣。其次,当训练的内容与精神分裂障碍者的希望和就业技能不匹配时,尽可能根据精神分裂障碍者的需要和兴趣,提供接近职场标准的就业技能训练。第三,当精神分裂障碍者不能够熟练掌握就业技能或发挥不稳定时,作业治疗师应积极调整训练环境,甚至应尽早安排精神分裂障碍者进入与实际就业场所相似的环境,让其进行实际就业技能的学习和训练,但是这样可能需要考虑精神分裂障碍者的身体耐久力,并且对训练治疗经费和训练内容也要进行相应的调整,必要的情况下需要精神分裂障碍者及其家人的同意。第四,人的潜在能力不是一成不变的,会随着环境的改变而改变,特别是一些比较特定的技能在环境改变的情况下,很难判断能发挥到什么程度。在训练场所进行的评价和训练只不过是精神分裂障碍者被观察到的一个侧面,并不是全部,其他多个侧面的潜在能力很容易被漏掉,所以作业治疗师在评价时应加以注意,尽可能全面地进行观察和评价。

第三节　对精神分裂障碍者的就业评价与援助

首先应该注意的是作为就业活动援助者的作业治疗师,在对精神分裂障碍者进行实际就业援助之前,需要改正将精神分裂障碍者作为自己的患者,以他的疾病和障碍作为视点,重视障碍特征,只在局部对精神分裂障碍者进行评价的习惯。再加上精神分裂障碍者对自己障碍和疾患的认同,使作业治疗师评价的内容很难做到全面,精神分裂障碍者除了障碍以外各个方面的问题和潜在能力很难被发现,很容易使作业治疗师和精神分裂障碍者陷入就业的"偏见"中。这种所谓的"偏见"就是只认同精神分裂障碍者存在的障碍,而忽略了精神分裂障碍者本身的兴趣、希望和技能等。精神分裂障碍者本人、家人和医务人员存在的"偏见",可能会使他们对就业活动渐渐失去希望和信心,对于能否就业看不到希望。

对精神分裂障碍者的就业援助,开始最重要的是如何与他们构筑相互之间信赖的关系。精神分裂障碍者的障碍特点之一就是对新的人与人之间的关系存在着强烈的不安和紧张,自己的愿望和需要难以用语言表达,有时看似是精神分裂障碍者不在意的事情,背后可能隐藏着他们的最大需求和渴望。所以要想和他们进行交流,就要给他们时间和精力,建立相互之间信赖的人际关系,消除他们的紧张和不安,才能够清楚地了解他们有什么需要,希望拥有什么样的日常生活。如果短时间内匆忙完成对精神分裂障碍者的就业评价,最终了解到的也只会是表面的东西,而最重要的对就业的希望、要求及在各种各样环境中活动的问题等信息,就会没有时间和机会去了解和详细地进行评价。在以后的就业援助活动中面对各种各样的挑战,由于没有相应的应对措施,使精神分裂障碍者很容易产生新的紧张和不安,这样的情况在实际就业援助活动中并不少见。因此和精神分裂障碍者建立良好的交流关系需要一定的时间和充足的准备。对于作业治疗师,无论什么时候,在什么情况下和精神分裂障碍者之间的良好的人际关系都是评价和实施就业援助活动的重要基础。

就像前面我们所强调的精神分裂障碍者的潜在能力和特定的技能不是固定不变的,随着环境的变化,面对新的环境和挑战,无论是谁都会产生不安,但同时也会存在期待,更何况是精神分裂障碍者,他们的就业经验少,甚至是没有。但是,不管精神分裂障碍者的紧张和不安是否已经消失,这时作业治疗师的主要任务是维持和开发他们的就业动机,对今后就业活动的维持具有很重要的意义。

一、对精神分裂障碍者就业能力的评价

在实际就业援助中,作业治疗师的评价不是对精神分裂障碍者是否能够就业的判断,而是应该将重点放在根据精神分裂障碍者的希望和就业的可能性考虑为他们提供什么样的援助,开拓什么样的就业场所;还要考虑为精神分裂障碍者开拓的职场,将来是否需要进行职场环境的调整和对障碍者进行职场就业方面需要的特殊技能的训练,这种调整和技能训练需要什么样的多大的力度等。通过评价和大量情报的收集和分析,为精神分裂障碍者的就业提供客观的评价报告制订就业援助计划。

作为一般规律,精神分裂障碍者进入一般性职场就业,开始时为保护性就业,但是这种保护性就业需要持续一段时间,其中伴随着作业治疗师的评价和援助活动。何时进入一般性的就业活动,需要作业治疗师和职场方面的援助者进行综合性的分析而决定。因为保护性的就业活动对职场方面的影响也是要考虑的一个重要的因素,在精神分裂障碍者方面还要考虑障碍的不安定因素。但是一旦他们具有到一般职场就业的欲望,对于精神分裂障碍者和作业治疗师都将是一个具有挑战性的课题,意味着作业治疗师开始为精神分裂障碍者实际的职场就业做准备。随着精神分裂障碍者和作业治疗师之间不断成熟的人际关系,作业治疗师可以开始收集精神分裂障碍者的兴趣、能力、就业经历、就业目标等信息。精神分裂障碍者的就业经历和就业目标之间有着非常重要的关系。在开始评价的初期,通过与精神分裂障碍者建立良好的交流关系,了解他的就业经历,从中可以知道他的需要和在以往就业过程中的优势和不适应的问题,遇到不适应问题的时候得到过什么样的人的援助,具体需

要什么样的援助等。

(一)精神分裂障碍者就业经历的相关调查内容

1. 就业目标

职业目标(将来想从事什么样的职业?)

短期职业目标(现在想从事什么样的工作?)

2. 就业经历

学历(上过什么样的学校,最终学历是什么?)

获得过的职业资格证书

最近从事的职业(最近从事过的职业,担当的职务是什么? 开始到辞职的时间是多久? 报酬如何?)

辞职理由是什么(指之前最后的职业)

在上述就业过程中有什么好的经验(上述职业最喜欢的部分是什么?)

上述就业中出现的问题(不太喜欢的部分是什么?)

目前为止从事过的职业(几种职业? 担当的职务是什么? 开始到辞职的时间是多久,报酬如何?)

辞职的理由是什么(所有从事过的职业)

有什么好经验(对上述经历过的所有就业过程最喜欢的部分是什么?)

上述就业中出现的相关问题(不喜欢的部分是什么?)

3. 现在状况

诊断:

症状恶化情况(你病情恶化有没有信号? 当你感觉不舒服时,我如何处理比较好?)

若出现恶化信号如何处理(你身体不舒服时怎样让我知道? 做什么能让你好起来?)

服药管理(服用药物的种类和什么时间服药?)

身体健康(你在什么情况下可能会影响到工作,有没有身体上的限制?)

耐久力(一周能工作几天,一天能够坚持多长时间?)

仪表(每天入浴次数,是否能根据就业内容的不同准备服装?)

维持人际关系能力(有没有经常交流的人或朋友?)

援助结构(和什么人一起生活,和这些人见面和说话的频度如何?)

4. 就业技能

求职活动技术(到现在为止用什么方法寻找职业?)

资格技术相关能力(学习过什么技能?)

能力与适应(在技能和适应能力上最拿手的地方是什么,为此你认为什么样的职业适合你?)

就业及就业以外(有什么兴趣,喜欢什么样的东西?)

动机(你希望的职业对你有什么魅力或意义,喜欢什么地方,就业过程中你自己有没有担心的事情?)

出勤情况及对紧张的耐性(以前就业时出勤情况如何? 什么情况或是什么事情会使你感觉到紧张?)

5. 其他相关因素

通勤手段

家族和朋友的援助(有无家人和朋友？他们会否给你帮助,会给什么样的帮助？他们如何看待你的工作？他们对你有什么样的期待？)

现在的生活状态(你住在什么地方？和谁一起住？)

关于障碍(是否愿意将你的障碍情况告知就业单位？)

就业的经济和社会意义(工作对于你个人和家人在经济和社会方面有什么样的影响？)

金钱的管理能力(经常使用现金还是信用卡？计算能力如何？)

收入、医保、生活保障等(你现在的收入来源是什么？具有什么医疗保障等？)

每日活动安排(从起床到晚上入睡每天的生活安排和时间顺序是什么情况？)

固定接触的人(你每天和谁一起生活的时间最长？)

寻找工作的途径(家人、友人或是其他？)

(二)需要精神分裂障碍者本人确认的内容

由于就业援助过程是在实际职场或是接近于实际职场的场所进行的,所以精神分裂障碍者对于自己的障碍、优势、技能、生活环境、就业环境等的了解程度是作业治疗师必须掌握的,以便为今后就业援助活动中提供参考。其中还包括精神分裂障碍者在多大程度上希望得到作业治疗师的援助。这也是有精神分裂障碍者就业评价的主要组成部分。

1. 精神分裂障碍者对于自己的了解

你是否知道自己病情恶化的信号？

就业过程中这些病情恶化信号出现时你自己知道吗,具体表现是怎样的？

就业过程中恶化信号出来时你是以什么方法应对的？

饮酒对你就业过程中技能的发挥有什么样的影响？

就业过程中如果情况恶化需要帮助时应及时和谁联系？

身体不适期和情绪低落时,我怎样和你接触你才能够接受？

你现在吃几种药,什么时候吃,服药时会有什么问题,需要帮助吗？

你认为自己身体健康吗？

就业过程中有没有受到自己身体条件的约束,具体是什么样的约束,如何进行处理？

你的耐久力(一周最多能工作几天,一天最多能够坚持几个小时？)

是否注意仪表？

人际关系(你能够和他人自然交流吗,具有什么程度的交往能力？)

关于援助体系(是否有和你能够交谈的人,他或他们是个什么样的人？)

和那些能够与你交谈的人见面和聊天的频度怎样？

2. 关于就业技能

求职能力(到目前你用什么样的方法容易寻找到就业机会？)

关于特有的就业技能(以往有没有在职场或是学校学习过某种技术能力？)

能力、适应(有没有别人说过对你的什么方面比较满意？)

兴趣、就业以及就业以外(你自己最满意的是什么、喜欢做什么样的事情？)

关于动机(你辞职的原因是什么？)

关于过去就业经过(你的出勤率如何？就业过程中什么情况让你觉得紧张?)

3. 关于就业环境

在职场什么时候会感到紧张？

感到紧张时你是如何进行处理的?

紧张时有没有与上述处理方法不同的应对方式?

在职场中对你有没有引发大问题的因素(是什么?)

作业治疗师或职场援助者提供的援助有没有你感兴趣又想做的?

4. 关于生活环境

日常生活中,什么可以引起你的紧张和不安(环境变化、和家人意见不和、药物的副作用?)

上述的紧张和不安的因素影响到你的就业活动时你是否知道?

上述的紧张和不安因素对你产生影响出现紧张时如何处理?

援助者(作业治疗师或职场援助者)是否能够给予适当的援助?

(三)作业治疗师的概括与总结

作业治疗师概括和总结的内容不仅包括精神分裂障碍者就业经历和对于自己的障碍、就业技能、生活环境、职场环境方面的了解程度的总结概括,也包括了精神分裂障碍者以往就医、康复治疗以及就业经过等的信息。可以明确精神分裂障碍者的兴趣爱好、优势、就业经历、知识层次、以往职场方面的就业援助情况等,是对精神分裂障碍者整体印象的概括和总结,更是再次进行就业援助活动的基础和依据。

1. 爱好　兴趣

职场方面采取什么措施时精神分裂障碍者能够感觉到比较快乐?

过去精神分裂障碍者在什么样的就业活动中觉得自己做得比较好,为什么?

过去就业活动中什么会让精神分裂障碍者觉得做得不称心,为什么?

精神分裂障碍者在以下叙述的各种情况下会感觉到快乐吗?

A. 工作比较少(或者多)的时候

B. 有比较多(或者少)的人

C. 相同年龄(年长或者比自己年轻)的人一起

D. 视觉和听觉上具有一般性刺激(强度刺激或者轻度刺激)时

2. 优势

精神分裂障碍者认为最满意的是什么?

精神分裂障碍者在以下哪几方面具有明显优势?

A. 负责任

B. 社交性

C. 精确性

D. 全身性平衡

E. 整体的忍耐性

F. 活动过程中的精神集中能力

G. 能够注意到各种细节

H. 就业过程中能够接受和理解来自于他人的批评意见

I. 其他

3. 精神分裂障碍者的就业经历

过去的就业经历(过去就业内容、通勤工具、每天的持续就业时间、工资额度、接受什么样的就业援助、被雇用的时间、辞职的理由等。)

到现在所有就业的职场中有没有适合精神分裂障碍者的,为什么适合？如果没有说明理由。

好的体验(在以前的就业过程中什么是内容是最好的?)

不愉快的体验(什么内容、什么问题你最不喜欢?)

4. 智力水平

学习经历(最终学历,以前上过什么样的学校,学过什么技能?)

具有什么资格,取得过什么样的资格证书?

5. 关于精神分裂障碍者和自身障碍

精神分裂障碍者的症状恶化信号其本人和周围的人有多少程度的理解?

在就业过程中症状恶化信号是以什么形式出现的?

饮酒和服药对其在职场就业是否有影响?

是否有治疗人员不知道的情况下,精神分裂障碍者不服药,或有将药物换掉的情况?

关于服用药物的变更,相关人员是如何通知精神分裂障碍者的?

症状恶化时精神分裂障碍者和谁说过？或者自已否离开人群?

当精神分裂障碍者出现危机时,治疗人员中最合适和他接触的人是谁?

如果越来越紧张不安,精神分裂障碍者会出现什么样的反应?

当职场的就业内容出现变化时,精神分裂障碍者会出现什么反应?

见到具有特殊属性的人时,精神分裂障碍者是否会表现出强烈的反应(如儿童、女人等),什么样的反应?

6. 关于职场环境

在职场是否有过造成精神分裂障碍者危机感的情况?

精神分裂障碍者在职场是否遇到过比较棘手的人际关系?

如果职场方面有什么变化,是否事先通知精神分裂障碍者比较好?

过去的就业活动中精神分裂障碍者是否遇到过以下情况的变化?

A. 日常就业内容

B. 同事

C. 职务

D. 就业场所

E. 日常安排

到目前为止对于变化有效的应对方法有哪些?

如果在职场出现危机,精神分裂障碍者将如何与作业治疗师联系?

如果在职场出现危机,职场方面如何与作业治疗师联系?

如果在职场出现危机而作业治疗师不在的情况下,由谁来代替进行处理?

在职场出现危机时作业治疗师是否可以直接与职场交涉解决问题?

对危机出现时的处理过程和评价,相关人员是否要相互协调,具有什么样的协调预案?

在职场出现危机时,精神分裂障碍者得到过什么样的帮助?

精神分裂障碍者是否经历了以下的各种变化和紧张不安?

A. 人际关系

B. 药物

C. 生活环境

D. 难以适应的季节

E. 家人、朋友、宠物等

F. 治疗的相关人员

精神分裂障碍者在日常生活中如果出现紧张不安如何进行处理?

平时利用精神分裂障碍者自己个人的援助体系(朋友、家人等)还是利用治疗相关人员提供的援助体系?

当职场和就业活动受到影响,必须联系作业治疗师时是否有通知精神分裂障碍者的必要?

当在社区需要紧急联络作业治疗师时,是否知道紧急联系地点和方式?

当精神分裂障碍者个人情绪紧张有变化时,作业治疗师与相关人员如何进行协调?

是否能够和精神分裂障碍者的家人及时进行交流?

作业治疗师与精神分裂障碍者的家人用什么样的联系方式比较好?

二、对精神分裂障碍者的就业援助

(一)如何建立援助计划

在不断收集精神分裂障碍者的信息和情报的同时,作业治疗师也在不断完善对他们的评价。根据精神分裂障碍者的愿望和需要,让他们和普通人一样尽早地进入到一般性职场进行就业。

但是作为精神分裂障碍者就业援助的实施者,作业治疗师首先要明确的是自己作为援助者,能够给精神分裂障碍者提供什么样的援助;精神分裂障碍者自己能够做什么,不能够做什么,喜欢什么,不喜欢什么等。作业治疗师从中选出精神分裂障碍者最喜欢的和最需要的课题作为援助的主要方向,建立可行的就业援助计划。这个援助计划应该包含精神分裂障碍者的希望、需要、技能以及作业治疗师给予的就业援助内容,再有比较重要的是根据精神分裂障碍者本人的需要、技能、对协作能力的评价以及言语表述,作业治疗师要与他们一同讨论制订短期和长期的就业援助目标。

在就业援助计划中,既要明确精神分裂障碍者的利益,也要明确作业治疗师应该发挥的作用。在实际的就业援助活动中,即使是比较有经验的作业治疗师,有时也容易只重视精神分裂障碍者本人而忽略了围绕着就业的其他方面问题。所以精心的准备,全面地考虑是作业治疗师在援助活动中必须具备的素质。另外,在就业援助计划中要明确当精神分裂障碍者的病情出现恶化时的应对处理方案,其中要包括精神分裂障碍者对自己病情恶化时状况的描述,具体的应对措施以及如何预防病情恶化的情况出现等。因为只有精神分裂障碍者的情绪处于稳定状态，才能够避免紧张与不安的出现，保证就业活动不失败。这种失败有时可能对精神分裂障碍者是致命性的。当然，精神分裂障碍者在就业活动中不可能一帆风顺没有失败，但是这种失败只要不是致命性的，精神分裂障碍者，甚至是作为援助者的作业治疗师，就能够从中获得经验和教训。在就业援助活动中，通过对就业援助计划和援助措施不停的修整和反馈，才会对精神分裂障碍者和作业治疗师形成新的挑战和提供开发双方潜能的机会。这有助于精神分裂障碍者就业技能的提高和作业治疗师就业援助经验的不断积累，对今后精神分裂障碍者获得永久性的就业能力具有重要的推动作用。

多数的情况下，作业治疗师的就业援助计划不是一次就能完成且达到比较圆满水平的，需要在对精神分裂障碍者实施援助的过程中不断地完善，所以在最初的就业援助活动中，对精神分裂障碍者以及就业相关的职场环境等进行仔细的观察和分析是非常有必要的，只有通过仔细的观察和了解以及客观的判断才能够给精神分裂障碍者一个正确客观的评价和比较适合的就业援助计划。

（二）职场的开发和利用

根据精神分裂障碍者的需要选择就业场所，对于作业治疗师的援助活动具有一定的效率性作用，也能够满足精神分裂障碍者本人的希望和需要。具体的实施是由精神分裂障碍者自己通过职业介绍所、临时招工信息、新闻报纸、广告等寻找和选择为佳。我国现在各个省市区县，甚至街道都具备为障碍者就业而设置的就业指导服务机构，可以对包括精神分裂在内的障碍者提供就业信息和就业技能的咨询、培训、指导，精神分裂障碍者是可以通过就业指导机构寻找就业场所。

精神分裂障碍者选择就业场所，是否将自己的精神障碍问题告知职场方面，要由精神分裂障碍者自己决定，而不是由作业治疗师决定。主要是要尊重精神分裂障碍者本人的意愿和选择。从多数就业援助活动的经验看，如果作业治疗师和职场方面带有“偏见”地看待精神分裂障碍者的就业活动，对他们会造成容易被拒绝的认知和强调自己与普通人不一样的心理状态，最终容易使他们失去信心。也有的精神分裂障碍者通过职业介绍所或就业指导服务机构获得就业机会，并允许将自己的疾患和障碍以及希望和要求等告知职场方面的同事和管理者，主要是出于希望得到他们的援助的心理，同时希望自己的作业治疗师和职场方面进行交涉。这时作业治疗师是否向职场方面公开精神分裂障碍者的各个方面的障碍信息，要尊重他们自己的决定，同时要向精神分裂障碍者说明障碍信息公开后的有利点和不利点，让他们权衡利弊后再选择。

值得注意的是即使是同一个精神分裂障碍者，前后就业的场所和方式不一样，对于是否公开自己的障碍信息持有的态度随着时间和场所的不同也不一样，所以每一次就业援助活动都要在征求精神分裂障碍者的意见后，再决定是否将自己的障碍信息告知职场方面的相关人员。即使在精神分裂障碍者同意将自己的障碍信息公开的情况下，也没有必要将精神分裂障碍者的病名、症状、出入院的经历以及就业的经历等全部信息公开，只将与此次就业相关的内容和职场方面想要知道的信息适当地进行说明即可。职场方面作为援助者的一方接受了精神分裂障碍者，多数是已经不存在“偏见”的。

作业治疗师根据精神分裂障碍者的需要和要求和职场方面取得联系，获得在职场就业的机会，还需要向职场方面提供精神分裂障碍者具备的技能和优势、对于精神分裂障碍者各方面情况的应对措施、各种法律法规的应用等。对精神分裂障碍者的需要和对职场的环境要求以及就业的目的和目标可以直接向职场方面提出，并进行必要的调整。

作为援助者，作业治疗师也不是万能的，有时也可能因为经验不足等原因，对为精神分裂障碍者提供职场就业信息和方式信息不足，这种情况下，指导精神分裂障碍者利用职业介绍所和就业服务机构进行就业的选择是比较客观恰当的。

（三）如何维持精神分裂障碍者持续性的就业

精神分裂障碍者就业活动一开始就要考虑如何让他们的就业能够持续。当然这样的就业援助活动是根据精神分裂障碍者个人的需要一对一进行的。持续的就业援助活动要从精神分裂障碍者的通勤手段开始，包括在职场内的各种指导性的援助以及职场环境的调整，援助计划的实施等。其中导致精神分裂障碍者就业中途停止的比较多的原因是就业活动中的“失败”现象。

要想让精神分裂障碍者能够获得长久性的就业能力，首先作业治疗师以及相关人员要明确“失败”的意义。因为精神分裂障碍者的思考障碍和病情状态的不稳定造成了他们难以获得和发挥稳定性的就业技能。反复出现的情绪变化，紧张不安，使他们的就业活动不能够持续地进行，往往处于容易失败的境界。作业治疗师首先必须明白人生无处不伴随着失败，失败会伴随着我们的时时刻刻，经历失败我们会得到许多的经验。我们中国有句古训：“失败乃成功之母。”关于这一点作业治疗师也必须要让精神分裂障碍者本人和相关人员，包括精神障碍者的家人和主管医师明白。作业治疗师和职场方面要允许精神分裂障碍者在就业过程中出现“失败”，明确告诉他们“可以失败，如果出现失败现象会给予适当的援助，不要担心”。让精神分裂障碍者在全身心放松的条件下进行就业活动，会增加成功的几率。此外，出现“失败”不要否认，允许精神分裂障碍者表达遗憾、悲叹的情绪。但是要避免精神分裂障碍者出现过于悲伤和否定自己的情绪和心态。通过对就业活动过程的分析，需要让精神分裂障碍者认识到虽然这次的就业尝试活动失败了，但并不是没有成功的部分。通过对就业活动各个环节的分析，发现就业活动中值得肯定的部分，总结“失败”的原因，探讨改善途径。这种就业援助模式，可以让精神分裂障碍者和作业治疗师在就业援助活动中发现自己的优势和不足，增强就业的信心和信念，使精神分裂障碍者的就业活动得以持续，同时作业治疗师也可以不断丰富自己的就业援助经验。所以作业治疗师要乐观地看待“失败”的问题。第三，作业治疗师和职场方面的援助者要鼓励精神分裂障碍者敢于挑战新的就业内容，减少援助的次数和援助量，做到这一点最重要的是在职场的保护性就业的时间不要过长，尽可能地让精神分裂障碍者早一些接触与普通人一样的就业环境。保护性就业时间过长，会抑制精神分裂障碍者自身处理问题和挑战新领域的能力，增加他们的依赖感，一旦失去援助或是援助减少就会陷入紧张不安，甚至导致就业活动失败，失去自理和自立的信心和勇气。所以作为援助者的作业治疗师，其援助内容的一个侧面，就是让精神分裂障碍者认识到失败与成功的关系，并在就业援助过程中向精神分裂障碍者提供效率性的援助，赋予精神分裂障碍者能量和信心，远比直接给予精神分裂障碍者就业技术和时间更为重要。

三、对精神分裂障碍者进行就业援助作业治疗师应该具备的条件

首先，作为就业的援助者，作业治疗师要明确地知道就业对于精神分裂障碍者的意义和

价值。所以,一旦精神分裂障碍者有就业的要求,在既有条件又有环境的基础上,尽早安排精神分裂障碍者的就业援助活动,以促进精神分裂障碍者的康复。有能力且经验丰富的作业治疗师进行就业援助活动时要具备成熟的、活跃的、积极的、勤于思考的能力,善于发现精神分裂障碍者积极的一面。

具体地,作业治疗师应该具有以下条件才能够真正做到对精神分裂障碍者的就业援助。

1. 具有对精神分裂障碍者及其家人、就业援助的相关人员以及职场之间的相互关系进行协调的能力。

2. 具有良好的社会性的关系,能够快乐、游刃有余地完成社会性活动。

3. 具备对职场开发和利用的综合性知识和成功经验。

4. 了解精神分裂障碍者的兴趣和优势,认识到对精神分裂障碍者具有挑战性的课题,在就业援助过程中使精神分裂障碍者的兴趣、技能和优势能够很好地结合在一起。

5. 为了对精神分裂障碍者形成持续性的援助体系和适宜的就业环境,具有筹备和协调的能力。

6. 掌握精神分裂障碍者的疾病、障碍、使用药物的知识和就业相关的知识。

7. 了解有关精神分裂障碍者就业的相关法律知识和社会保障制度等。

（吴葵）

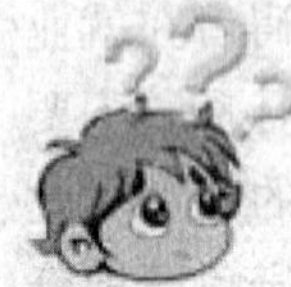

思考题

1. 精神分裂障碍者具有什么样的障碍特征?
2. 精神分裂症的恢复过程具有什么样的特征?
3. 近年来在精神障碍康复过程中关于障碍者就业有哪些新的理念?
4. “train - then - place 模式”和“place - then - train 模式”的区别?
5. 作业治疗师如何为精神分裂障碍者建立就业援助计划?
6. 如何维持精神分裂障碍者就业的持续性?
7. 作业治疗师本身应该具备什么样的条件才能够为精神分裂障碍者提供就业援助?

第六章　对抑郁障碍者的就业援助

学习目标

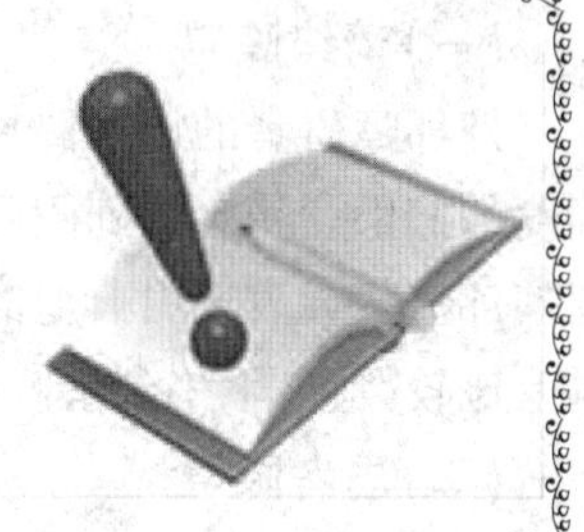

1. 重点掌握对抑郁障碍者的各种相关评价和各个恢复阶段就业援助的原则。

2. 掌握再就业援助过程中造成障碍者焦虑不安以及抑郁的原因以及缓解方法。

3. 了解对抑郁障碍者进行就业援助过程中的注意要点。

抑郁症，是指抑郁情绪或乏力状态持续长达2周以上的心境障碍或是情感障碍，是会给家庭和社会生活带来极大困难和负担的精神性障碍。抑郁症一般在20～50岁期间发病较多，不单单会出现情绪低落，还会出现失眠、头痛、食欲低下等身体性症状。多数障碍者发病到了40周左右会急速恢复，但是复发率较高，并且，会呈现急速恢复群与迁延难治群的两极分化趋势。抑郁症里自杀的问题相当严重，虽然自杀在精神疾患中非常常见，但是抑郁症里的自杀危险远远高于其他精神疾患。

根据世界卫生组织（WHO）在20世纪90年代对全世界15个国家和地区的15个城市为中心进行的全球性合作研究，发现抑郁症和恶劣心境者总数达到12.5%左右。我国现在还没有全国性的流行病学研究，但相关专家对北京、上海等大城市的抑郁症的研究都在不断的进行。以北京为例，2003年专家学者对北京15岁以上的人群进行了抑郁障碍的流行病学研究，结果发现北京抑郁障碍的终身患病率为6.87%，其中男性终身患病率为5.01%，女性的终身患病率为6.87%。

虽然，我国至今缺乏全国性的患病率统计资料，但是根据地区近年来的流行病学资料研究判断，目前我国国内抑郁障碍和患病率大约在1.5%～3.5%之间。

多数抑郁障碍者可分为急性或是亚急性发病，且好发于秋冬季。值得注意的是几乎所有的年龄段都有可能发病，以30～40岁左右的人居多。发病时间短的几天，长的可能会超过十几年。病程的长短与年龄、病情的严重程度、发作的次数有关。一般发作次数越多，病情越严重。年龄越大病程持续时间越长。据研究资料显示，在重症抑郁障碍者里有40%左右人，会在1年后完全缓解，但有20%一直会是处于部分缓解的状态。其中40%的抑郁障碍者会一直有重症抑郁症的症状。抑郁症的再发很常见，经历过重度抑郁症的人中有60%左右会再发，甚至经历过两次抑郁症的抑郁障碍者体验第3次抑郁症的可能性是70%，再经历第4次发作的可能性达90%。并且，随着症状的反复发作，病程会逐渐延长，严重程度也随之增加。

第一节 抑郁障碍者的临床特征和障碍特点

一、抑郁障碍者的临床特征

抑郁障碍者的临床特征包括情绪障碍、欲求和行为障碍、思考障碍、身体症状等四大类。

(一)情绪障碍

抑郁障碍者的情绪障碍主要表现情绪低落,悲观。情绪低落是抑郁障碍的核心症状。轻度的抑郁症状会感到闷闷不乐,对所有的事情缺乏兴趣,高兴不起来,感觉心理压抑。重度抑郁症状会表现出典型的抑郁面容,终日忧心忡忡,郁郁寡欢、愁眉苦脸。情绪低落一般早上比较严重,下午到傍晚时会逐渐减轻,这种晨重夜轻的特点有助于临床的诊断。

(二)思考障碍

思考障碍分为内容和形式两大类。在思考的内容方面,抑郁障碍者常常比较悲观,常有无助、无望、无用、无价值感,对未来充满绝望,过低地评价自己的能力和健康水平,常有无力感。对任何事情都抱有自卑感,甚至产生自杀念头,但也有比较强的自责感。从思考的形式看,思考的过程变得缓慢,对细微的事情做决定会耗费较长时间,出现思考制止。由于理解力、集中力、判断力变得迟钝,工作效率低下。多数会伴有强迫症状。思考障碍加重时会出现妄想 ,如关系妄想、罪恶妄想、微小妄想、贫穷妄想、心气妄想、被害妄想等。抑郁障碍者中出现罪恶妄想时会认为工作和生活上的失败都是自己的责任,从而变得具有自责,对过去的行为以及自己十分悔恨,其懊悔的内容多为日常生活中身边发生的事。这种想法强化后,会产生"自己活着会给周围的人添麻烦"的想法,从而导致出现自杀的念头。并且,会产生"背后被人说坏话"等被害妄想。

(三) 意志行为障碍

抑郁障碍者出现意志行为障碍表现为以前乐在其中、非常感兴趣的事情现在却变得没有兴趣,毫不关心;不愿意与人见面,懒于修饰,疏远亲朋;做什么都觉得非常麻烦;行动迟缓且耗费较长的时间,甚至会发展为不说话、不进食、不活动的木僵状态,精神心理活动处于停止状态,这种状态被称为"抑郁性木僵"。如果症状进一步恶化,抑郁障碍者会表现为虽然没有意识障碍,却对周围的刺激无反应,这被称为"混沌"状态。相反,也可见到虽然欲求低落症状不明显,但是紧张、焦躁感强烈,表现出易怒、坐立不安、手指抓握、搓手顿足、踱来踱去等现象。

(四)身体症状

抑郁障碍者的身体障碍表现繁多,一个抑郁障碍者可能会出现多种身体不适的症状,常见的症状如下。

1. 睡眠障碍 抑郁障碍者的睡眠障碍主要表现为早醒,一般比平时早醒 2 ~ 3 小时,醒后不能再入睡,有的障碍者醒后有较重的疲劳感。"早醒"对抑郁症的诊断具有特征性的意义。有的表现为入眠困难,睡眠不深,也有的障碍者表现为睡眠过多。

2. 食欲低下,消化系统症状 "没有食欲,吃不下","吃什么都不香"等食欲减退的主诉在抑郁障碍者身上比较常见。还有的抑郁障碍者会出现明显的体重减轻，但是食欲减轻和体重下降对于抑郁障碍者来说并不成比例，有的障碍者可能会出现食欲和体重都增加的现象。还有的抑郁障碍者会出现一些消化系统症状，如出现胃酸胃胀，恶心呕吐，便秘，腹泻等症状的人也十分多见。

3. 其他身体症状　还有一些抑郁障碍者会出现一些以迷走神经为中心的各种身体症状，如头重感、头痛、耳鸣、眩晕、目干、目涩、眼睛疲劳、咽干、肩颈酸痛、心悸、喘不过气、胸闷、背痛、腰痛、麻木感、尿频、排尿困难、低热、冷汗或盗汗、手足发冷、震颤、全身倦怠感、性欲减退等。

二、抑郁障碍者的障碍特点

抑郁障碍者的障碍特征可大体分为身体障碍特征和精神障碍特征两类。其中，身体障碍特征主要为容易疲劳；精神障碍特征有抑郁情绪带来的障碍、注意力和判断力障碍、自责感、感情控制困难以及自杀等。

（一）容易疲劳

由于抑郁障碍者经常会出现头痛、头晕、无力、失眠、食欲减退，每日的情绪的波动比较大，意志性活动减少，思维迟缓，再加上兴趣爱好的丧失等多种原因，他们每天几乎没有进行什么活动就会感觉到非常疲劳，身体倦怠，并且感觉体力低下，提不起兴趣做任何事。就算是日常生活中必要的活动，也要花费相当长的时间。

（二）抑郁情绪带来的障碍

抑郁障碍者的“情绪低落”、“变得抑郁”、“变得悲伤”、“看不到任何希望”等情绪障碍可能会持续数周到半年，有的可能会持续更长的时间。

比较典型的是一天之内的变化，通常是早晨状态比较差，下午到晚上情绪状态逐渐好转。因为一日之内情绪会有大的起伏波动变化，所以抑郁障碍者对自己病情状态的逐渐恶化不容易察觉，抑郁障碍者周围的人也会因为他们有时也会情绪比较好而认为这只是“心情的问题”，“消极倦怠”导致的，而没有意识到是抑郁障碍者情绪障碍变化的结果。

（三）注意力和判断力障碍

因为抑郁障碍者的注意力散漫，进行活动时注意力集中时间减少，致使对于信息的采集、统和判断等能力的降低，使得抑郁障碍者的学习能力和执行能力出现障碍，所以抑郁障碍者在就业活动中常常会出现失误增多，效率下降的现象。为了弥补则不断出现加班加点的现象，最后导致疲劳累积，健康恶化，形成恶性循环。

有时抑郁障碍者在阅读时虽然阅读内容正确，但阅读的内容却不能载入大脑，不能够记忆和分析阅读的内容，造成思考制止现象。在日常生活中由于注意力和判断能力下降，对遇到的各种事物虽然能够进行一定的考虑，但是由于没有正确的判断和执行能力，容易导致错误和事故的发生。

（四）自责感

由于情绪低落，自我评价过低，障碍者容易产生自卑和自责感，将生活和就业过程中的不良结果和现象，全部归咎于自己，否定自己在中间起的作用和具有的价值。例如，“自己下属业绩不良、出现的错误和事故都是自己的无能造成的，给单位职场添了麻烦”，并且由于

"给公司添了麻烦所以想辞职",有时甚至还会出现"以死抵罪"等想法和行为。这种自我的评价过低,丧失自信等情况进一步加深,会导致更重的自责感和自杀倾向。

(五)感情控制困难

伴有焦虑的抑郁障碍者,出现急躁的情绪时,控制起来比较困难。他们有时焦虑、紧张、愤怒,有时又时不时落泪哭泣等,使自己的情感变得越来越无法控制。特别是愤怒、急躁的情绪反复发作,一直持续的情况下,很容易和周围的人发生冲突,得不到周围人的理解,在职场和家庭以及社会中容易被孤立,形成比较严重的孤独感,对他们在日常生活和就业活动方面会形成比较严重的,有时甚至是无法挽回的影响。

(六)自杀意念

自杀意念是重要的自杀危险因素,但是不同于自杀企图,当抑郁障碍者的情绪越来越痛苦,自信心消失,无所适从时,容易产生自杀意念,想通过自杀来解脱现有的痛苦。这种想法一旦出现,即使是很短一瞬间,想让抑郁障碍者将这种意念从脑海里去除非常困难,如果情绪障碍的症状进一步恶化,抑郁障碍者会对自杀意念进行计划、尝试。自杀在情绪症状和疾病的初期及开始恢复的阶段非常容易出现,症状严重时自杀的意念反而会消失。

三、抑郁障碍者在就业援助过程中的特点

抑郁障碍者在就业活动中不同于其他精神疾患的障碍者,存在比较明显的特点,这也是作业治疗师等在进行就业援助时应该十分注意,决不能忽略的因素,否则就会导致比较严重的后果。

(一)年龄偏高,家庭生活负担较重

抑郁障碍者的发病年龄偏高,通常在就业状态下发病的情况较多。其中已婚者较多,有配偶和子女,有时还需要赡养双亲,是家庭的顶梁柱。因此,他们对使用长期的疾病疗养或退休后生活保障制度的基础上,在当地的小工厂或福利设施再就业的生活方式比较抵触,非常迫切地需要一份比较稳定的职业。

(二)失业风险大

对于在职的抑郁障碍者,由于长期生病请假,有被解雇等的风险,因此他们无法接受长期的职业康复治疗。

(三)虽然就业经验丰富但不利于再次就业

抑郁障碍者由于发病之前在职场的就业经验已经较为丰富,更换工作的机率较高。所以再次就业时往往因执着于以前的职历和职位,对专门针对障碍者的招聘和收入减少的工作比较抵触,就业活动中对于作业治疗师的援助计划和提供的就业场所与职务容易产生不满的情绪。

(四)易产生自杀意念

反复的失业、复职及更换工作,反复的失败会导致抑郁障碍者自杀,这样的例子不在少数。还有,在中老年抑郁障碍者中,因房贷、子女教育、养老等经济问题上得不到有力的支援,离婚、自杀的也比较多。

(五)抑郁障碍者家人的"偏见"需要同时给予援助

抑郁障碍者的家人,多数都会认为"因为公司的缘故,使本来很健康的家人得了抑郁障

碍”,没有“休病假给公司带来不便”的自责感,而是觉得自己是被害者,很容易就会对抑郁障碍者的就业职场产生愤怒和攻击性的情绪。并且在复职或再次就业失败时,对就业援助人员也会抱有同样的情绪。有专家从另一个角度进行了研究,结果认为,在抑郁症的治疗中,抑郁障碍者家人的攻击性行为和过度干涉,对抑郁障碍者病情恢复有很大影响,所以对抑郁障碍者进行治疗和援助的同时,对其家人的心理性援助也是很有必要的。

第二节　对抑郁障碍者就业援助的评价

了解抑郁障碍者的抑郁程度和就业的适应能力是对抑郁障碍者进行就业援助活动的基础。在对抑郁障碍者进行就业援助之前,作业治疗师必须首先对障碍者现时点的状态,即精神状态和身体状态进行比较详细的评价。由于抑郁障碍者的障碍特点,在就业援助活动中必须使抑郁障碍者的情绪和和身体状态处于比较稳定的状态。使他们的注意力、判断力、分析能力、执行能力以及活动效率都能够保持在适当的水平上。

对于抑郁障碍者的抑郁和焦虑程度的评价一般是通过各种抑郁评价量表来完成的,其中有抑郁障碍他评量表和抑郁障碍自评量表。

一、抑郁障碍评价

(一)汉密尔顿抑郁量表(HAMD)

汉密尔顿抑郁量表(Hamilton depression scale,HAMD)是由英国利兹大学(university of Leeds)的 M. Hamilton 在 1960 年开发的,应用于已经确诊的抑郁障碍者,主要是帮助了解抑郁障碍者病情的轻重程度和治疗后症状的变化,属于他评量表。经过不断修订,现在最常用的有 24 项、21 项和 17 项三个版本。其中 24 项和 17 项两个版本最为常用 。与 24 项版本相比,17 项版本缺少 24 项版本的第 18 ~ 24 项内容。

目前,汉密尔顿抑郁量表在世界各国被应用推广,在我国也在被广泛使用,特别是 24 项量表应用比较广泛。此表的评价标准多是采用 5 级评分法,分数越高,抑郁程度越严重,0 分或最低分,说明没有抑郁障碍或者抑郁障碍比较轻。具体的评价标准是:0 分,没有;1 分,轻度;2 分,中度;3 分,重度;4 分,很重。具体评价内容见表 6 - 1。

根据汉密尔顿抑郁量表对抑郁障碍者的评价,可以从得分内容判断抑郁障碍者的抑郁障碍程度。此评价的最高分为 96 分,最低分为 0 分。得分越低,抑郁障碍程度就越轻,相反,得分越高,抑郁障碍程度越重。具体判断为:≥35 分为中度抑郁障碍,≥20 分为轻到中度抑郁障碍,≥8 分为可能有抑郁障碍,得分 <8 分时判断没有抑郁障碍。

在所有的 24 项评价中,可以判断抑郁障碍者的焦虑障碍(第 10、11、12、15、17 项),认知障碍(第 2、3、9、19、20、21 项),日夜变化情况(第 18 项),体重变化(第 16 项),阻滞情况(第 1、7、8、14 项),睡眠障碍(第 4、5、6 项),绝望程度(第 22、23、24 项)。汉密尔顿抑郁量表能够从抑郁障碍者生理上的变化,对治疗效果进行客观的判断。但是也具有一定的局限性,如此评价量表的版本比较多,致使评价结果不统一;还有,实施评价者需要具备一定的精神障碍学的专业知识,使此量表使用不具备广泛性;另外,此量表对障碍程度的变化不敏感。

表 6－1 汉密尔顿抑郁量表

内 容		评 分				
1. 抑郁情绪		0	1	2	3	4
2. 有罪感		0	1	2	3	4
3. 自杀		0	1	2	3	4
4. 入眠困难		0	1	2	3	4
5. 睡眠不深		0	1	2	3	4
6. 早醒		0	1	2	3	4
7. 职业和兴趣		0	1	2	3	4
8. 迟缓		0	1	2	3	4
9. 激越		0	1	2	3	4
10. 精神性焦虑		0	1	2	3	4
11. 躯体性焦虑		0	1	2	3	4
12. 胃肠道症状		0	1	2	3	4
13. 全身症状		0	1	2		
14. 性症状		0	1	2	9	
15. 疑病		0	1	2	3	4
16. 体重减轻		0	1	2	3	4
17. 自知力		0	1	2	3	4
18. 日夜变化	早	0	1	2		
	晚	0	1	2		
19. 人格与现时解体		0	1	2	3	4
20. 偏执症状		0	1	2	3	4
21. 强迫症状		0	1	2	3	4
22. 能力减退		0	1	2	3	4
23. 绝望感		0	1	2	3	4
24. 自卑感		0	1	2	3	4

注:第 14 项 9 的评分为不能够肯定或该项对障碍者不合适,不计入总分。

(摘自:方贻儒．2012,抑郁障碍)

(二)流调用抑郁自评量表(CES－D)

流调用抑郁自评量表(center for epidemiological survery, depression scale, CES－D)是由美国国立精神卫生研究所于 1977 年开发的,被广泛应用于流行病学的调查,也应用于临床上评价抑郁障碍的严重程度,其中很少涉及到抑郁的躯体症状,更注重于抑郁的情绪体验。测试的过程由障碍者自行完成,根据过去一周内相应的症状以及感觉出现的频度选择相应的答案。流调用抑郁自评量表(CES－D)共包括 20 项内容,分 4 级评分:0 分,基本没有(不足 1 天);1 分,少有(1～2 天);2 分,常有(3～4 天);3 分,几乎一直有(5～7 天)。这其中除 4、8、12、16 项为反向评分(即评分顺序为 3、2、1、0)以外,其它全部为正向评分(评分顺序为 0、1、2、3)。具体评价内容见表 6－2。

表6－2　流调用抑郁自评量表(CES－D)

	基本没有	少有	常有	几乎一直有
1. 我因一些小事而烦恼(烦恼)	0	1	2	3
2. 我不想吃东西,胃口不好(食欲减退)	0	1	2	3
3. 即使有朋友帮助也无法摆脱痛苦(苦闷感)	0	1	2	3
4. 我觉得我和一般人一样好(自卑感)	3	2	1	0
5. 我做事时无法集中注意力(注意障碍)	0	1	2	3
6. 我感到情绪低沉(情绪低沉)	0	1	2	3
7. 我觉得做任何事都费力(乏力)	0	1	2	3
8. 我觉得前途是有希望的(绝望感)	3	2	1	0
9. 我觉得自己的生活是失败的(失败感)	0	1	2	3
10. 我感到害怕(恐惧)	0	1	2	3
11. 我的睡眠情况不好(睡眠障碍)	0	1	2	3
12. 我感到高兴(无愉快感)	3	2	1	0
13. 我平时说话要少(语言减少)	0	1	2	3
14. 我感到孤单(孤独感)	0	1	2	3
15. 我觉得有人对我不太好(敌意感)	0	1	2	3
16. 我觉得生活很有意思(空虚感)	3	2	1	0
17. 我曾哭泣(哭泣)	0	1	2	3
18. 我感到忧愁(忧愁)	0	1	2	3
19. 我觉得人们不喜欢我(被憎厌感)	0	1	2	3
20. 我觉得我无法继续日常工作(能力丧失)	0	1	2	3

注:括号中是通过评价要了解的障碍内容。

(摘自:方贻儒.2012,抑郁障碍)

使用流调用抑郁自评量表(CES－D)进行抑郁障碍的评价,如果总分≤15分可以判断为无抑郁障碍,16～19分判断为可能有抑郁障碍,≥20分肯定具有抑郁障碍。流调用抑郁自评量表(CES－D)使用比较简单,结果分析也比较容易,能够比较容易的对抑郁障碍者进行抑郁症状的筛查,常被应用于抑郁障碍者就业援助评价上。但是其中有4项的评分标准是反向进行的,在使用时,由于抑郁障碍者的理解困难,可能会给他们带来困扰。

(三)贝克抑郁自评量表(BDI)

贝克抑郁自评量表(Beck's depression inventory,BDI)是由美国著名的心理学家A. T. Beck等人在20世纪60年代开发的,该量表采用让抑郁障碍者自评的形式,评价抑郁障碍程度。它包括21项评价内容,包括抑郁、悲观、失败、无愉快感、内疚感、惩罚感、自我嫌弃感、自责、自杀倾向、哭泣、激越、兴趣缺乏、犹豫不决、无价值感、精力不足、睡眠改变、兴奋、食欲改变、注意障碍、疲劳、性欲缺乏。其中每一项都有4级的评价标准,如表6－3。

贝克抑郁自评量表评价结果的最高分为63分,最低分为0分。其中0～13分为没有抑郁障碍,14～19分为轻度抑郁障碍,20～28分为中度抑郁障碍,29～63分为重度抑郁障碍。

表 6－3 贝克抑郁自评量表(BDI)

1. 0 我不觉得悲伤
   1 很多时候我会感到悲伤
   2 所有时间我都感到悲伤
   3 我太悲伤难受,不堪忍受

2. 0 我没有对未来失去信心
   1 我比以往更加对未来失去信心
   2 我感到前景暗淡
   3 我觉得将来毫无希望,会变得更糟

3. 0 我不觉得自己是个失败者
   1 我的失败比较多
   2 回首往事我看到一大堆失败
   3 我觉得自己是个彻底的失败者

4. 0 我和过去一样能从喜欢的事中得到乐趣
   1 我不能和过去一样从喜欢的事中得到乐趣
   2 我从过去喜欢的事中得到的乐趣很少
   3 我完全不能从过去喜欢的事中得到乐趣

5. 0 我觉得特别的内疚
   1 我对自己做过或该做但没做的事情感到内疚
   2 我在大部分的时间里都感到内疚
   3 我在任何时候都感到自卑

6. 0 我没觉得自己在受惩罚
   1 我觉得自己可能会受到惩罚
   2 我觉得自己会受到惩罚
   3 我觉得正在受惩罚

7. 0 我对自己的感觉同过去一样
   1 我对自己丧失了信心
   2 我对自己感到失望
   3 我讨厌自己

8. 0 与过去相比我没有更多的责备或批评自己
   1 我比过去责备自己更多
   2 只要我有过失我就责备自己
   3 只要发生不好的事情我就责备自己

9. 0 我没有任何自杀的想法
   1 我有自杀的念头但不会去做
   2 我想自杀
   3 如果有机会我就自杀

10. 0 和过去比我哭的次数并没有增加
    1 我比过去哭得多
    2 现在任何小事都会让我哭
    3 我想哭但哭不出来

11. 0 我现在没有比过去更加烦躁
    1 我现在比过去更容易烦躁
    2 我非常烦躁不安很难保持安静
    3 我非常烦躁不安必须不停走动或做事

12. 0 我对其他人或活动没有失去兴趣
    1 和过去比我对其他人或事兴趣减少了
    2 我失去了对其他人或事的大部分兴趣
    3 任何事情都很难引起我的兴趣

13. 0 我现在和过去一样做决定
    1 我现在做决定比以前困难
    2 我做决定比以前困难多了
    3 我做任何决定都很困难

14. 0 我不觉得自己没有价值
    1 我觉得自己不如过去有价值
    2 我觉得自己不如别人有价值
    3 我觉得自己毫无价值

15. 0 我和过去一样有精力
    1 我没有从前有精力
    2 我没有精力做许多事情
    3 我做任何事情都没有足够精力

16. 0 我觉得睡眠有变化
    1 我的睡眠比以前略少(或略多)
    2 我的睡眠比以前少很多(或多很多)
    3 我根本无法睡觉(或我一直想睡觉)

17. 0 我并不比过去容易发火
    1 与过去相比我比较容易发火
    2 与过去相比我非常容易发火
    3 我现在随时都容易发火

18. 0 我没觉得食欲有什么变化
    1 我的食欲比过去略差(或略好)
    2 我食欲比过去差很多(或好很多)
    3 我完全没食欲(或非常渴望吃东西)

19. 0 我和过去一样可以集中精神
    1 我无法像过去一样集中精神
    2 任何事都难让我长时间集中精神

20. 0 我没觉得比过去累或乏力
    1 我比过去更容易累或乏力
    2 因为累或乏力一些过去常做的事情不能做
    3 因为累或乏力大多数过去常做的事情不能做

21. 0 我没觉得最近对性的兴趣有什么变化
    1 我对性的兴趣比过去少了
    2 现在我对性的兴趣少多了
    3 对性的兴趣已经完全丧失

(摘自:方贻儒. 2012,抑郁障碍)

贝克抑郁自评量表是抑郁障碍者根据自己的障碍情况进行选择，判断抑郁障碍程度的评价用表，所以此量表具有使用简单，比较容易实施的特点，更能够客观地在抑郁、悲观、失败以及没有快感等方面反映抑郁程度，但是没有关于焦虑的评价内容，也就是不能用于抑郁障碍者焦虑方面的评价。在抑郁障碍者就业援助的评价中贝克抑郁自评量表也是利用率比较高的，但是一旦抑郁障碍者出现焦虑情绪，需要作业治疗师借助其他抑郁评价量表评进行抑郁状态的评价。

（四）SDS 抑郁自评量表

SDS 抑郁自评量表（Selfrating Depression Scale，SDS）是由美国人 William W. K. Zung 在 20 世纪 60 年代中期开发的，所以一般也被称为 Zung 抑郁自评量表。SDS 抑郁自评量表也是对抑郁障碍者近一周内的抑郁程度进行检查，用于抑郁障碍者使用的评价量表。一共包括 20 项评价内容，每一项的评价具有 4 个等级：1 为没有或很少时间（过去一周内出现此类情况不到一天），2 为少有或少部分时间（过去一周出现此类情况 1 ~ 2 天），3 为较多或相当多的时间（过去一周内出现此类情况 3 ~ 4 天），4 为绝大部分或是全部时间（过去一周出现此类情况 5 ~ 7 天）。具体内容如表 6 – 4。

表 6 – 4　SDS 抑郁自评量表

	没有或很少时间	小部分时间	相当多的时间	绝大部分或全部时间
1. 我觉得闷闷不乐，情绪低落	1	2	3	4
2. 我觉得一天之内早上最好	4	3	2	1
3. 我一阵阵地哭或是想哭	1	2	3	4
4. 我晚上睡眠不好	1	2	3	4
5. 我吃的和平常一样多	4	3	2	1
6. 我与异性接触和以往一样感到快乐	4	3	2	1
7. 我发现我的体重在下降	1	2	3	4
8. 我有便秘的苦恼	1	2	3	4
9. 我的心跳比平时快	1	2	3	4
10. 我无缘无故感到疲劳	1	2	3	4
11. 我的头脑和平时一样清楚	4	3	2	1
12. 我觉得经常做的事情并没有困难	4	3	2	1
13. 我觉得不安而平静不下来	1	2	3	4
14. 我对将来抱有希望	4	3	2	1
15. 我比平时容易激动	1	2	3	4
16. 我觉得做出决定是容易的	4	3	2	1
17. 我觉得自己是个有用的人，有人需要我	4	3	2	1
18. 我的生活过得很有意思	4	3	2	1
19. 我认为如果我死了别人会生活得更好	1	2	3	4
20. 平时感兴趣的事我仍然感到有兴趣	4	3	2	1

（摘自：方贻儒. 2012，抑郁障碍）

SDS 抑郁自评量表的结果判断有两种情况，一个是根据标准总分的方法判断，另一个是抑郁严重指数的方法进行判断。标准总分是将所有 20 项的得分相加再乘以 1.25 的计算值。在我国，以总粗分 41 分，标准总分 51 作为有无抑郁障碍的临界值。根据抑郁障碍程度的指数判断，是将 20 项得分的总和与最高分总和 80 分的比值作为抑郁严重指数，比值越大抑郁障碍程度越严重。

SDS 抑郁自评量表的特点也是比较简单，容易掌握，能够有效地反映出抑郁障碍者的抑郁障碍程度。不同的是此评价也可以应用于抑郁障碍的老年人群。

二、就业能力评价

对抑郁障碍者进行就业援助活动的就业能力评价，遵从标准化和普通化的就业评价模式，评价内容包括一般职业适应性检查（general aptitude test battery，GATB），职业兴趣检查（vocational preference inventory，VPI）等，以及现场的行动观察的就业评价内容，包括 work sample 法、场面设定法、职务试行法等，详细内容见第二章。

三、就业前的评价

在实际的职场中，因为职场环境的变化以及抑郁障碍者本身适应能力的问题，应用各种各样的评价方法比较困难，更无法预测抑郁障碍者对职场的适合程度和就业的可能性。所以对于抑郁障碍者只有把握住生活中各个方面的状态以及容易被忽略的各种细节性的特殊性的现象，才能够了解抑郁障碍者的活动特性，并对其进行客观的评价。作业治疗师的评价，除了面谈和观察测定的结果外还应该参考抑郁障碍者以前历次入院检查治疗的结果和历次就业的就业内容和经过。对于反复就业，又有就业失败经历的抑郁障碍者，作业治疗师最重要的是了解他们就业失败的原因，这对抑郁障碍者的再次就业援助活动的成功与否起着关键性的作用，如果不注意以往抑郁障碍者就业失败的原因，并加以分析，就有可能再次陷入就业援助活动失败的境地。

还有，作业治疗师要注意的是抑郁障碍者大都具有一定的就业经验和职业技能，在对他们进行评价时，要了解他们的职业爱好和职业兴趣以及现有的抑郁障碍对职业技能的影响程度。这时要注意抑郁障碍者自我评价结果与作业治疗师或其他相关人员的评价结果是否相符。经常会出现抑郁障碍者自我评价的结果过高，造成职场就业活动陷入困境的现象。

对抑郁障碍者的评价结果，作业治疗师要进行解释，并向其他相关的专业人员、抑郁障碍者的家人进行说明，然后制订与抑郁障碍者的能力水平相一致的就业援助计划。

就业前的评价包括抑郁障碍者的日常生活习惯和状态、在职场环境中维持人际关系的能力以及在职场中履行职务的表现和能力。

（一）对抑郁障碍者日常生活状态的评价

对抑郁障碍者日常生活的评价既要有基础的日常生活活动能力的评价，又要包括抑郁障碍者独立的生活质量性的评价。其中包括起居活动、生活规律和习惯、饮食、清洁活动、自我修饰是否得当、自我服药的能力和如何管理、是否要定期到医院去复查、自己的身体状态出现问题时如何处理、对小额和大宗金钱的管理能力、对自己的身体状况和抑郁障碍能否理解且有怎样程度的理解、能否适当利用社会性的援助、参与社会活动的能力和频度等。

(二)人际关系的形成与维持以及就业中必要的行为态度的评价

由于抑郁障碍者情绪低落,思维迟缓或中止,意志活动减少,很容易产生自卑自责,再加上各种各样身体上的症状,会造成抑郁障碍者的认知障碍。所以除了抑郁障碍者日常生活的自立能力,还有比较重要的,决定着就业活动是否能够顺利进行的评价,即人际关系形成能力和行为态度的评价。需要作业治疗师通过自己的观察和测定以及与抑郁障碍者的家人,临床治疗人员等进行沟通了解,进行客观的符合实际的评价。

人际关系的形成和维持包括是否能够主动与他人打招呼互相进行问候;和他人能否进行有效的会话;参加活动的同时,能否同他人一起协同作业并有相互协商的行为;在家或在社会性活动中能否主动准确地表达自己的意见和建议并能够进行协调性的活动;是否具备非言语性的沟通能力(如利用手势表达和对手势的理解等);在遇到棘手的问题时控制自己情绪的能力等。

关于职场就业行为和态度的评价,包括抑郁障碍者对就业的欲望、对自己喜欢的职业以及对自己就业能力的认识;抑郁障碍者进入职场后,对职场规定的认识和理解,能否遵守职场的考勤制度,是否能够对自己在就业过程中出现的问题、解决方法和结果等进行准确的汇报; 就业过程中是否认真、细致;就业过程中的作业速度与效率怎样;对于指令和提示是否能够理解并遵从;处理突发事件和危险事件的能力;对于职场的作业环境是否能够适应等。

(三)以持续性就业为目的的综合性的评价

如果抑郁障碍者能够持续性地在职场就业,作业治疗师的就业援助活动就可以说是基本成功的,但是要想让抑郁障碍者能够持续性地拥有一个比较安定的职业,还需要让抑郁障碍者形成良好的就业习惯。为了这种良好习惯的养成,要在作业治疗师的援助计划中,将抑郁障碍者的现状和援助计划进行详细的描述。对抑郁障碍者现有的习惯性的活动进行分析是制订就业习惯的基础,所以作业治疗师需要对抑郁障碍者的就业过程中的自觉性,每天的就业活动开始的准备以及结束时的收尾性活动,就业过程中的细致程度,对机械等操作系统的了解能力,数量、计算和文字处理能力以及对劳动保护以及保健知识的了解程度等多方面进行观察评价,以应对抑郁障碍者将来的持久性就业活动,避免职场就业的失败,保持长久的职场就业能力。

四、复职的评价

所谓"复职"就是抑郁障碍者回到原职场就业,但是由于抑郁障碍对抑郁障碍者的身体健康、就业能力、人际关系等方面的影响,使他们失去了曾经在职场就业的能力。有的抑郁障碍者可能还有抑郁障碍反复发作的经历,所以他们返回职场就业,需要专业的主管医师开具的"复职可能"的诊断证明。主管医师在诊察时,根据抑郁障碍者叙述的身体状态判断其是否可以复职。具体内容包括抑郁障碍者是否有复职的意欲、精神状态是否宽解、是否具备完成预定工作的能力、从事预定工作而不会再发疾病而且也不会在职场引起麻烦。

但是,抑郁障碍者讲述和自我评价的结果与实际状态相去甚远的情况也是比较常见的,原因是抑郁障碍者多急于复职,并且就业能力恢复到什么程度,不能在实际职场进行简单的判断,这样往往会出现比较大的误差。因此从客观的角度讲,对复职的准备程度进行评价也就十分必要了。如果没有客观评价判断复职可能性的资料,对于抑郁障碍者状态是否改善以及改善程度如何，职场和职场方面的医疗保健部门会产生怀疑的态度。

对抑郁障碍者的复职，作业治疗师和职场方面的援助者开始援助的重点，在于对抑郁障碍者复职准备性的评价。复职准备性的评价内容包括抑郁障碍者的基本生活习惯、身心状况以及交流能力、接受援助的情况、与就业相关的内容以及就业的整体准备情况等。

(一)基本生活习惯的评价

抑郁障碍者的基本生活习惯评价包括起床时间和睡眠的质量、身体的活动性、生活上的习惯以及饮食规律等。通过对抑郁障碍者生活习惯的评价，也可以了解他们最基本的生活规律是否能够符合职场就业活动的规律，如起床时间与上班时间之间是否需要进行调整，自己进食和服药习惯是否与职场方面发生冲突等。一旦抑郁障碍者需要复职，由于发生疾病而形成的与职场方面相矛盾的习惯必须进行调整，以适应在职场的就业生活，所以生活习惯的再次养成取决于作业治疗师对抑郁障碍者的评价。

(二)身心状况和交流能力的评价

身心状况的评价包括抑郁障碍的精神状态和身体症状，如情绪状态，思考能力，意志性活动能力，理解能力，执行能力等。身体症状包括是否具有身体上不适的主诉，如乏力、头痛、恶心、心慌、胸闷等；睡眠情况，包括不能入睡或过多睡眠等。

交流能力包括能否和周围的人主动打招呼，在活动过程中能否与周围的人就活动的状况进行适当的协调和调整，能否接受别人的建议并提出自己的意见并加以说明解释等。

(三)对受到援助情况的调查与评价

对要求复职的抑郁障碍者，即使是复职成功，围绕着他的各种援助也是必不可少的，这些援助的存在是抑郁障碍者复职成功的基础。首先是抑郁障碍者与家人的关系以及家人对他复职的态度和给予的支持等。其次是在健康管理方面，抑郁障碍者和他的专业主治医师的关系如何；是否能主动向自己的主治医师询问关于自己疾病和就业的问题；能否听取医师的意见；抑郁障碍者是自己管理药物的服用，还是需要他人的帮忙，如服药时间的提醒和服药时的注意事项等；在原来的就业职场，如果出现问题时是否有职场方面的健康管理人员可以提供援助，作为抑郁障碍者和他们之间的关系如何，出现问题时如何与他们取得联系等。

(四)复职准备情况的评价

抑郁障碍者有复职的意欲，出于对自己经济和身体上的考虑就会付出很大的努力。此时可能会出现抑郁障碍者急于就业而过高地评价自己或是过于努力，使自己适应现实的生活，这两种情况都可能会给要求复职的抑郁障碍者带来失败感，所以作业治疗师根据临床主治医师提供的资料，再加上自己对抑郁障碍者信息的收集和观测到的结果，对需要援助的抑郁障碍者给与客观的评价。对于复职的要求，抑郁障碍者本人和相关的健康方面的援助者以及原职场的管理者是否进行过面谈，面谈的次数以及面谈的内容；除了面谈以外是否有过其他的联系方式，如电话联系或是托人转达等；是否为了复职进行了一些其他的准备，如调整生活习惯和作息时间、通勤的手段的选择与调整等；抑郁障碍者自己关心的内容、有什么样的要求、这些要求与抑郁症障碍者本人的实际情况是否相符等都需要作业治疗师明确地进行评价和分析记录。

(五)与就业相关内容的评价

首先，抑郁障碍者对于自己将来复职和职务的内容是否关心和理解，对于恢复到原来职场就业是不是有不安和紧张的情绪,是什么原因引起的,这些需要作业治疗师根据抑郁障碍者的临床恢复状况进行观察和分析。根据抑郁障碍者自我评价的结果和临床医师的就业可能的说明,以及抑郁障碍者实际的行为举止,作业治疗师要判断他们回到原职场就业可能会出现的问题和困难,如职场的人际关系或协同工作中可能会出现的困难和问题等。在有可能的前提下,可以准备好处理这些问题的方法和预案。

其次,对抑郁障碍者执行能力的评价,可以将视点放在抑郁障碍者能否遵从命令,能否在有效的时间里完成自己的业务并保证一定的质量等。如果有可能,作业治疗师要为抑郁障碍者提供实际的就业场所或是类似职场的环境进行观察,得到的观察结果才能更接近客观,这也为抑郁障碍者了解自己的障碍以及自己的能力提供机会。

最后,作业治疗师以及其他的相关援助者,将自己得到的有关抑郁障碍者的信息和自己通过观察和测定得出来的结果进行统合性的分析,提出关于抑郁障碍者复职在心理和生理以及实际技能上存在的优势和问题。并将这些优势和问题进行分析,向抑郁障碍者的家人和其他相关人员进行解释说明,提出援助意见和援助计划。

五、抑郁障碍者的自我评价和作业治疗师及其他援助者的评价

如果抑郁障碍者对自身疾病和抑郁障碍认识不足,很难客观评价自身状态,在复职或就业的过程中遇到需要解决又难以解决的问题时,就会诱发出很强的焦虑和不安,复职后会很易出现各种各样的问题,并容易与周围相关人员产生矛盾,变得孤立。所以当抑郁障碍者的自我评价与作业治疗师等援助者的评价结果存在比较大的差距时,作业治疗师可以将评价表中的内容进行充分的解释或是换成抑郁障碍者容易理解的方式进行评价,也可以同抑郁障碍者一起进行回顾,对以往就业援助活动中的问题和成功经验加以总结,弥补抑郁障碍者自我评价上认识不足的问题。

六、问题与需求

抑郁障碍者的就业援助与其它具有身体机能和精神机能障碍的援助不同的是,抑郁障碍者是在成年以后发病,且一旦抑郁障碍得到缓解和恢复,他的各方面的技能与普通人一样,具有在职场就业的能力。但是,现在对于抑郁障碍者的就业援助体系并不健全。据统计全世界大约有1/3的抑郁障碍者从未进行过诊治,而我国只有10%的人接受了合理的治疗。整个社会对于抑郁障碍的认识、理解以及接受的程度都比较差,具有比较强的歧视和偏见,普通人群对抑郁障碍的了解、接受以及识别等水平都有待提升。

作业治疗师在大学教育中,关于职业康复的教育比较完善,具备对精神认知和身体机能等全面性的评价能力,同时具备作业和就业环境的分析、调整能力。但是到目前为止作业治疗师还不能在比较广泛的领域应用这些专业知识。尤其是我国,康复治疗学科开展得比较晚,作业治疗师现在只限于在医院内开展工作,并没有在社区和特殊学校等设施开展对障碍者的援助性活动,指导障碍者的日常生活和就业。

从职场环境上考虑,复职后的职场环境对抑郁障碍者仍然不乐观,尤其是现在职场雇佣制度较以前发生了根本性的变化,终身雇佣制和论资排辈制度也在渐渐地被打破。现在的职场已经开始雇用一些临时工去完成比较简单的工作,出于职场方面的考虑,显然雇用临时

工要比雇用抑郁障碍者承担的负担和风险要小,作业治疗师为抑郁障碍者提供职场就业的机会越来越少,就业援助活动的开展越来越困难。有的就业场所对抑郁障碍者不了解,经常会见到职场方面的管理者说出"等病好了再回来"、"先回去疗养,不要着急,好了再说"等语言,这使作业治疗师感到很无奈。已经复职的抑郁障碍者,由于职场方面的人员精简和个人负担过重以及业务量的增多,会使他们的紧张和不安不断加重。再有就是社会对抑郁障碍不了解,所以对抑郁障碍者构筑的社会援助体系与其他障碍者的社会援助体系相比少得多,所以建立由医师、作业治疗师、保健医师、心理医师、职业教育、社会资源的帮助者以及职场的健康保健人员和家人等成立的援助性的体系将是抑郁障碍者在再就业或是复职过程中保障身心健康的基础。作业治疗师作为抑郁障碍者的直接就业援助者要充分利用这个援助体系,与体系中的各个成员保持沟通和联系,确保抑郁障碍者在身心障碍方面恢复到能够复职或是就业的水平,避免过早地进入就业或是复职状态,使抑郁障碍者复职或是就业的准备工作做得充分,并对职场环境进行适当的调整,保障抑郁障碍者在职场中的业务分配和利益分配等。这些都是抑郁障碍者就业或是复职后身心状态能够保持稳定的基础。但是能够做到这些,对于我们国家的作业治疗师和其他援助体系中的各个角色来讲还是非常困难的,需要作为援助者的各专业人员和国家一起努力,可能需要一个比较长的时间。即使已经建立援助制度的发达国家在对抑郁障碍者的就业援助上也存在各种不同的难题,即使是在法律上有约束,随着经济和科学的发展,竞争日趋激烈,精神障碍者不断增加,抑郁障碍者等就业援助困难仍将是社会的一个难题。

第三节 对抑郁障碍者基本的训练和援助

抑郁障碍的治疗分为急性期、恢复期以及维持期,最主要的治疗为药物治疗、休息以及精神疗法等。作业治疗的作用是在具体作业活动和训练的基础上,进行配合性的治疗,以恢复并保持抑郁障碍者日常生活活动能力和就业能力。

一、急性期的援助

抑郁障碍的急性期是围绕着药物疗法,以促进身体恢复为主要目的时期,其中让抑郁障碍者充分休息是十分必要的。最主要的目标是让抑郁障碍者恢复所消耗的精力和体力。急性期属于静养时期,这一时期,应减少各种引起抑郁情绪和紧张不安的刺激因素,所以此期作业治疗不宜过多介入。

急性期的抑郁障碍者因为要离开职场停职休息,总是会陷入"给职场添了麻烦,所以不得不辞职"等自罪、焦虑以及自责感,总是忘不了职场就业活动。所以这一时期抑郁障碍者的记忆力和注意力容易处于思考制止,判断能力下降的状态。所以急性期的抑郁障碍者应该避免进行对重大事件的判断。专业医师、作业治疗师等相关治疗人员应该用抑郁障碍者和家人容易理解的方式,说明让抑郁障碍者脱离职场环境进行充分的休息才是走出抑郁障碍的第一步,也是非常重要的一步。

二、恢复期的援助和训练

在作业治疗中，根据抑郁障碍者恢复过程中的特点，还可以将恢复期分为恢复期前期、恢复期中期以及恢复期后期。

（一）恢复期前期

抑郁障碍者恢复期的前期仍然要以卧床和休息为主。为了他们能够在一个安心的环境中轻松进行活动，避免出现过分勉强自己的行为，造成紧张焦虑等抑郁障碍的反复，恢复期前期的援助要注意的要点是：首先，由于抑郁障碍者对人与人之间的交流会感觉到比较大的负担，这时作业治疗师的援助可以介入，但是要从床边开始，减少参加援助活动的人数。援助的内容也应该从抑郁障碍者熟悉的简单的日常生活开始，使他们形成自己的生活节奏，减少他们的心理负担。其次，此时期的抑郁障碍者体力、精力、注意力等处于低下状态，作业治疗师的援助和训练内容一定要在短时间内完成，同时对于他们的身体及精神状态要加以注意，有必要随时进行调整。第三，作业治疗师就业援助和训练的内容应选择抑郁障碍者没有尝试过的课题，并要避免比较精细的操作课题，因为此时的抑郁障碍者受到精神运动抑制的影响，还会出现精细运动的障碍和动作缓慢现象。如果援助和训练课题难度较高，容易给抑郁障碍者带来失败体验，丧失自信，难易程度太低，容易助长他们的无价值感。曾经做过的课题，如果操作失败也容易使他们产生自卑感和过低的自我评价。第四，援助和训练课题应该选择组织性、实用性强，容易产生满足感的内容，避免抑郁障碍者自己选择，自己做决定，多项选择的课题出现，有必要时作业治疗师可以帮助他们进行选择，避免抑郁障碍者产生心理性纠结、矛盾的心理，防止他们出现思维混乱现象。第五，每一次的援助活动之间最好是相互衔接的，使抑郁障碍者通过援助活动自然产生因果关系，促使其大脑中自然形成部分和整体的关系的概念。第六，恢复期前期的抑郁障碍者思考和语言表达能力仍然比较迟滞，作业治疗师应遵从此时抑郁障碍者的特点，和他们谈话应简单易懂。第七，抑郁障碍者的特点之一是一天内情绪变化大，抑郁消极情绪早上比较重，下午会渐渐减轻，所以此时期作业治疗师的训练援助活动最好安排在下午，这样对抑郁障碍者形成的压力和负担就能减少。第八，对抑郁障碍者的援助效果有时需要参考药物的治疗效果和副作用，所以援助训练情况应及时向相关人员进行传达，以共享关于抑郁障碍者的各种信息。

（二）恢复期中期

抑郁障碍者在恢复期中期身心状态有了一定的调整，开始能够逐渐考虑现实性的问题了。但这也是抑郁障碍者容易出现焦虑，勉强自己做一些超出自己能力范围事情的时期。“像这样的事应该能做吧”、“想做着试试看”等一些意欲性的语言开始表出，是抑郁障碍者身心状态开始恢复的迹象。作业治疗师应该重视这些迹象特征，提供给他们一些能够完成的作业课题，使他们切身体验到成功、完成、愉快的心情，这种体验对抑郁障碍者很重要。

此时重要的是不要过分勉强、避免急躁，引导抑郁障碍者完成作业课题。如果抑郁障碍者由于心情迫切而训练过度，容易使他们身心状态失去平衡，产生“太累了”、“自己还没有恢复”、“做点事身体就不行”等悲观的想法，这种情况需要各个相关治疗和援助人员的注意。要向抑郁障碍者说明在恢复的过程中身心状态时好时坏的波动是一直存在的，使他们安心，避免焦虑感的出现。这时作业治疗师应根据抑郁障碍者当时的身心状态，安排一些力所能及的训练内容，量力而行，逐渐扩大活动范围，使抑郁障碍者恢复自尊、自信。此时期的作业治疗应该注意的是：首先，人际交流的援助可以从没有负担的作业活动课题开始逐渐扩大范围，比如物品的借取活动等。作业治疗师要尽量避免使抑郁障碍者过分介意他人的评论、与他人进行比较，避免竞争。注意根据抑郁障碍者自己的节奏进行援助活动的安排。其次，因为在此时期抑郁障碍者的体力和精力还未完全恢复，要避免激烈性的运动和训练活动。结合放松性的活动，使他们学习和感受放松的感觉，体验到"悠闲生活"的愉快感。第三，作业治疗师要注意帮助抑郁障碍者将目标放在一些"能够做完的工作"的课题上，提高他们的自信及自我肯定感，并帮助他们学会合理安排休息时间，如一天之内的时间安排，何时休息等。第四，为了加深抑郁障碍者对自己疾病和障碍的理解，临床主治医师和作业治疗师对抑郁障碍者要进行服药的必要性等的说明，加强心理性教育。第五，恢复期中期后段，抑郁障碍者情绪的日间变动逐渐缓和，渐渐地上午开始能够活动，为了调整生活节奏，应逐渐增加抑郁障碍者上午参加活动的时间和机会。

但是，暂时休假的抑郁障碍者遇到的职场的人或事时容易出现精神压力，这种情况需要作业治疗师事先与职场方面进行沟通，协助抑郁障碍者向职场方面说明，等到自己身体状态调整好以后再和职场方面联系，征得职场方面的同意和理解，防止抑郁障碍者产生自卑和自责感，避免诱发抑郁障碍者的精神压力升高，出现焦虑等异常情绪。

（三）恢复期后期

恢复期后期，抑郁障碍者的抑郁情绪和不安症状大部分得到缓和，基本能恢复到以前状态的2/3以上。这时，作业治疗师通过援助应该帮助抑郁障碍者彻底调整生活节奏，结合以后的日常生活内容，选择具体且实用的作业活动，让他们能够对今后的生活及就业活动持有一个比较具体的印象。但是，恢复期后期的抑郁障碍者的精力尚未充分恢复，缺乏长久的注意力及持久性，在作业治疗师的援助计划中是必须给予重视的。

此时期，抑郁障碍者身心状态进一步放松，具有了一定的思考能力，开始记起和回顾自己发病前的生活内容和方式。根据此时的特点，作业治疗师应该引导抑郁障碍者开始认识自己的行为模式和特点，在对他们不过分勉强的基础上，使他们按照自己的生活方式和节奏重新融入普通人的现实生活中，帮助他们对自己的生活进行再构建。并让他们通过实际日常生活活动转变观念。

此时抑郁障碍者会出现"任何时候都必须完成得尽善尽美""如果是这种程度（难度）的话，自己应该能完成好"等言语，这些都是抑郁障碍者积极、肯定的想法，这种思考习惯的养成对抑郁障碍者的就业非常重要。

此时，抑郁障碍者通常有不会适当地休息的问题，且有过度工作的倾向。这使他们在不休息的状态下持续工作导致的疲劳和精神压力蓄积，从而影响身体健康。作业治疗师帮助抑郁障碍者在活动和休息之间找到平衡，在此基础上进行工作和生活，也是非常必要的一项能力。

此时，一个重要的视点是"疲劳感"。对"疲劳感"的感知，需要抑郁障碍者及时总结和体察自己的状态，把握身体健康情况。所以要帮助抑郁障碍者根据自己身体情况随时调整、分配活动的进度。作业治疗师就业援助的目的之一，也是让抑郁障碍者有机会通过作业课题训练，学会及时体察自己的身体状态和感觉，了解自己的行动特征和倾向。

恢复期后期，在恢复期中期援助和训练内容的基础上要注意以下内容：首先，提供给抑郁障碍者集体活动，使每一位抑郁障碍者能够共享训练场地，相互之间产生互动和共鸣，帮助他们之间实现适当的沟通。其次，要结合抑郁障碍者的身心状态，培养他们的基本耐力，使他们学会利用呼吸的方法、渐进性肌肉松弛法、自律性训练等放松疗法。第三，需要作业治疗师对抑郁障碍者实施认知行为治疗，让抑郁障碍者认识到偏执和固执等对自己带来的精神压力，思考并找到应对的措施，必要时可以使用对疾病的理解、服药的重要性、精神压力处理的学习等心理性教育内容，对抑郁障碍者进行教育。第四，作业治疗师逐渐减少对抑郁障碍者的援助和指导，鼓励他们开始进行自我管理，并帮助他们去关注感兴趣的事与物，拓展自己的生活范围。第五，作业治疗师在此时要帮助抑郁障碍者调整生活节奏，使他们逐渐适应从上午开始进行日常生活活动，形成固定的生活习惯和作息时间。第六，恢复期后期是抑郁障碍者面向复职或就业援助活动的开始时期，作业治疗师有必要开始给抑郁障碍者逐渐增加负荷，虽然“加油”这样的词汇对抑郁障碍者几乎是禁忌用语，但是作业治疗师必须让他们学会思考“失败时如何应对”，这是复职准备中最重要的一步。因为在职场就业时，总会有各种各样的精神压力，学会思考如何对待精神压力非常重要。但是此时的抑郁障碍者因为急于就业或复职容易出现较强的焦虑感，来自于作业治疗师的精神和心理疏导会使抑郁障碍者安定下来。在作业治疗师的就业援助计划中，这是非常有必要考虑的一点。

如果作业治疗师给此时的抑郁障碍者制订具体的复职或就业援助计划，首先要考虑的是援助计划的构成，包括时间的分配、训练内容以及训练的目的。其中时间的分配以周为单位，包括一周内每天的援助计划的具体内容。

一周之内每天的援助计划可能不同，但是都要从早上起床开始，包括起居活动、去往职场和回家的通勤手段等。从早上开始每天连续进行训练对抑郁障碍者可能负担比较重，所以可以适当减少次数，每周 2 ~ 3 次的训练量即可，等到身体和精神两方面适应以后，再进行连续性的训练，使他们形成一定的习惯和节奏。一周内除了起居和通勤的训练，还要适当安排抑郁障碍者和自己的主管医师以及职场方面的健康保健人员面谈的机会，使他们能够了解接受就业或复职援助中的抑郁障碍者的情况。还要适当安排他们到实际就业场所进行短时间的见习，并安排与职场的相关人员礼貌性地见面打招呼，开始构筑简单的人际关系。这些援助和训练的目的是帮助抑郁障碍者尽可能地消除自感差异，为更加顺利地复职做准备。此外，之前在家中身体稍有不适，抑郁障碍者可以从早上开始就卧床休息，但在职场不能如此随意。在家中能够阅读报纸、杂志等感兴趣的内容，但在职场要集中注意力阅读业务文件并理解其中内容。以前身体健康时能够应对的业务负担及人际关系、通勤等，现在对抑郁障碍者来说却成为了很大的负担，所以根据抑郁障碍者的状态，进行一些适应性的复职或就业的准备是非常必要的。但是，尽管他们的抑郁情绪和生活规律得到了一定程度的调整，但能立即复职者寥寥无几，还需要进行充分的就业和复职准备。

除生活习惯、通勤以外，作业治疗师的援助重点还有改善抑郁障碍者的生活节奏、提高他们的身体体力和耐力、改善作业能力、利用人际交流能力提供心理支持、预防复发的心理性教育等。

在恢复期后期，生活节奏和体力以及耐力的改善和提高，是指抑郁障碍者通过参加训练活动调整生活节奏，使抑郁障碍者适应从早晨开始的活动。尽管他们复职的愿望强烈，但持续参加训练并不是一件容易的事,所以能够坚持参加训练活动应该为最初目标,这也是复职所需要的条件之一。

作业能力的改善,是指抑郁障碍者应具备的基本性的就业能力的改善。即使抑郁障碍者的一些外在的明显的症状消失,就业时所要求的注意力、持久力、抗压能力、灵活应变的能力及解决问题的能力往往还处于较低的水平。这些是在家和医院修养时得不到的能力训练。在以复职为训练目标时,要求抑郁障碍者能够具备这些基本能力。但是在结合抑郁障碍者的身体状态的基础上,进行这些能力的训练时,逐渐增加强度是十分重要的,可以避免抑郁障碍者的身心负担突然增加。

利用人际交流能力提供心理支持是指在复职或就业援助的训练计划中,作业治疗师可以将具有相同境遇的抑郁障碍者组织起来,面向就业或复职这个共同目标进行各种集体活动。集体活动的目的是"意见交流"和"信息交流"。"意见交流"主要是集体成员提出来的一些话题,包括作业治疗师在内大家进行自由讨论。对话题的讨论会使抑郁障碍者思考"如果是自己该怎么做"。另外,抑郁障碍者听到其他人的一些不同意见后,往往会意识到"原来还有这样的考虑方法"、"如果那样做的话也许能行"等。并且,集体活动通过小组成员们就"就业或复职"这个共同的目标进行讨论的行为,使集体的能量更易发挥效果,在集体中,抑郁障碍者可以共享来自于不同个人的信息,产生共鸣且相互扶持。让因为抑郁障碍陷入孤独的他们能够意识到不只有自己有这样的遭遇和痛苦,大家都在为了一个目标坚持着。在这种小组或集体认知疗法中,集体性的治疗因素很容易起作用。通过"信息交流"可以使抑郁障碍者对"就业或复职"持有更具体的印象,并且便于在将来职场就业时,抑郁障碍者向职场方面就申请业务量、业务开始时间(上班时间),以及工作内容等提出自己的意见并得到调整。

预防症状复发的心理性教育,是指联合其他相关治疗部门一起对抑郁障碍者进行预防复发的心理性教育。例如:压力的处理方法,自己身心状况不良时会出现什么样症状,如何进行自我症状的管理,以及身心状态出现问题时应向什么样的相关人员及部门求助等。心理性教育在防止抑郁障碍者就业后抑郁障碍的复发,帮助他们在自我管理方面形成习惯有着极为重要的作用。作业治疗师要了解参加心理教育的抑郁障碍者的性格倾向、认知面的偏差,帮助他们更切实地认识到现实的生活,重要的是要正确对待存在的偏差。这种偏差,有的是抑郁障碍者的自我评价显示出来的,有的是由于评价实施的场所不同造成的,如相比诊察或面试场合的评价,在实际的职场中的更容易发现问题,这是无论在任何场合作业治疗的独有特性。

多数以复职为目标的抑郁障碍者自己认为的工作能力,往往同实际的能力有差距。如果没有意识到这个差距就让抑郁障碍者重返职场,这个差距很容易成为疾患复发的一大诱因。作业治疗师应通过作业活动对抑郁障碍者进行评价,引导抑郁障碍者关注自己的身心状态,及时向抑郁障碍者本人进行反馈,使抑郁障碍者容易把握住自己在认知方面的偏差,这样也使各相关治疗人员今后的训练和治疗更容易。另外在复职或就业援助计划中,通过作业活动,让抑郁障碍者回顾病前的生活状态、制作生活日程表、症状检查表、问题解决计划表等可以帮助抑郁障碍者根据切实的自我认识,采取正确处理问题的方法。

(四)在恢复期与其他专业科室合作的重要性

在以复职为目标的就业援助活动中,与其他专业科室进行合作是极为重要的。各专业科室要保持密切的信息交流,如:抑郁障碍者现在的状态如何,到目前为止的生活就业经历如何,现在援助的内容及问题点是什么,预后如何等。都需要主管医师、作业治疗师以其他相关专业科室的专业人员相互合作,有时甚至需要直接面对面地进行交流,讨论抑郁障碍者的就业援助情况,当然如果需要的话抑郁障碍者也要直接参加。在抑郁障碍者进入职场就业并征得其同意的情况下,可以和职场方面的健康保健人员保持合作,以保障抑郁障碍者在职场的就业安全。

许多国家都有关于精神障碍者就业判定审查的程序,临床医师、关于抑郁障碍者能否就业或是复职判定委员会,会根据抑郁障碍者主管医师、作业治疗师及其他相关人员的评价报告来判断,并且各个专业相关人员根据自己的专业会给出抑郁障碍者在就业活动中应该注意的问题和对其就业具有较大影响的优势和缺点。

三、维持期的援助和训练

维持期的抑郁障碍者,其身心状态基本上能够安定下来,但是不排除有时还会出现身体状态的波动。这个时期将面向复职或再就业进行全面的训练,这需要以身体健康的管理作为基础,调整日常生活的节奏,提高活动能力,进行一些有针对性的具体的训练。

作为一种实际职场实验性的就业,作业治疗师为抑郁障碍者选择适合的小时工等短时间或短期的就业活动是一种非常理想的实验性就业方式,也是实用性的就业援助训练方法。但是也要注意从负担较轻的就业活动开始,避免给抑郁障碍者突然加重负担,仍然要遵从根据抑郁障碍者的身心状态逐渐扩大适应范围和增加职业活动强度的原则。

值得注意的是,对于要求复职的抑郁障碍者,作业治疗师很少能够有机会进入到他的职场直接给予就业援助。在其他的国家是这样,在我国更是由于作业治疗专业开展得比较晚,许多人还不知道它对抑郁障碍者能够起到的作用。在国外如果出现这样的问题,作业治疗师在抑郁障碍者复职前,会将其此前为了复职而进行的各种准备情况,详细地向相关职场方面进行交接和说明。与此同时,要让抑郁障碍者明白,如果在复职过程中出现身心状态的问题应该如何处理,事先应向哪些部门和什么样的人进行商谈等。同时也要让职场方面了解和掌握这些措施,以便更好地决定对抑郁障碍者的就业活动应该给予什么样的援助,确定多大的援助量,会使他们能够减轻负担,避免焦虑的出现,安心就业等。这些对抑郁障碍者复职都是比较重要的。

根据国外相关的研究报道,在作业治疗训练室或是一些职业训练中心,对抑郁障碍者进行的就业训练内容,与实际职场要求的基本技能之间相关性很小,难以应用到实际就业中去。还有如果就业准备时间过长,会影响抑郁障碍者的就业欲望,使其就业自信心下降,这些几乎是所有作业治疗师遇到的或是将要遇到的职业关联活动中最实际的课题,需要作业治疗师具有解决这些问题的智慧。

在一些作业治疗专业比较先进的国家,就业和复职援助活动成功的关键是能够最大程度地利用当地政府机关、就业服务机构以及与就业相关的各种各样的网络。作为援助者的作业治疗师要最大程度地了解这些机关机构的职能以及他们与实际职场之间的关系合作情况,并和他们建立良好的关系对自己的就业援助活动是十分关键的。当自己担当的抑郁障碍者或其他的障碍者有就业需要时,可以向他们提供具体的相关情报和就业信息,也可以通过这些机关、机构间接地与实际职场建立联系，相互之间可以共享抑郁障碍者的就业相关信息，有必要时可以直接进行面谈，以解决抑郁障碍者在职场就业过程中遇到的问题。

四、援助和训练过程中的注意要点

抑郁障碍属于精神障碍的范畴，根据抑郁障碍者的发病过程和特点，抑郁障碍者的情感相对于其他的精神障碍者来说比较脆弱，无论处于哪个时期，他们在感情上都是弱者，所以作业治疗师以及其他的相关关系者在对抑郁障碍者进行援助时，要注意以下几个要点。

（一）抑郁障碍者的焦虑

就业或是复职过程中最容易出现焦虑的时期是在恢复期中期以后。由于此时抑郁障碍者的抑郁障碍开始减轻，身体体力和精神心理以及认知方面开始恢复，他们往往会产生“如果老这样待着，没有钱怎么办，需要赶紧就业上班”，“自己生病休假给职场和同事添了许多麻烦”，“长时间休假的话会不会被单位辞退解雇”等焦虑心情。带有焦虑心情的抑郁障碍者，如果过分勉强自己，即使能够将面前的就业援助活动或是职场中的就业活动完成，由于焦虑的问题得不到缓解，而且不断叠加，日后也会出现身心障碍，导致病情复发。而且在就业活动中的抑郁障碍者，如果焦虑障碍过重，他们只能注意到自己眼前的事情，很容易出现差错，所以作业治疗师或是职场方面的援助者，需要对抑郁障碍者进行疏导性的心理援助，说服劝导抑郁障碍者将自己的就业目标放得远一些，不要只看眼前的利益。还有的抑郁障碍者将自己的恢复过程和其他人的进行比较，或是和自己没有发病时相比，会产生“别人都开始复职了，自己却还不行”，“身体好的时候这点工作轻轻松松就完成了现在却……”等。这时，需要作业治疗师一方面倾听抑郁障碍者的心声，与抑郁障碍者产生共鸣，另一方面根据抑郁障碍者当时的身体状态，结合实际为他们提供一些能够完成的，他们自己“会做”、“能做”的课题。重视“当下”对于抑郁障碍者是十分重要的视点，虽然这些“会做”、“能做”的事情需要每天进行，过于单调，却能帮助抑郁障碍者建立自信，当然这个过程尽量不要拖得过长，否则会消磨抑郁障碍者的自信。再有，复职和就业的开始阶段，由于不习惯职场环境，抑郁障碍者往往会有力不从心的感觉。因此，作业治疗师在援助计划中要事先确立切实的阶段性目标和重点，并向抑郁障碍者说明，争得他们的理解和同意，如“首先要习惯和熟悉环境，一开始不要加油太猛”，“从现在开始最重要的是要在保持身体健康的前提下持续工作，就业过程中不要事事都追求完美，否则负担太大，有害身体的恢复”，“凡事只要做到70%就好了”等，如果有机会或是时机适当，作业治疗师应常如此提醒抑郁障碍者。可能的情况下，作业治疗师可以适当组织一些处在就业援助中的抑郁障碍者进行集体讨论，利用认知疗法使抑郁障碍者了解自己的情况，并在其他抑郁障碍者的发言中，找到一些有助于缓解自己情绪的方法，和其他抑郁障碍者产生共鸣。作业治疗师要参与讨论并加以适当的诱导，使抑郁障碍者能够放松自己的心情和情绪。

（二）自杀

抑郁障碍者自杀甚至杀害亲人的危险性比较高，据统计，抑郁障碍者中有60%的人曾有过自杀的想法和行为，有15%～25%的抑郁障碍者最终自杀成功。据1993年的统计，我国的自杀率为22.2/10万人。最近在我国对571例自杀死亡者的研究中发现，其中60%具有精神疾患，40%是抑郁障碍者。自杀风险高的人群一般都具有以下的心理特征。

1. 极度的孤独感 在抑郁障碍者的周围尽管有很多家人、朋友和熟人，并且大家都能伸来援助之手，但他们还是感觉孤独，谁也帮不了自己。这种极度的孤独感有时对他们来说难以忍受。

2. 价值观丧失 抑郁障碍者有"光活着没什么意思"，"连活着这件事都觉得不可饶恕"，"已经完全找不到活着的意义"等绝望的思维，且极容易被这种绝望压倒。

3. 强烈的愤怒 很多抑郁障碍者在绝望的同时，还怀有强烈的愤怒感。有时向自己最亲近的人发泄，也会向他人发泄，甚至出现杀人行为。但当意识到这些时，抑郁障碍者又会出现极度自责。有的抑郁障碍者因为某种诱因对迫使自己落到某种地步的人或社会怀有强烈的愤怒，导致杀人或自杀。

4. 认定自己会永远陷入绝境 抑郁障碍者认为自己会永远陷入某种绝望的状态，毫无解决办法，无论怎样努力也不会有改善，并认定这种状态会永远持续下去。

5. 心理性视野狭窄 抑郁障碍者常常会感觉像在隧道里一样，处于完全黑暗的环境，当出现从远处投来的一束光的幻觉出现，他们会认为这是唯一可以从黑暗中逃走的途径时，就会选择自杀，除此之外没有其他的解决途径。

6. 放弃 抑郁障碍者如果出现"完全疲劳"、"已经什么都剩不下了"、"怎么样都无所谓"等感觉，他们的抑郁情绪、不安、愤怒，甚至连孤独感都已经淡薄，好像是沉稳了很多，这种难以察觉的情况必须要引起注意，这可能就意味着障碍者将要放弃，出现自杀的行为。

对待有自杀倾向的抑郁障碍者，重要的是作业治疗师或是其它援助者要和他们建立良好的相互信赖的人际关系。为此作业治疗师和援助者需要耐心倾听抑郁障碍者的心灵痛苦并尽量进行心理疏导缓解他的这种心情。并要求抑郁障碍者周围的人对他要持有宽容的态度，使他感觉到能与自己周围的人产生共鸣，减少孤独感。此时要注意的是严禁作业治疗师以及相关的人将自己个人意见强加给抑郁障碍者，或用道德观及批判性的态度去试图说服抑郁障碍者，改变某种想法和行为。如果信任关系建立了，专业医师和作业治疗师等可以进一步与抑郁障碍者进行约定"不自杀"。作业治疗师注意抑郁障碍者的言谈及微妙的行动变化，并与主管医师、护士、职场方面以及家人密切沟通合作，联合进行援助，对预防抑郁障碍者的自杀行为，是非常重要的有效的手段。

（三）身心状态的波动

抑郁障碍者的身心状态常常是波动性的。昨天还做得很好的事情，今天却完成困难，这样的情况非常多见。抑郁障碍者会因此丧失自信，陷入自责、悲观的状态，在就业援助过程或职场就业中，作业治疗师和职场的援助担当者，对这些现象需要特别注意。在抑郁障碍者的身心状态低落时，应减缓工作生活节奏，增加休息和休假，作业治疗师应对他们说明，身心状态通过环境和就业内容以及工作量的调整还会恢复，并不是一件特别难的事情，是正常的变化，不必惊慌失措。

（四）自责感及无力感

抑郁障碍者总是会将自己的目光投向那些自己不能做、不会做的事，从而产生自责。当职场的事情不能顺利进行时，自责和无力的倾向就越来越强，这时抑郁障碍者很容易产生对自己过低的评价，降低自我肯定感，产生自责感和无力感。作业治疗师要帮助抑郁障碍者将他们的目光和注意力转移到自己能做、会做的事情上，帮助抑郁障碍者转换心情这一点极为重要。但是,要注意的是,不论是谁都不要随便轻易称赞和表扬抑郁障碍者,否则会增长抑郁障碍者的罪恶感和不自信,最后造成抑郁障碍者的自杀。应该对抑郁障碍者的就业援助活动结果和就业过程给予客观的评价,让他们知道自己在这个过程中做得好的、合格的地方,做得不好需要改善的地方,而且提供改善的具体方法。让抑郁障碍者明白自己的付出不是没有收获。

(五) 服药的自我管理和副作用

当抑郁障碍者感觉自己的身心状态好转时,他们经常会根据自己的判断,在不经主管医师同意的情况下减少服用药物的种类或量,甚至擅自停止服药。但是擅自停药和减少服用药物或量会使抑郁障碍者病情加重或复发的几率大大增加。作业治疗师对抑郁障碍者服药的管理能力要进行细致的评价与关注,主管医师和药剂师有义务向抑郁障碍者说明服药的重要性和停止服药、减少服药的风险性,更有义务将抑郁障碍者服药的情况提供给包括作业治疗师在内的相关治疗人员,以供参考,保障抑郁障碍者按时按量服药,防止病情复发。当然药物会给抑郁障碍者带来许多副作用,但是如果因此而放松对抑郁障碍者服药的管理会导致抑郁障碍的复发,在就业中出现问题,最终导致就业或是复职的停滞和失败,这样给抑郁障碍者的带来的损失可想而知。解决的方法是告诉抑郁障碍者,如果是因为服药出现的不舒服,可以向自己的主管医师进行咨询以获得帮助。

(刘畅　吴葵)

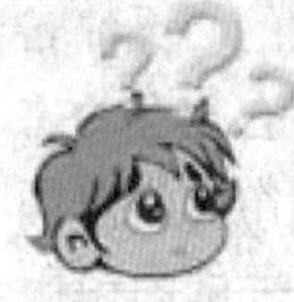

思考题

1. 抑郁障碍者具有哪些障碍特征?

2. 抑郁障碍者在就业援助过程中具有哪些特点?

3. 对抑郁障碍者的抑郁障碍为什么要进行障碍者自评和他评两方面的评价?

4. 对抑郁障碍者就业前的评价内容有哪些?

5. 对复职的抑郁障碍者进行的评价有哪些?

6. 作业治疗师对抑郁障碍者恢复期各个阶段的就业援助有什么不同?

7. 对抑郁障碍者就业援助和训练过程中的注意要点有哪些?

第七章　对智力障碍者的就业援助

学习目标

1. 重点掌握智力障碍者的障碍特点，在身体结构、活动与参加、环境与支持方面的评价内容。

2. 掌握对智力障碍者就业援助的基本原则。

3. 学习在智力障碍者就业援助活动中的实际援助方法。

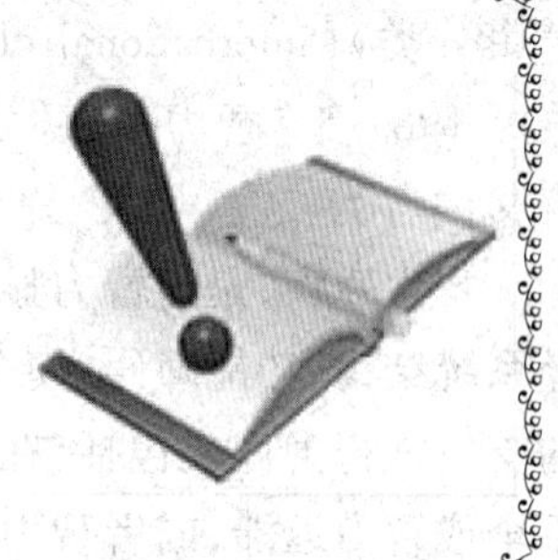

智力障碍者有别于其他障碍者的一个比较重要的特征就是年龄跨度比较大，而且障碍程度轻重不一，轻度的障碍者日常生活和就职活动完全能够自立，对家庭和社会几乎不构成负担，重度智力障碍者不论运动障碍的有无，在生活和就职活动中都不能够做到完全自立，需要不同程度的援助。我国 2006 年 4 月份的调查结果显示，目前我国智力障碍者的总人数为 554 万，占障碍者总数的 6.68%。

第一节　什么是智力障碍

一、智力障碍的定义

智力障碍(intellectual disability)，也称智力低下、精神发育迟滞、智力落后、智能障碍等，其标准及分类是随着人们对智力障碍本质的认识而不断完善。智力障碍的概念经历了一个长期的演化过程，目前在《国际疾病分类》第十版(international classification of diseases, tenth version, ICD－10)和《精神疾病诊断与统计手册》第四版(diagnotic and statistical manual of mental disorders, DSM－IV)中都使用“mental retardation”，简称“MR”。

美国智力障碍学会(American association of mental retardation, AAMR)自 1921 年第一次提出智力障碍的诊断和分类系统后，曾先后九次对其定义进行修订。2002 年第十版将智力障碍定义为：智力障碍是一种障碍，其特征是在智力功能以及适应性行为两个方面有显著限制，表现在概念性、社会性和实践性适应技能方面的落后；障碍发生在 18 岁以前。

在我国障碍者分类体系中，智力障碍被称为“智力残疾”。中国残疾人联合会先后于 1987 年和 2006 年两次对智力障碍(智力残疾)进行定义。

1987 年,中国残疾人联合会发布的第一次全国残疾人抽样调查五类《残疾标准》中,对智力残疾的定义是:智力残疾是指人的智力活动能力明显低于一般人的水平,并显示出适应行为的障碍。智力残疾包括在智力发育期间(18 岁之前),由于各种有害因素导致的精神发育不全或智力迟缓;智力发育成熟以后,由于各种有害因素导致的智力损害或老年期的智力明显衰退。此次的定义主要参照美国智力障碍学会 1983 年关于智力障碍的定义。

2006 年,中国残疾人联合会发布的第二次全国残疾人抽样调查使用的残疾标准中,对智力残疾定义的确定是以 2001 年 5 月第 54 届世界卫生大会通过的《国际功能、残疾和健康分类》(international classification of functioning, disability and health, ICF)为基础,同时兼顾 1987 年"智力残疾"定义的延续性,并与 AAMR、DSM - IV 以及 ICD - 10 相接轨。其定义内容为:

智力残疾,是指智力显著低于一般人水平,并伴有适应行为的障碍。此类残疾是由于神经系统结构、功能障碍,使个体活动和参与受到限制,需要环境提供全面、广泛、有限和间歇的支持。智力残疾包括:在智力发育期间(18 岁之前),由于各种有害因素导致的精神发育不全或智力迟滞;或者智力发育成熟以后,由于各种有害因素导致的智力损害或老年期的智力明显衰退。

智力功能的障碍,在标准化智力检查中适用于 70 岁以下的障碍者。智力障碍者的首要特征是智力发育迟缓,通常在幼儿园及小学阶段可以明显看出,婴幼儿期一般被认为智力障碍的程度是与运动能力的发展程度成比例的。

需要补充的是,自闭症的 70% 都伴有智力障碍。因此,在综合阐述智力障碍者的职业关联活动时,也将自闭症包含在智力障碍内一并叙述。

二、智力障碍程度分类

(一)我国的分类

世界卫生组织和联合国统计署将 ICF 推荐为国际社会障碍调查与统计的标准。中国残疾人联合会第二次全国残疾人抽样调查障碍标准运用 ICF 的理论模式、分类与编码系统,建立了新的残疾分类、分级和编码系统。其分类标准见表 7 - 1。

表 7 - 1　智力残疾的分级标准

级别	分级标准			
	发展商(DQ,0 ~ 6 岁)	智商(IQ,7 岁以上)	适应行为(AB)	WHO - DAS 分值
一级	≤25	<20	极重度	≥116 分
二级	26 ~ 39	20 ~ 34	重度	106 ~ 115
三级	40 ~ 54	35 ~ 49	中度	96 ~ 105
四级	55 ~ 75	50 ~ 69	轻度	52 ~ 95

注:表中 WHO - DAS(世界卫生组织障碍评定量表)只用于障碍者活动与参与评定,不作为智力障碍分级的依据。

(二)根据 ICF 的分类

根据 ICF 框架可划分为三部分:身体结构和功能、活动和参与、环境和支持。根据 ICF 各项指标,对各级别智力障碍的评定见表 7 - 2。

表7-2　ICF智力障碍评定表

	身体结构和功能	活动和参与	环境和支持
智力障碍一级	在结构上有严重的神经系统损伤。在功能上,几乎没有智力功能和计算与推理能力,注意力、记忆力和方向定位能力极度丧失。	①自理和家庭生活:不能洗漱、穿衣、上厕所、独立生活数日、购物和家务劳动,进食困难,需有人长期照料与监护。②活动:不能外出、使用交通工具,在家里移动有困难,手的灵活性极度丧失,举起和移动物体极度困难。③理解和交流:不能与人交谈,在接受语言、非语言信息上极度困难,说话和表达非语言信息极度困难。④人际交往和人际关系:不能与关系亲密的人或陌生人相处,无法保持友谊,不能结交新朋友。⑤教育、就职和社区活动:不能进行学校教育,在经济上无法实现自我供给,无社区活动和娱乐休闲。	需要环境在自理、学习和社会参与等方面提供全面的支持,即所需要的支持服务是持久的而且需求度高,在各种环境中都需要提供,而且可能为终身需要,这种支持服务通常比广泛的或有限的更有强制性,需要更多的人来参与。
智力障碍二级	在结构上有重度的神经系统损伤。在功能上,智力功能和计算与推理能力很差,注意力和记忆力大部分丧失,方向定位很差。	①自理和家庭生活:不能独立生活数日和购物,洗漱和上厕所很困难,穿衣、家务劳动、进食困难,大多数人需他人照顾。②活动:不能外出、使用交通工具,在家里移动有困难,手的灵活性很差,举起和移动物体困难。③理解和交流:与人交谈困难,在接受语言、非语言信息上困难,说话和表达非语言信息困难。④人际交往和人际关系:不能与陌生人相处,无法保持友谊,不能结交新朋友,与关系亲密的人相处有困难。⑤教育、就职和社区活动:进行学校教育困难,在经济上不能自我供给,无社区活动和娱乐休闲。	需要环境在自理、学习和社会参与等方面提供广泛的支持,至少在某种环境(如在家中)有持续性、经常性(如每天)的需要,并且没有时间的限制。例如在居家生活中,在自理、活动、交流等方面都需要他人的照顾或看护,很少能独立完成某项活动。
智力障碍三级	在结构上有中度的神经系统损伤。在功能上,智力功能和计算与推理能力差,注意力和记忆力中度丧失,方向定位差。	①自理和家庭生活:独立生活数日、购物和家务劳动有困难,洗漱、穿衣、上厕所比较困难,进食无明显困难,在适当监护下可自理生活。②活动:外出、使用交通工具比较困难,在家里移动、举起和移动物体无明显困难。手的灵活性比较差。③理解和交流:与人交谈比较困难,在接受语言、非语言信息上比较困难,说话和表达非语言信息比较困难。④人际交往和人际关系:与陌生人相处和保持友谊有困难,不能结交新朋友,与关系亲密的人相处无明显困难。⑤教育、就职和社区活动:进行学校教育比较困难,在经济上自我供给有困难,有简单的社区活动和娱乐休闲。	需要环境在自理、学习和社会参与等方面提供有限的支持,即所需要的支持服务是经常性的、短时间的需求,但不是间歇性的(如短期的就职训练或是从学校到成人就职阶段衔接的支持)。

续表

	身体结构和功能	活动和参与	环境和支持
智力障碍四级	在结构上有轻度的神经系统损伤。在功能上,智力功能和计算与推理能力比较差,注意力、记忆力和方向定位轻度丧失。	①自理和家庭生活:洗漱、穿衣、上厕所正常,独立生活数日、购物和家务劳动无明显困难,个人生活自理上可以达到完全的独立。②活动:能正常外出、在家里移动、举起和移动物体,手的灵活性比较正常,使用交通工具无明显困难。③理解和交流:与人交谈无明显困难,在接受语言、非语言信息上无明显困难,说话和表达非语言信息无明显困难。④人际交往和人际关系:与陌生人相处,保持友谊、结交新朋友无明显困难,与关系亲密的人相处正常。⑤教育、就职和社区活动:进行学校教育有一定困难,在经济上自我供给、社区活动和娱乐休闲无明显困难。	需要环境在自理、学习和社会参与等方面提供间歇的支持,即以一种零星的,视需要而定的方式提供支持服务。如在进行活动、与他人进行交往和交流、自理、家庭生活以及工作中,遇到特定困难时需要他人帮助,一般情况下都能独立完成。

(摘自:李萌等.2004,国际功能、残疾和健康分类架构在智力残疾标准制订中的应用探讨)

三、智力障碍形成的原因

形成智力障碍的原因十分复杂,涉及范围也很广泛。人类从胚胎到发展完善需要经历一个漫长而又复杂的过程,其间来自遗传、物理—环境以及社会—心理的因素都有可能造成智力障碍。

出生前的致病因素主要有遗传因素和先天获得性异常,其中遗传因素包括染色体异常、先天代谢性疾病以及其他遗传因素。21-三体综合征、脆性X染色体综合征、Turner综合征等均为染色体异常所致。苯丙酮尿症、粘多糖病、先天性甲状腺功能低下均为不同类型的先天代谢性疾病。多基因遗传引起的先天性颅脑畸形也会导致智力障碍。当孕妇受到环境中病原微生物(主要有风疹病毒、巨细胞病毒、单纯疱疹病毒、弓形体病毒及梅毒螺旋体等)侵袭而患有感染性疾病时,影响严重的可以导致胎儿智力障碍。某些药物、放射性物质和有毒的化学物质也可能损害胎儿的发育。胎儿受辐射影响的程度与辐射剂量及妊娠时间有关,辐射剂量越大,智力障碍的发生率越高。另外,孕妇吸烟与饮酒也会影响胎儿智力发育。

出生时的致病因素主要有早产低体重、窒息以及产伤。

出生后的致病因素主要包括发作性疾病,如高热惊厥及癫痫等;中枢系统疾病,如脑炎和脑膜炎等。此外,脑损伤、中毒、营养不良以及社会—心理因素等都可能导致智力障碍。

对于学龄期以后的智力障碍者来说,健康维持是一个很大的课题。在这里我们暂将焦点集中在成为职业关联活动的援助对象可能性较大的轻度、中度智力障碍者。

轻度、中度智力障碍者及多数自闭症者,几乎都没有移动能力及上肢运动的受限,表面上看健康状况似乎没有大的障碍。但是,约有10%以上的人有癫痫的合并症,在职业前训练及职业生活中应引起注意。

四、智力障碍者的障碍特点

从外观上看有时难以判断是否有智力障碍，但是从日常生活中可以观察到智力障碍者特异的言行。从智力障碍者全体的倾向来看，可以从以下4个项目总结出主要的障碍特征。

(一)学习能力低下

由于认知功能的障碍，障碍者的注意、理解、判断、记忆、推理等能力的发展不成熟，对于复杂事物的理解、判断能力较差。

智力障碍者的注意缺陷普遍表现为注意力容易分散，所以外界的无关新异刺激对他们往往有很大的吸引力。在学习活动中，他们难以将注意集中在学习任务上，这一特点给新知识与新技能的学习带来了极大的障碍。智力障碍者在注意分配能力上也比较差，对于较复杂的注意分配就更为困难，常常表现出顾此失彼，像正常儿童那样，一边听一边写，他们会感到困难。例如，在就职指导的时候，指导员提出意见时他们虽然能回答"是"，但实际上并未理解真正含义，仍按错误的方式继续作业的情况常可见到。

另外，智力障碍者在感觉记忆、短时记忆、工作记忆以及长时记忆方面均表现出一定的缺陷，这些都会大大影响学习效果，因此在记忆事物时需要反复练习(学习)。普通人用1周就能够记住的工作内容，智力障碍者经常要用1～3个月才能记住。在这种情况下，与其让其理解之后再行动，还不如通过肢体反复操作的习惯性记忆方式更有效。

(二)抽象思维能力低下

智力障碍者思维发展水平明显低于同龄正常者，由于感知觉的缺陷，智力障碍者的表象贫乏，同时语言发展有障碍，实践活动受限，多方面的因素直接导致其思维发展的落后。

智力障碍者的思维普遍表现为以具体形象思维为主，对抽象概念的理解困难。他们在进行思维时，明显地需要凭借具体事物及其鲜明的表象，而不善于运用概念、判断、推理等来论证客观事物及事物之间的关系，缺乏分析、综合、抽象的概括能力。这种特点在学习过程中表现为难于掌握规则和一般概念，他们也许能够机械地记住一些原理和规则，但并未真正理解其中的含义，更难以真正地运用。在日常生活中，障碍者对抽象语言的理解困难，需要具体易懂地说明。例如，障碍者在不同场合对"这个"、"那个"等语言的理解极为困难，须用"××的上面"等具体的位置关系表述清楚。由于预测、推测能力低下，障碍者通常只顾及眼前的乐趣或惯性，冲动性行为较多见。

(三)适应能力低下

社会适应能力障碍是智力障碍者的核心特征之一。一般的智力障碍者对新事物及环境的灵活应变能力很差。例如，有的障碍者在乘坐公交车上学(上班)的路途中，看见某个广告牌时就会在下一站下车的行为已成习惯，但是，有一天当那个广告牌被取下时，智力障碍者就会由于不能随机应变而陷入不知所措的慌乱中。诸如此类事件，智力障碍者无法在日常生活中通过感观收集信息，处理信息并转换为行动。因此，在社会适应能力训练中，应当以真实、实用为首要目标，结合智力水平而进行的反复学习成为障碍者行动稳定的必要条件。

(四)沟通能力低下

智力障碍者在语言表达方面有明显的障碍，他们的发音过程比较缓慢，词汇量较少，词语运用的水平低,句子发展明显滞后,语言能力相对较低。智力障碍者在语言理解上也有障碍,在使用词语时,他们容易出现语义泛化和窄化现象。因此,与智力障碍者进行语言交流时,有时看似对方理解了,实际上是否真正理解了还需要认真细致的观察。与智力障碍者交流时,应使用具体的表达方式,且须随时确认对方是否真正理解了谈话内容。我们也可以从非语言的沟通方式(动作、手势等)中推测对方是否真正理解。所以每日的观察则变得尤为重要。

有文献报道,智力障碍者虽然在爆发力、敏捷性、平衡能力方面处于劣势,但在耐力和柔韧性方面却很优秀。为了把握日常的身心状况,实行阶段性的个别评估很有必要。

第二节　评　价

前面的章节中已经提到过,在智力障碍者的就业指导中,阶段性的个别评估很重要。作业治疗师在对障碍者进行就职援助时,应按以下方面进行评估。

一、认知功能

通常认知检查使用韦氏儿童标准化智力量表(Wechsler intelligence scale for children,简称 WISC)。

美国著名心理学家韦克斯勒(D. Wechsler)编制的韦氏智力量表包括三种:《韦氏学龄前儿童智力量表》(WPPSI,1967),适用于 4～6 岁儿童;《韦氏儿童智力量表》(WISC,1949),适用于 6～16 岁儿童;《韦氏成人智力量表》(WAIS,1955),适用于 16 岁以上的成年人。1974 年出现了儿童智力量表的修订本(WISC－R),1981 年成人量表也有了修订本(WAIS－R),1991 年后儿童智力量表的第三版(WISC－Ⅲ)也开始在美国广为使用。

我国心理学家林传鼎、张厚粲等教授对修订本(WISC－R)进行了翻译和修订,于 1981 年正式确定了中文版内容。量表包括言语和操作两大部分,每部分又按题目类型分成多种分测验。

2008 年,《韦氏儿童智力量表》第四版(WISC－Ⅳ)由美国培生公司授权,我国著名心理学家张厚粲教授主持修订。新修订的 WISC－Ⅳ 含 14 个分测验,其中 10 个核心测验,4 个补充测验,可以导出五个合成分数,一个总智商,用以说明儿童的总体认知能力,另外四个合成分数,用以说明儿童在不同认知领域中的认知能力:言语理解指数,知觉推理指数,工作记忆指数,加工速度指数。

(一)言语理解指数

言语理解指数的各个分测验主要是用于测量学习语言的能力、概念形成、抽象思维、分析概括能力等。

(二)知觉推理指数

知觉推理指数的各个分测验主要测量人的推理能力、空间知觉、视觉组织等。和以往的量表相比,该项指数可以更精确地测查被试者的非言语推理能力。

(三)工作记忆指数

工作记忆指数主要反映人的记忆能力、对外来信息的理解应用能力。

(四)加工速度指数

加工速度指数主要是用于测量人对外界简单信息的理解速度、记录的速度和准确度、注意力、书写能力等。

二、沟通能力

从养育者处提前了解的被评测的智力障碍者以前是否喜欢与他人交流等情况,将成为有用的基础信息。另外,由于智力障碍者具有认生、胆小、害怕与人交流等特点,所以进行一段时间的个别观察会对正确评估很有帮助。

在进行沟通能力评价时,重要的是言语性交流与非言语性交流两方面。就职后必需的"汇报"、"联络"、"商量"能力要在各种场合下进行观察,也要注意时而出现的模式化行为。当障碍者表现行为异常而不能进行正确评价时,检查者需要具有推理智力障碍者"到底是在表达什么?"的能力。

目前,瑞典、日本等国家在评定时使用《沟通与互动技巧评定量表》(the assessment of communication and interaction skills,ACIS)。此表作为沟通与交流技能评价标准化量表的一种,可用性很高,在评价智力障碍者的沟通交流技能时的参考价值很大,但在我国尚未进行信度和效度检验,需要进一步完善,在此仅供参考。

三、作业能力的分析

在进行就职前作业治疗训练时,作业治疗师自己首先要体验一下这种作业活动,在各种各样的工作环节里,分析清楚智力障碍者需要训练哪些必备的能力。并且,在参考标准个数(正常人作业量的平均值)的基础上,悉心观察被训练者的作业场景。

根据作业活动种类的不同,作业效率、集中注意力也相应地有很大不同(通常低于标准个数)。在这种场合,首先要判断是哪个工作环节出现困难。然后,对出现困难的环节要进行以下评估:①对该项作业活动是否可以进行改造设计(如利用工具、辅助具等);②该项工作所必需的能力是否超出被训练者的能力水平。

关于作业分析阶段化分类的思路方面,在医疗机构里,会以治疗为重点进行分析,而在工作环境中,会以提高生产效率为重点进行分析。表7-3是以生产玩具作业活动为例介绍作业活动分析项目所包含的内容。

表7-3　玩具生产车间的作业活动分析项目

整体评估	零件名称,材质,形状,重量,计件数,单价,整体特征,精神面,作业环境,材料及工具的性质(重量、柔软度、抵抗感、大小、长短、锐利程度、组合构成、冷热、结合度、易损程度、变化、是否易拿取、是否易丢失、气味等)
工作评估	主要关节的活动度,主要肌肉,运动及其大小,必需的感觉,感觉统合,环境整备的状况,时间,阶段化,安全程度,人际关系的特征,心理、情绪的反应、工作特征(麻利程度、学习能力、噪音(出怪声等)、完成工作所花时间、连续性、气味、开小差、周围的脏乱程度、操作安全、构成、空间、乱扔乱放、简单程度、室内外、完成度)

四、四肢运动协调能力

大多数智力障碍者精细动作与粗大运动发展均较为迟缓。在日常生活中表现为系鞋带、写字等动作笨拙;在运动场景中,由于髋关节、膝关节活动缺乏稳定,四肢运动协调能力发育不成熟,表现出做操、打篮球动作不协调。

在模拟工作场景的作业治疗中,有时会需要工作者频繁移动,所以观察包括平衡能力(搬运物体时)在内的大运动是否协调是很必要的。

五、社会生活技能

虽然有很多智力障碍者在四肢协调方面出现障碍,但是他们当中的很多人在必要的日常生活动作如"站立"、"坐"、"步行"等基本运动功能方面却并没有障碍。

在此基础上,智力障碍者在社会生活中,日常的健康管理和钱财管理方面的评估非常必要。不善于管理生活费,拿到现金立刻花光,难以有计划性地购物的障碍者还很多。并且,与之相关的饮食生活的自我管理方面也存在困难,如无法调节膳食中的营养平衡而导致患者生活习惯方面的疾病。

作为评价社会生活能力的标准化评价量表——《精神障碍者社会生活评价尺度》(life assesment scale for the mentally Ⅲ,LASMI)目前在国外被广泛使用并非常有效。此项检查包括日常生活、对人关系、劳动课题执行、持续性与安定性、对自己的认知五个项目的评定。

日常生活(D)包括12项内容:D1. 生活规律,D2. 整理仪容,D3. 服饰,D4. 居室的整理扫除,D5. 平衡的饮食生活,D6. 交通机关的利用,D7. 金融机关的利用,D8. 购物,D9. 重要物品的管理,D10. 金钱的管理,D11. 服药的管理,D12. 如何度过自由时间。

对人关系(Ⅰ)包括13项内容:Ⅰ1. 发出的言语明确,Ⅰ2. 自发性,Ⅰ3. 状况的判断,Ⅰ4. 理解能力,Ⅰ5. 主张,Ⅰ6. 决断力,Ⅰ7. 应答能力,Ⅰ8. 协调能力,Ⅰ9. 威望,Ⅰ10. 主动交往,Ⅰ11. 和帮助者交往,Ⅰ12. 和友人交往,Ⅰ13. 和异性交往。

劳动课题执行(W)包括10项内容:W1. 主动理解课题意义,W2. 对课题的应对,W3. 对于课题完成的预测,W4. 对顺序的理解,W5. 顺序的变更,W6. 课题执行中的主动性,W7. 持续性与安定性,W8. 操作场所的变化,W9. 对于含糊事情的处理,W10. 对于紧张的耐性。

持续性和安定性(E)包括2项内容:E1. 对于现在社会的适应,E2. 持续性和安定性的倾向。

对自己的认知(R)包括3项内容:R1. 对于障碍的理解,R2. 过大或过小的评价自己,R3. 脱离现实。

LASMI的评价标准分为5个阶段,采集分数为0~4分,没有问题为0分,问题非常大为4分。例如关于生活节奏的建立,评价内容如下:

0分:在必要的时间内,自愿完成,形成生活节奏。

1分:偶尔会睡过,但是基本上能够形成自己的生活节奏。

2分:在没有提醒的情况下,有时会睡过,生活节奏紊乱。

3分:总是睡过,生活节奏不规律,需要他人提醒或帮助。

4 分:生活不规律,在他人提醒和帮助的情况下仍然不能改变。

六、身体功能(体力、握力、步行耐力等)

如果康复目标是就职,则评估患者是否具备胜任全天工作的体力非常重要。并且,就职二字说起来简单,实际上在工作中所需的大运动能力到精细运动能力,工作时的姿势变化如从立位到坐位,并且身体状态各方面都需具备一定的能力。因此,坐位及立位、步行耐力、搬运能力以及手工类作业时所需的握力、捏力、灵巧性、手眼协调等方面的评估也是必须的。

七、心理

为了鼓励、提升智力障碍者就职的心理动力,心理方面的评估是非常有意义的。特别是把握好针对每个人的判断基准,如"喜欢什么,讨厌什么"等,在作业指导的时候会起到很重要的作用。

综上所述,在身体功能评估的基础上,职业活动中所必需的交流沟通能力、日常生活活动能力等社会生活基本适应能力的评估是非常重要的。并且,作为作业治疗师在对智力障碍者就业援助过程中,不仅要进行专业方面的医学性评估,为了适应社会所需掌握的知识、技术水平评估也是非常必要的。

更为重要的是,智力障碍者身边的人(监护人、医师、社会保障工作者)之间要经常进行密切的信息交流,信息交流将成为就业援助成功与否的关键。

目前在我国还未制定出相关系统评定表,可以借鉴其他国家的相关检查项目,逐步统一标准化评价。表 7 -4 是日本厚生劳动省 2007 年(平成 19 年)8 月发布的《准备就职的检查项目表》。

表 7 -4 准备就职的检查项目表

必查项目

Ⅰ 日常生活

1. 起床 2. 生活规律 3. 饮食 4. 服药管理 5. 门诊看病 6. 身体状态不佳时的处理 7. 生活习惯 8. 金钱管理 9. 障碍及症状的自我认识 10. 申请援助 11. 社会性

Ⅱ 职场里的人际关系

1. 打招呼 2. 交谈 3. 用词选句 4. 非言语性的交流 5. 协调性 6. 情感的控制 7. 意思的表达 8. 协同合作

Ⅲ 职场里的行动、态度

1. 就职欲望 2. 工作欲望 3. 劳动能力的自我认识 4. 职场规则的理解 5. 工作汇报 6. 缺勤时的请假 7. 出勤率 8. 努力完成工作的态度 9. 耐力 10. 工作速度 11. 工作效率的提高 12. 指令内容的理解 13. 工作的正确性 14. 危险的处理 15. 工作环境变化时的反应处理

参考项目

1. 工作的主动性 2. 工作前的准备和事后的整理 3. 技巧性 4. 劳动福祉的知识 5. 家人的理解 6. 交通工具的利用 7. 指示系统的理解 8. 测量、计算 9. 文字 10. 其他

八、问题点和需求

一般作为适合就职的必要条件，应具备以下几项：①养成规律正确的生活习惯，不迟到、不缺勤，②理解职场的规则并能够遵守，③能按照职场中要求的工作效率不拖延地完成工作，④必要时能够打招呼、回答问题、汇报工作，⑤人际关系方面没有大的障碍。

在以上条件中由于前面所述的障碍特征，也可以看到障碍者的一些劣势。应该注意他们身心功能方面的特征，如手的笨拙，理解力低下，社会性欠缺等问题点，并列举出来。每个智力障碍者的问题点根据个人特有的思考方式，成长经历及工作经历、体验等各种各样的环境因素不同而不同，可以预测到他的变化。即使 IQ 低下，根据丰富的体验以及适当的建议来掌握一项本领的事例是存在的。

那么，作业治疗师对智力障碍者进行就业援助时，在提高功能、能力方面有哪些观点是重要的呢？

首先，对于表出困难的智力障碍者来说，最困难的事情是难以表述出自己的需求。作业治疗师可以根据 ICF 利用环境因素的方法来解决。在理解了环境因素的基础上，对障碍者无法完成的事情进行客观的分析，通过代替或去除那些造成困难的因素来改善目前的状态。

其次，如果智力障碍者不能被雇用方充分理解，就很难再继续就职。举例来说，智力障碍者的辞退理由之一是社会性的缺乏，如“为何这么简单的事情都不能理解？活动起来那么呆板？”等等。因为雇用方存在很多像这样的理解不足，经常给智力障碍者的继续就职带来障碍。

此外，随着智力障碍者 IQ 的增高，理解力也相应成增高，反而容易陷入精神不安定、容易陷入负面性思考不能自拔，造成继续就职困难。就职动机不强，也很难被一般的职场雇用。

虽然把握就职的需求非常重要，但是言语沟通能力低下的智力障碍者非常多。在把握他们就职需求的基础上，更为重要的是不要只听障碍者的语言，读懂他们的表情及语言后面的背景尤为重要。这也是要求作业治疗师具备的一项重要的能力。

第三节　对智力障碍者的就业援助和训练

一、基本程序

首先从“就业援助现场作业治疗师的作用”开始思考。如果作业治疗师通过对工作的专业分析能力，能使工作与障碍者的能力对应一致，则就职的“任务”会顺利地开展下去。同时能与其他部门进行专业的信息交换和就职可能性的探讨。

（一）就职前的准备

“对于你来说工作是什么呢？”如果智力障碍者不能用言语回答出这样的问题，或者是对工作没有自己的考虑的话，继续就职将是一件困难的事情。因此，对于智力障碍者来说确定就职动机是最重要的。

现实社会中很多智力障碍者持有“工作 = 金钱”的想法。但是金钱(报酬)的获得在多数的职场1个月只有1天是发工资的日子。为了这一天而坚持劳动的智力障碍者固然好,但是对于那些并不这样想的该怎么办呢?为此,每日定下具体的工作目标,记工作日记,定期进行电话确认的同时,使用赞扬、鼓励的肯定性语言,丰富业余时间的援助(金钱使用方法的援助)等方法会起到行之有效的作用。

为了不使智力障碍者的工作意愿减退,劳动环境的整备很有必要。为了满足智力障碍者就职所需要的条件,作业治疗师应把握其整体印象,判断其能否进行一般性就职,并为实际援助工作做准备。

(二)求职

从职业介绍所的登记注册到实际的求职等一系列为障碍者选择合适工作的过程也极为重要。作业治疗师与智力障碍者在一起制作简历的过程中,使其就职意愿逐渐提升,最终在尊重其自我选择的基础上促成择业工作。

(三)作业治疗师的职场探访

为了巩固与职场的信赖关系,不仅需要障碍者与职场的密切来往,作业治疗师的经常性探访及问候,掌握符合“时间与地点、场合”(Time、Place、Occasion,TPO)的对应答谢方法是极为重要的一项技能。

另外,治疗师应帮助智力障碍者掌握一系列社交礼仪(名片的递送方法等)、电话应对、严格遵守时间等一般性常识。并且,从职场的产品、业绩到日常新闻,兴趣爱好等各种话题,与对方积极沟通,从而对就职产生积极影响,也是技巧之一。

对智力障碍者和职场方面来说最关键问题是让他们能够顺利进入就职轨道。当智力障碍者在就职中遇到困难时,作业治疗师应及时到现场与了解详细内容并且可以进行答疑解惑的人员进行沟通,找到解决方案,使其顺利就职。

(四)作业治疗师的职场实习

作业治疗师去职场实习可以帮助智力障碍者正确、高效地完成工作。主要工作内容可以从以下几方面列举:①把握能力水平,提供能使现有能力最大化发挥的工作环境,②按照“左→右,上→下”的方法统一“生产道具”(为提高工作效率简化工作流程而制作的辅助工具)的使用以及工作环境的改造,③援助者自己实际体验工作过程,在分析动作、运动的基础上为智力障碍者做示范,④为提高工作效率和减轻身体负担而进行的环境整备,⑤强化工作意愿。

1. 生产道具　在医疗机构里,作业治疗师可以设计“自助具”,帮助运动功能障碍的患者完成日常生活动作。同样,在工厂的生产车间里,也有帮助工人提高生产效率的“生产辅助器具”(表7-5)。

表7-5　生产辅助器具与自助具的区别

	生产辅助器具	自助具
发源地	生产车间	医疗机构
使用者	工程师、工人	运动功能障碍者
目的	提高生产效率	完成日常生活动作

如图7-1,7-2,7-3所示的生产辅助器具省略了一些中间过程可以使加工变得更容易,提高生产效率,举例如下:

(1)工作:将不干胶贴在本的上方(图7-1)。

困难:本的上方是哪儿?什么样的地方?

解决方法:在本的上方明确标出不干胶的位置,使工作很顺手。

(2)工作:每25个螺丝钉为一组放入袋子(图7-2)。

困难:对于没有数字概念的智力障碍者比较困难。

解决方法:使用一个辅助模板,上面带有25个大小相同的圆洞,将所有圆洞放满螺丝钉后倒入袋子,就可以完成这项工作。

(3)分类工作:将物品按名称分类(图7-3)。

困难:对物品的名称没有概念的障碍者,理解困难。

解决方法:对颜色认知没有障碍者,可以用不同颜色卡片进行分类,将与卡片相同的物品放在一起,此种方法可以完成分类工作。

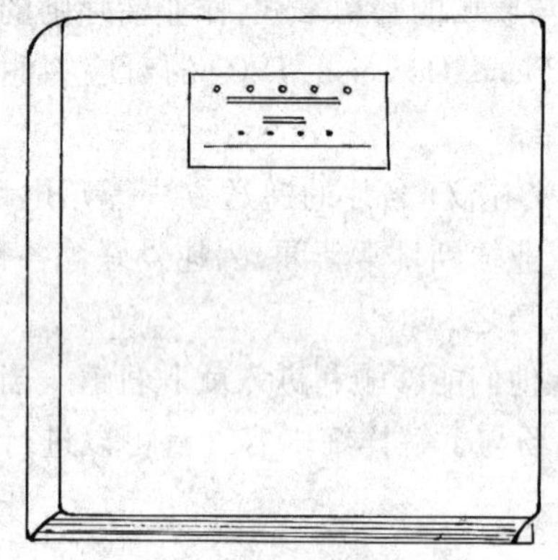

图7-1 贴不干胶

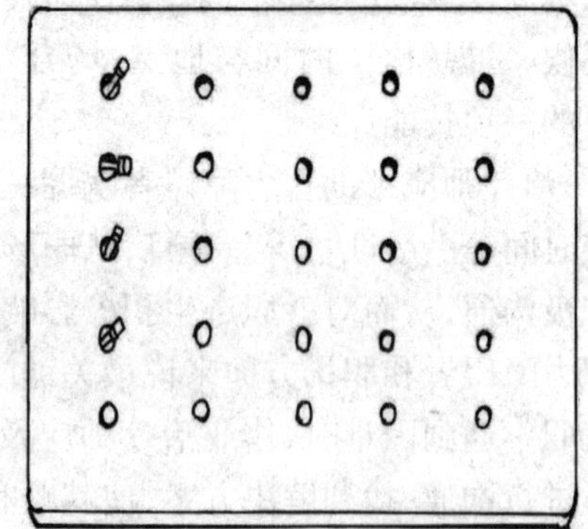

图7-2 数螺丝钉

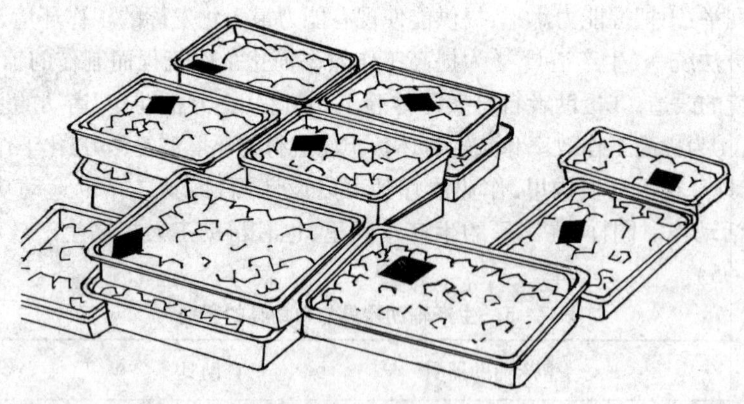

图7-3 物品分类

(摘自:平賀昭信ら.2009,職業関連活動学.)

2. 示范法 示范法主要用在:①在学习新技能的第1阶段;②与口头指令相结合以明确任务内容时;③当障碍者出错时,进行纠正与示教正确答案;④强化示范时,促进障碍者完成相同行为。

作业治疗师利用示范法为障碍者按顺行性手法(表 7-6)进行样板示范顺序如下所示：①作业分析；②确认障碍者是否在注意听讲；③如果障碍者完成某项动作有困难时，作业治疗师可以一边以简洁的语言(尽可能短)表述，一边进行实际操作示范；④在障碍者成功完成实际操作时强化此过程，然后逐渐减少援助。

在进行作业分析时，最重要的是作业治疗师自己先实施一遍工作过程，通过亲身体验了解这项工作的特点，把握此项工作的认知功能和身体方面的效果，确定是否适合障碍者的能力水平。另外，工作过程中可以用数字、颜色等标记去帮助智力障碍者进行物体摆放和识别，工作环境的整备(如适合体力负荷的工作环境等)也极为重要(图 7-4)。

a.

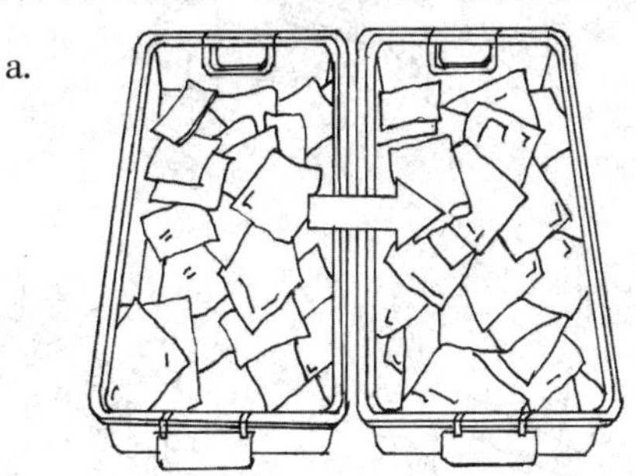

从效率上考虑操作物品的位置，按照从到右的操作原则将有变化的工作变得简单。

b.

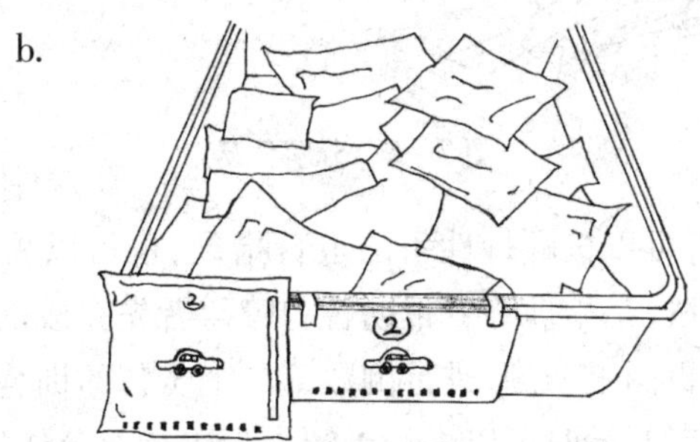

提示成品样本，并提示成品的号码和颜色，利用视觉性反应判断，将工作简单化。

c.

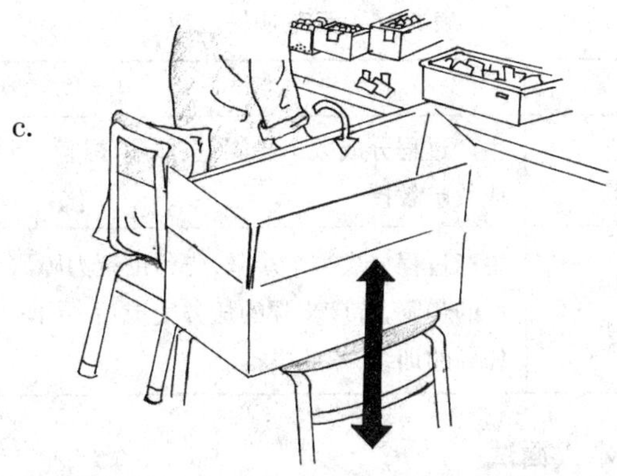

从身体和工作效率上考虑工作环境的布置，防止腰痛的发生。

图 7-4　环境整备

(摘自：平賀昭信ら. 2009，職業関連活動学)

在进行强化操作时，援助者尽量使用障碍者平时使用的语言进行表扬，或给予障碍者他喜欢的物品等，这些都是可以刺激障碍者提高工作意愿与效率的有效手段。

在训练中，援助者要考虑到作业治疗的阶段化、障碍者自身的能力、系统化作业过程的宣教等因素，使障碍者能够独自完成"生产任务"。任何简单的"任务"，往往包含着许多更小的、分离的、具体的"分任务"。援助者可以将对于智力障碍者而言复杂的"总任务"分解成能够接受的多个简单的"分任务"，如图7－5所示。

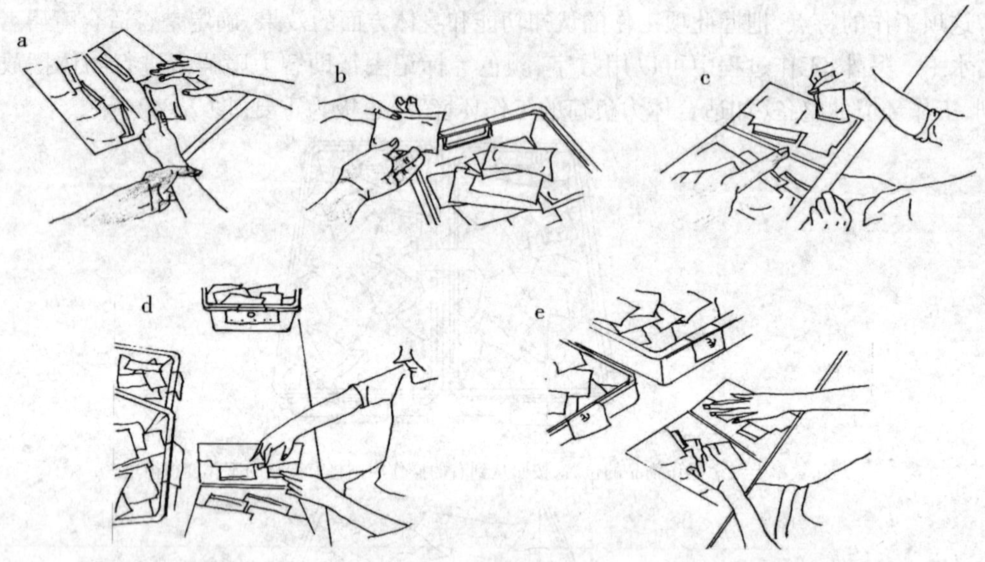

图7－5 分解任务

在实施过程中，训练者可以按顺行性手法进行指导，也可以采取逆行性手法（表7－6）进行指导。所谓逆行性手法，是指训练者帮助智力障碍者先完成前面的步骤，然后指导最后的步骤，待该步骤完成后，再向上回溯，进行倒数第二个步骤的训练，依此类推。

另外，在实施中，指导者开始时可以先给予智力障碍者部分协助，待其取得一定进步后，可以给予口头上的指示，最后过渡到可以让其在没有任何协助之下，独立完成任务。

表7－6 示范法的应用

手 法	利 用 方 法
顺行性 （从最初的步骤开始教授）	生产过程分成数个步骤，按照顺序进行指导，步骤繁多的作业可以分成数步教授。
逆行性 （从最后的步骤开始教授）	生产过程分成数个步骤，先帮助智力障碍者完成前面的步骤，指导最后的步骤，待该步骤的任务完成后，再向上回溯，进行倒数第二个分任务的训练，依此类推。

（五）职场与障碍者本人面试

一般情况下，用人职场不能够全面了解智力障碍者，如怎样与智力障碍者打招呼等。因此，面试之前援助者是要先向职场详细介绍智力障碍者的特点，如可以制作"障碍者是具有这种特点的人"的文件来帮助对方理解障碍者。

（六）职场实习

对于一般的职场来说，提高生产效率、追求利益是重中之重。因此，在对障碍者就职援助的现场，经常可以看到的情况是智力障碍者没有进行生产体验的准备期和环境体验期，或者突然被调入新的生产线。这时就需要援助者能够尽快且高效地进行作业分析，并为障碍者创造能够简易完成生产步骤的生产道具及工作环境。

对于很多职场管理者来说，因障碍者所做的一件事而感到不安时，在决定聘用时会将其放大为很大的障碍。这时援助者应做到：①针对在实际的作业过程中遇到的问题拿出具体的对策；②在实际的场景中使障碍者发挥出职场所期待的能力；③对生产环境进行简单的改造，使职场管理者看到可以通过援助改变令人不安的状况。

特别是在现场实习发生意外的时候，援助者迅速应对，向职场方面展示能够在最短时间内解决问题的能力，会有助于雇佣双方建立彼此信赖的关系。

为了在职场、障碍者、援助者之间构筑明确关系，在职场找到关键人（key person）非常重要。就职后，智力障碍者与关键人之间的关系直接影响援助下的就职能否长期继续。因此，使关键人理解障碍的特点以及传授援助方法在就职援助活动中极为重要。

大部分职场雇用障碍者的目的是想参与社会贡献活动（corporate social responsibility，CSR）。但是职场是追求盈利的经济主体，援助者必须进行充分的援助，使职场认识到障碍者确实是他们所需要的员工。

（七）录用

录用的结果确定后，援助者需要对以后的援助体制、可利用的制度等向职场方面进行介绍。

（八）随访（follow up）

决定录用后，援助者应及早了解障碍者在职场中的不适应，及时进行援助以防患于未然。

对职场的援助主要以职场随访为中心进行。主要内容是：①了解障碍者的状态；②听取管理者的想法；③整备适宜的工作环境等。

在职场和障碍者本人之间创造一个互助互利的环境是十分必要的。援助者可以组织一些职场同事聚会活动，通过相互交谈进行沟通，向大家了解障碍者在职场内部的状态。

根据障碍者的心理状况，在可能出现问题时，预先防止发生离职是很重要的跟进内容之一。相反，对职场，也要对因障碍者状态导致的离职行为进行援助。如果很不幸最终还是离职，要重新开始进行就职商谈、职场介绍以及就职计划等再援助措施。

另外，作业治疗师还要对障碍者的身体健康（特别是腰痛等）方面的情况给予预防指导，制订定期医疗检查计划。

二、援助的注意要点

智力障碍者一旦开始就职劳动，就进入了市场竞争社会。有部分障碍者需要长期服用抗焦虑、抗癫痫及精神类药物，在这种状态下，医保、社会福利以及与职场之间的就职协作变得非常重要。

如前所述，智力障碍者在社会生活中通常处于不被理解的状态。在一般性企业里，虽然能挣到工资，但是压力很大。有的人在就职失败后出现就职意愿减退，问题增加。因此，援助者在把握好障碍者能力的同时，还要设立社会福利服务的援助，使障碍者达到自立。

对于智力障碍者来说关键人多是家人，调节家人之间的关系也是很重要的。有时家人比障碍者还要过早进入老龄，周围环境的变化，居住环境改变等导致生活方面也随之发生问题的情况不在少数。在这种情况下，援助者有必要在职场的协作下，对障碍者进行就职的维持，生活方面也应跟进援助。

（王丽华　刘畅）

思考题

1. 智力障碍分类的标准和条件是什么？
2. 智力障碍者的障碍特征包括哪些？
3. 智力障碍者的就业评价具体包括哪些方面的内容？
4. 智力障碍者就业前需要进行什么样的准备就业评价和检查？
5. 如何考虑对智力障碍者就业环境整备的援助？
6. 对智力障碍者就业援助的注意要点有哪些？

参考文献

[1]菊地惠美子．職業の理解．職業リハビリテーション入門．協同医書出版社,2001:92－96.

[2]中国劳动社会保障出版社．中华人民共和国职业分类大典．2007 增补本．北京:中国劳动社会保障出版社,2008:9－87.

[3]平賀昭信,岩瀬義昭．職業関連活動学．協同医書出版社,2009:49－61,125,168－169.

[4]松為信雄．キャリア発達と役割関係．職業リハビリテーション基礎知識．日本障害者雇用促進協会障害者職業総合センター,1999:31－33.

[5]菊地惠美子．職業の発達段階と発達課題．協同医書出版社,2001:54－58.

[6]津山直一ら．標準リハビリテーション医学．医学書院,1986:8－9.

[7]服部兼敏．職業評価のモデル,職業評価の基礎．福祉図書出版社,1992:16－19.

[8]Peterson N, González CR. 职业咨询心理学:工作在人们生活中的作用[M]．2 版．时勘,等．译．北京:中国轻工业出版社, 2007: 71－135.

[9](日本)労働省職業安定局．厚生労働省編一般職業適性検査．社団法人雇用問題研究会,1995.

[10]第二次全国残疾人抽样调查主要数据公报．北京:新华社．2007－05－28. http://www. gov. cn.

[11]鎌倉矩子．手のかたち 手のうごき．東京:医歯薬出版株式会社,1989:2－3.

[12]石川齊ら．作業療法技術ガイド．文光堂．2003:201－209,678－693.

[13]岩崎テル子ら．標準作業療法学作業療法評価学．医学書院,2006:183－187,447－448,631－633.

[14]吉松和哉ら．精神看護婦学．東京:ヌ－ヴェルヒロカワ,2005:221－225.

[15]翁永振．精神分裂防治与康复知识[M]．北京:金盾出版社,2009:83－85.

[16]方贻儒．抑郁障碍[M]．北京:人民卫生出版社,2012:17－23,262－293.

[17]哈里・沙利文．精神病学的人际关系理论[M]．李维,译．北京:北京大学出版社,2010:247－258.

[18]ヒュ－マンケア協会．自立生活の自己評価自立支援プログラムマニュアル,1995:83－86.

[19]Forninsky RH, Granger CV, Seltzer GB. The use of functional assessment in understanding home care needs. Medical car,1981:490－498.

[20]生田宗博．ADL:作業療法の戦略・戦術・技術．三輪書店,2006:65－77,317－319.

[21]刘春玲,马红英．智力障碍儿童的发展与教育．北京:北京大学出版社,2012.

[22]李萌,王娜,田宝,等．国际功能、残疾和健康分类架构在智力残疾标准制订中的应用探讨[J]．中国康复理论与实践,2004,10(6).

[23]田村春雄ら．作業療法総論．東京:医歯出版株式会社,1985:343－344.

图书在版编目(CIP)数据

职业关联活动学/吴葵主编.—北京:华夏出版社,2014.6
高等医学院校康复治疗学专业教材
ISBN 978-7-5080-8149-6

Ⅰ.①职…　Ⅱ.①吴…　Ⅲ.①康复-评价-医学院校-教材　Ⅳ.①R49

中国版本图书馆 CIP 数据核字(2014)第 124914 号

职业关联活动学

吴　葵　主编

出版发行　华夏出版社
(北京市东直门外香河园北里 4 号　邮编:100028)
经　　销　新华书店
印　　刷　北京市人民文学印刷厂
装　　订　三河市李旗庄少明印装厂
版　　次　2014 年 6 月北京第 1 版
2014 年 7 月北京第 1 次印刷
开　　本　787×1092　1/16 开
印　　张　12.75
字　　数　302 千字
定　　价　25.00 元